Springer-Verlag Berlin Heidelberg GmbH

Oralpathologie II

Zahnsystem und Kiefer

Von

K. Morgenroth und S. Philippou

Mit 137 größtenteils farbigen Abbildungen

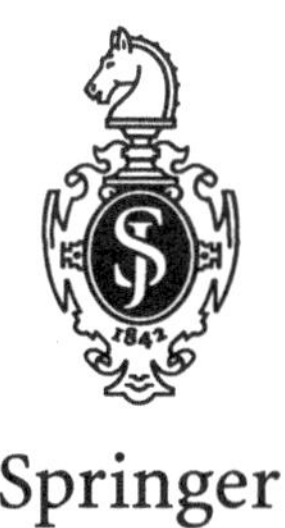

Springer

Professor Dr. G. Seifert
Institut für Pathologie der Universität
20246 Hamburg, Martinistraße 52 UKE

ISBN 978-3-642-63782-7

Die Deutsche Bibliothek – CIP-Einheitsaufnahme

Spezielle pathologische Anatomie : ein Lehr- und Nachschlagewerk / begr. von Wilhelm Doerr und Erwin Uehlinger. Hrsg. von Wilhelm Doerr ; Gerhard Seifert. – Berlin ; Heidelberg ; New York ; Barcelona ; Budapest ; Hong Kong ; London ; Mailand ; Paris ; Santa Clara ; Singapur ; Tokio : Springer
Teilw. mit der Angabe: Begr. von Erwin Uehlinger und Wilhelm Doerr
Bd. 1. Oralpathologie
2. Zahnsystem und Kiefer. – 2. Aufl. – 1998

Oralpathologie. – Berlin ; Heidelberg ; New York ; Barcelona ; Budapest ; Hongkong ; London ; Mailand ; Paris ; Singapur ; Tokio : Springer
(Spezielle pathologische Anatomie ; Bd. 1)
2. Zahnsystem und Kiefer / K. Morgenroth ; S. Philippou. – 2. Aufl. – 1998

ISBN 978-3-642-63782-7 ISBN 978-3-642-58900-3 (eBook)
DOI 10.1007/978-3-642-58900-3

Herstellung: Dora Oelschläger, 69121 Heidelberg
Reproduktion der Abbildungen: Schneider Repro GmbH, 69115 Heidelberg
Satz: Fotosatz-Service Köhler OHG, 97084 Würzburg

SPIN: 10669563 81/3134 – 5 4 3 2 1 0 – Gedruckt auf säurefreiem Papier

Autoren

MORGENROTH, K. Professor Dr. med.
Ruhr-Universität Bochum
Direktor der Abteilung Pathologie
Universitätsstraße 150
44710 Bochum-Querenburg

PHILIPPOU, S. Privatdozent Dr. med.
Ruhr-Universität Bochum
Abteilung Pathologie
Universitätsstraße 150
44710 Bochum-Querenburg

Vorwort des Herausgebers

Im Vergleich zur umfangreichen angelsächsischen Literatur sind Publikationen zur speziellen Pathologie des Zahnsystems und der Kiefer im deutschsprachigen Schrifttum relativ gering. Der 1926 von H. SIEGMUND und R. WEBER verfaßte Band „Pathologische Histologie der Mundhöhle" galt lange Zeit als Standardwerk und wurde 1964 von E. FASSKE und K. MORGENROTH in 2. Auflage in neuer Konzeption, jedoch in der klassischen Dreiteilung „Mundschleimhaut, Zähne und Kiefer sowie Speicheldrüsen" publiziert. Der 2. Teil dieses Werkes „Zähne und Kiefer" umfaßt ca. 40 % des Gesamtumfanges und beruht auf einer engen Zusammenarbeit zwischen Pathologie und Klinik. Berücksichtigt werden neben der Klinik (K. MORGENROTH, Münster) die Elektronenmikroskopie (H. THEMANN, Münster), die Zytologie (W. HAHN, Kiel), die Biochemie (C. G. SCHMIDT, Münster) und die Histochemie (E. FASSKE, Borstel).

Zu weiteren, auch stark auf studentische Belange ausgerichteten deutschsprachigen Büchern gehören: 1976 die „Oralpathologie" von Ch. MITTERMAYER, 1979 die „Pathologie der Mundhöhle" von R. BECKER und K. MORGENROTH, 1987 die „Oralpathologie für Zahnärzte" von I. VAN DER WAAL und W.A.M. VAN DER KWAST, ebenfalls 1987 die „Allgemeine und spezielle Pathologie für Stomatologen" von B. WOHLGEMUTH und 1990 der „Taschenatlas. Pathohistologie der Mundhöhle" von K. MORGENROTH und G. RÜHL. Von einigen dieser Bücher sind weitere Auflagen erschienen, so 1996 die „Pathologie der Mundhöhle" von K. MORGENROTH, A. BREMERICH und D.E. LANGE. Speziell das Buch „Oralpathologie" von Ch. MITTERMAYER ist aus einer Vorlesung entstanden. In einem Geleitwort zu diesem Buch stellt W. SANDRITTER fest: „Die Pathologie hat der Oralpathologie und der Ausbildung der Zahnmediziner nur wenig Beachtung geschenkt. Ein Lehrbuch der Oralpathologie aus der Sicht der Pathologen gab es bisher in Deutschland nicht."

So ist auch der Beitrag über „Zähne und Zahnhalteapparat" in der 1. Auflage dieses Bandes von den Zahnklinikern K. HÄUPL und H. RIEDEL verfaßt worden. Von dem 150 Druckseiten umfassenden Beitrag entfallen 2/3 auf nichttumoröse Erkrankungen und 1/3 auf die odontogenen Tumoren.

In der 2. Auflage des Bandes 1 konnte für den Teilband II „Zahnsystem und Kiefer" Professor Dr. Konrad MORGENROTH, Direktor des Institutes für Pathologie der Ruhr-Universität Bochum, gewonnen werden. Prof. MORGENROTH setzt die Tradition seines Vaters fort und hat die Oralpathologie zu einem wissenschaftlichen Schwerpunkt entwickelt. Unter Mitarbeit von Herrn Dr. St. PHILIPPOU hat Professor MORGENROTH die Pathologie des Zahnsystems und der Kiefer mit den modernen Methoden der Morphologie dargestellt und speziell bei den Tumoren die neue 2. Auflage der Internationalen WHO-Klassifikation „Histological Typing of Odontogenic Tumours" verwendet, welche 1992 von I. R. H. KRAMER, J. J. PINDBORG und M. SHEAR erschienen ist. Die klinischen Daten der einzelnen Krankheiten werden ebenso berücksichtigt wie die ausführliche Dokumentation der morphologischen Befunde unter Einbeziehung der Methoden der Immunhistochemie, Elektronenmikroskopie und der Kunststoffeinbettung.

Im Vorwort zum Teilband I „Pathologie der Speicheldrüsen" der 2. Auflage des Bandes 1 „Oralpathologie" wurde ausführlich dargelegt, daß sich die „Oralpathologie" in den USA, in Japan und in Europa speziell in Skandinavien und England zu einer selbständigen Disziplin entwickelt hat, während in den deutschsprachigen Ländern und Westeuropa das Gebiet der Oralpathologie in der Regel eine Subspezialität in den Instituten für Pathologie geblieben ist. Parallel zur Neuauflage des Bandes 1 als „Oralpathologie" soll eine Neuauflage des Bandes 4 unter dem Titel „HNO-Pathologie" erscheinen, wobei beide Bände gemeinsam das große Gebiet der „Head and Neck Pathology" repräsentieren sollen.

Der von Professor MORGENROTH und Dr. PHILIPPOU gestaltete Teilband „Zahnsystem und Kiefer" soll daher eine Lücke schließen mit dem Ziel, die Pathologen mehr als bisher für ein Gebiet zu aktivieren, welches etwas die Rolle eines „Orchideenfaches" gespielt hat. Das Buch wendet sich zugleich an die Fachdisziplinen der Zahnmedizin, Mund-Kiefer- und Gesichtschirurgie, der Hals-Nasen-Ohrenheilkunde sowie an die Innere Medizin und Dermatologie. Möge diese interdisziplinäre Ausrichtung zu einer weiten Verbreitung des Bandes in der ärztlichen Leserschaft führen.

Die Entstehung und Vollendung dieses Teilbandes wäre nicht möglich gewesen ohne die ständige Unterstützung durch die Planungs- und Herstellungsabteilung des Springer-Verlages in Heidelberg. Der Dank gilt daher in besonderer Weise Frau Dr. AGNES HEINZ, Frau ALEXANDRA HAUNGS und Frau DORA OELSCHLÄGER für ihren Einsatz und die vortreffliche Ausstattung dieses Bandes.

Hamburg
Frühjahr 1998

GERHARD SEIFERT

Inhaltsverzeichnis

1 Anatomische Grundlagen

1.1 Zahnentwicklung

Die Entwicklung der Zähne beginnt mit einer Einsenkung des Mundhöhlenepithels und Bildung einer Labio-Gingival-Leiste, von der sich nach einem Tiefenwachstum die eigentliche Dentalleiste abzweigt (Hinrichsen 1990). An ihr entstehen labialwärts fünf knospenartige Epithelverdickungen, die Anlagen für die Milchzähne (Abb. 1). Die Zahnleiste verzweigt sich etwas später ein weiteres mal nach innen und bildet so die Ersatz-Zahnleiste (Abb. 2).

Um die Zahnknospe herum verdichtet sich das Mesenchym. Die Ränder der epithelialen Knospe wachsen stärker als die mittleren Anteile, so daß eine kappenförmige Struktur entsteht. Im Inneren des glockenähnlichen Gebildes grenzt sich anschließend das innere Schmelzepithel ab. Außen an der Grenze zum umgebenden Mesenchym entsteht das äußere Schmelzepithel. Zwischen diesen beiden Schichten wird das Epithel zunehmend dicker und gestaltet sich zu einer mesenchymartigen Struktur, zur Schmelzpulpa um (Abb. 3). Eine den gesamten Zahnkeim umgebende Bindegewebszone bildet das Zahnsäckchen.

Die breite Verbindung zwischen Zahnkeim und der Zahnleiste geht vom 4. Embryonalmonat verloren. Die Zahnleiste wird zunehmend aufgelöst. An der Zahnleiste und ihren Verbindungen zum Schmelzorgan, sowie am äußeren Schmelzepithel treten geschichtete Epithelkomplexe auf, die als „Serresche Perlen" bezeichnet werden (Hinrichsen 1990; Abb. 4).

Das innere Schmelzepithel besteht aus zylindrischen Zellen, die gegen die Zahnpapille von einer Basallamelle getrennt sind (Ritter 1996). Die nahe gelegenen Zellen des angrenzenden Mesenchyms der Zahnpapille differenzieren sich zu den Odontoblasten, mit Entwicklung einer einreihigen epithelähnlichen Formation. Die Struktur dieser Zellverbände entspricht der Form der späteren Kronen, deren Formvarianten in diesem Entwicklungsstadium determiniert werden (Ritter 1996).

Zwischen den Odontoblasten entstehen Kollagenfibrillen, die in eine von den Odontoblasten gebildete Kittsubstanz eingeschlossen werden und die die Prädentinzone bilden. An den Odontoblasten entwickeln sich außerdem lange Fortsätze, die von Prädentin eingeschlossen werden (Tomme-Fasern). Die Mineralisation vollzieht sich entlang der Kollagenfasern mit der Bildung kugelförmiger Gebilde. Das Prädentin und seine Mineralisation entsteht in Phasen, wobei sich der Odontoblastensaum bei zunehmender Einengung des Pulpenraumes zurückzieht.

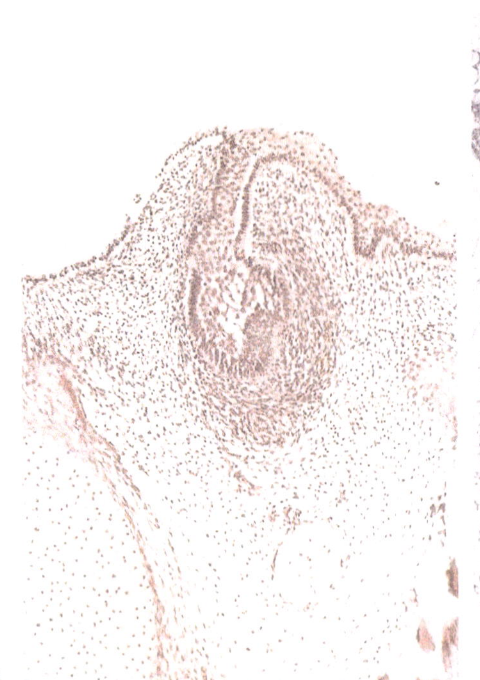
1

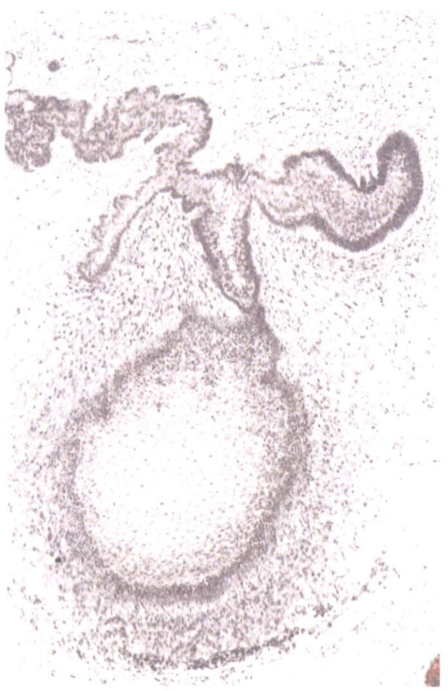
2

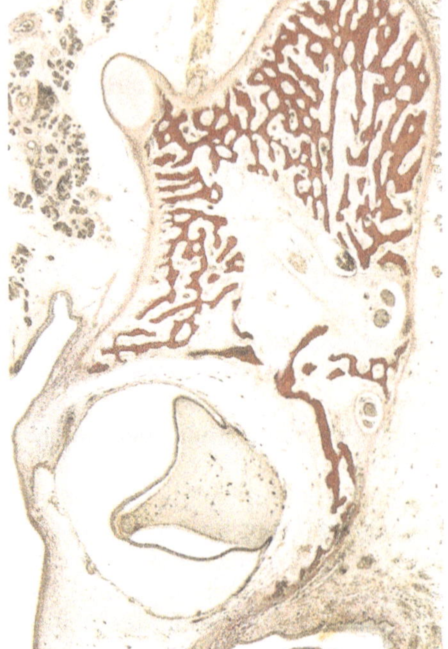
3

Abb. 1. Zahnentwicklung: Bildung der Zahnleiste bei einem 3,5 cm langen Feten. Knospenartige Verdickung an der Umschlagsfalte der Einsenkung des Mundhöhlenepithels. Verdichtung der Mesenchymanteile in der Umgebung der Knospe. HE × 80

Abb. 2. Bildung der Ersatz-Zahnleiste: Weitere Aufzweigung der Zahnleiste nach Bildung der Anlage bei einem 3,5 cm langen Feten. HE × 180

Abb. 3. Ausdifferenzierung der glockenartigen Zahnanlage mit Ausbildung der Schmelzpulpa und Differenzierung der Pulpenanlage. Beginnende Bildung der Zahnhartsubstanz bei einem 15 cm langen Feten. Ausdifferenzierung des Knochengewebes im Kieferknochen. Van Gieson × 10

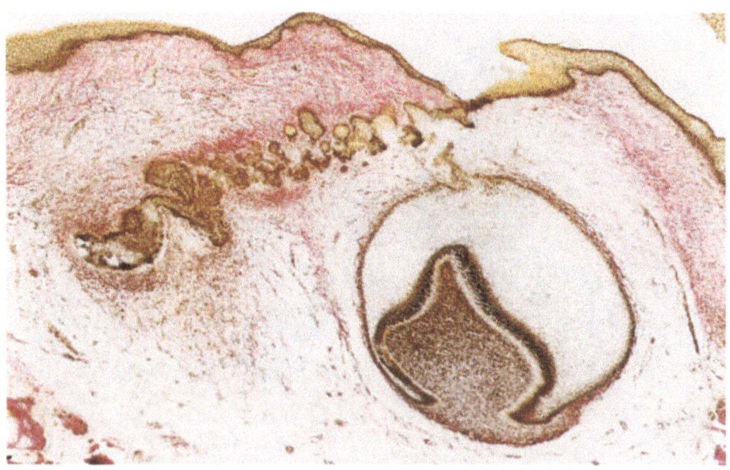

Abb. 4. Bildung der Serreschen Perlen: Im Zuge der Auflösung der Zahnleiste entstehen abgegrenzte Epithelkomplexe mit einer plattenepithelialen Schichtung. Differenzierung des inneren und äußeren Schmelzepithels, dazwischen die Schmelzpulpa. Außen in der Umgebung der Anlage Bildung des Zahnsäckchens. Van Gieson × 140

Nach dem Einsetzen der Prädentinbildung und der Ausreifung der Ameloblasten zu hochprismatischen Zellen beginnt die Schmelzbildung. An den intrazytoplasmatischen keratinhaltigen Fibrillen bilden sich die Ablagerung der Hydroxylapatitkristalle des Schmelzes. Die Zellschicht der Ameloblasten zieht sich zur Zahnoberfläche zurück, und auch die Schmelzpulpa wird zunehmend zurückgebildet. Die im Zuge der Mineralisation entstehenden Schmelzprismen sind jeweils das Produkt eines Ameloblasten.

An der Umschlagfalte zwischen innerem und äußerem Schmelzepithel wächst das Epithel in das angrenzende Bindegewebe vor und bildet die Hertwig-Epithelscheide. Aus den dicht aneinander liegenden Epithelschichten formiert sich die Zahnwurzel. Auf der Innenseite entsteht wie in der Kronenregion eine Schicht aus Odontoblasten, die das Dentin der Wurzel bilden. Das Längenwachstum der Wurzel wird durch die Proliferation des Pulpagewebes bestimmt.

Wie bei der Zahnleiste wird das Epithel der Hertwig-Epithelscheide mit einer Persistenz von Epithelinseln abgebaut (Abb. 5). Durch den Kontakt von Dentin mit Bindegewebszellen differenzieren sich die Zementoblasten. Das von ihnen gebildete Zementoid legt sich dem Dentin an und mineralisiert später (Hinrichsen 1990; Ritter 1996). Aus unvollständig abgebauten Resten der Hertwig-Epithelscheide entstehen die Mallassez-Epithelreste, die eine Grundlage für die Entstehung der ondontogenen Zyste bilden.

Die Kontaktzone zwischen dem sich entwickelnden Knochen und der Zahnwurzel bildet das Zahnsäckchen, aus dem sich die Zementoblasten aber auch die Bindegewebszellen differenzieren, die für die Bildung der Kollagenfasern des Zahnhalteapparates verantwortlich sind. Das System der Kollagenfasern wird beim Zahndurchbruch nach oben gezogen. Durch den Einfluß der Kautätigkeit erfolgt die endgültige Ausdifferenzierung der Sharpey-Fasern des Halteappara-

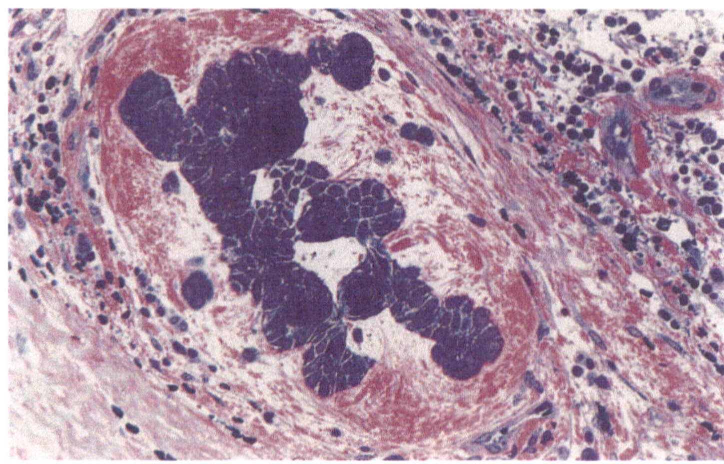

Abb. 5. Persistierende Reste der Hertwig-Epithelleiste mit Bildung zum Teil aufgezweigter, im peridontalen Bindegewebe angeordneter Komplexe aus Plattenepithel mit konzentrischer Verdichtung der umgebenden Struktur der Kollagenfasern. Semidünnschnitt. Basisches Fuchsin u. Methylenblau × 280

tes und der Zementschicht der Wurzel. Der Ablauf der Zahnentwicklung verläuft an den Milchzähnen und an den bleibenden Zähnen in gleicher Form.

Das Wachstum der Zahnwurzel, der kontinuierliche Anbau des Knochens in der sich differenzierenden Alveole und das Wachstum des peridontalen Bindegewebes stellen die treibende Kraft für den Zahndurchbruch dar. Es wird außerdem angenommen, daß der Wachstumsdruck und die schwankende Durchblutung des periapikalen Gewebes einen wesentlichen Einfluß auf den Zahndurchbruch hat (Hinrichsen 1990).

Das zwischen der Zahnanlage und dem Mundhöhlenepithel liegende Bindegewebe wird durch das Wachstum der Anlage zunehmend komprimiert und resorbiert bis die Bedeckung nur noch aus einem dünnen Häutchen besteht. Die in dieser Zone angeordneten Gefäße werden komprimiert, so daß ein umschriebener anämischer Bezirk entsteht, im dem das noch bestehende Epithel durchbrochen wird. Die achsengerechte Stellung der Krone ist dabei für die Durchbruchsbewegung entscheidend.

1.2 Zahngewebe

Das Zahngewebe umschließt die Pulpahöhle und besteht aus folgenden Strukturen:

1.2.1 Dentin

Es bildet die Hauptmasse des Zahnes und besteht aus einer verkalkten Grundsubstanz mit eingelagerten, etwa 0,3 µm dicken kollagenen Fibrillen. Die

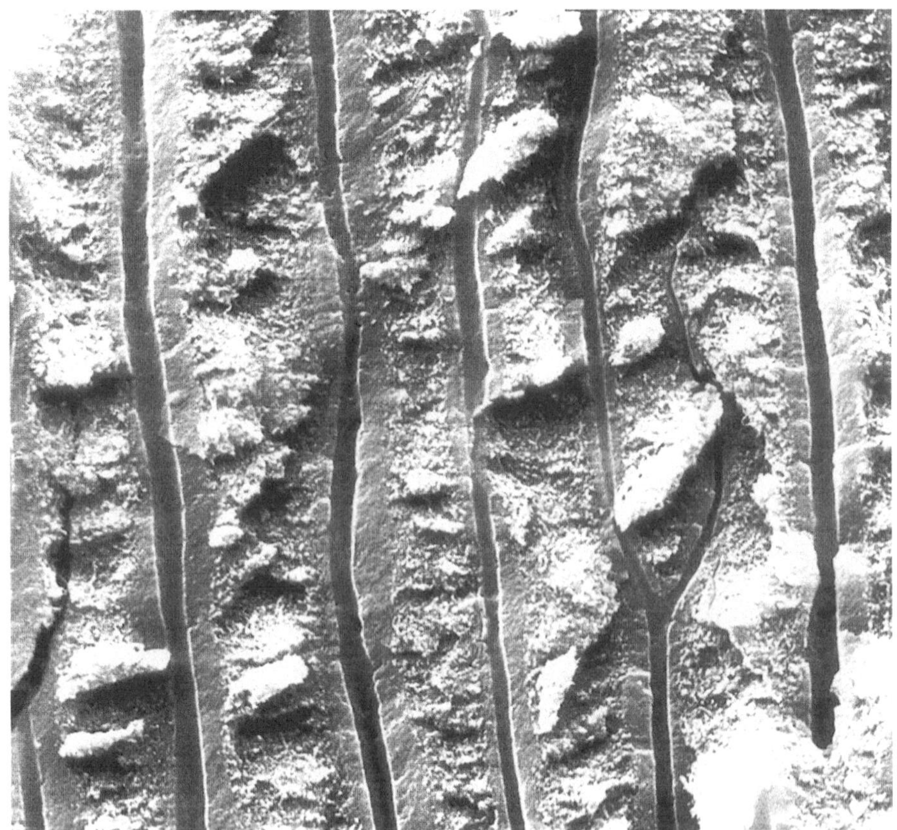

Abb. 6. Tangentialer Anbruch des Dentins mit der Eröffnung der Dentinkanälchen, die vereinzelt Aufzweigungen aufweisen. Dazwischen die mineralisierte Grundsubstanz. Rasterelektronenmikroskopische Aufnahme × 2000

kollagenen Fibrillen verlaufen parallel zur Dentinoberfläche, d.h. ziemlich genau in Längsrichtung des Zahnes. Das Dentin wird von zahlreichen Dentinkanälchen durchzogen, die leicht S-förmig gekrümmt senkrecht zu den kollagenen Fasern, also von innen nach außen, verlaufen (Abb. 6). In ihnen liegen die Tomes-Fasern, die Fortsätze der an der inneren Dentinoberfläche angeordneten Odontoblasten (Abb. 7). Sie üben nicht nur Ernährungs- sondern auch Reizleitungsfunktionen aus.

Es werden 3 Formen des Dentins unterschieden:

- *Primäres Dentin*, das während der Ontogenese des Zahns gebildet wird.
- *Sekundärdentin*, das nach Ablauf der Zahnentwicklung während der Gebrauchsperiode des Zahnes von den Odontoblasten ständig neu erzeugt wird. Seine Bildung erfolgt periodisch in allen Zähnen des Gebisses gleichzeitig und bewirkt eine zunehmende Einengung der Pulpahöhle. Zwischen den einzelnen Schichten entstehen die Owen-Linien.

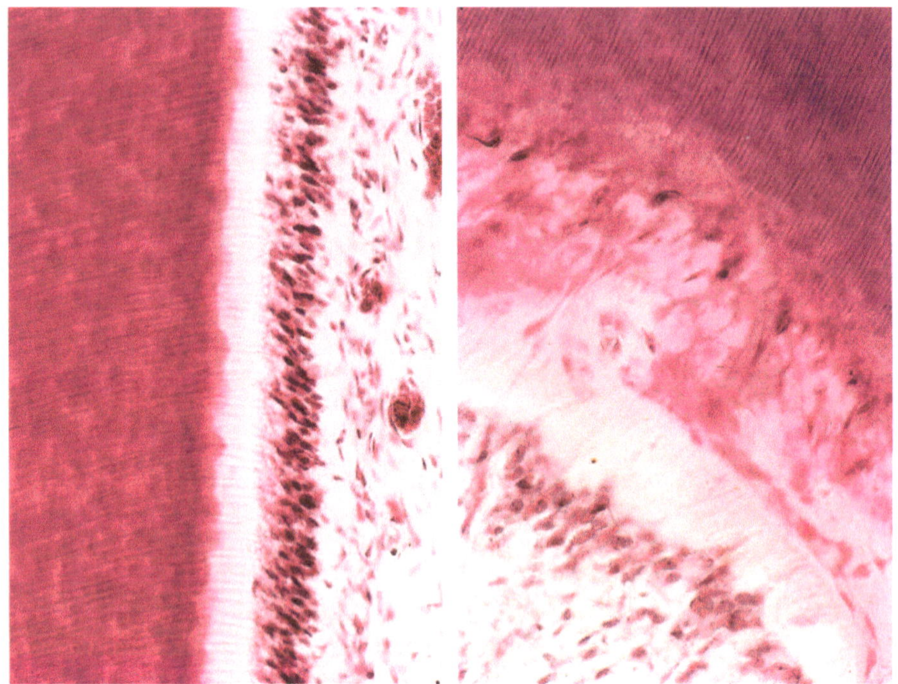

Abb. 7. Anordnung der Odontoblasten an der Grenze zwischen Pulpa und Dentin mit einer gleichmäßigen palisadenartigen Anordnung der Zellkerne. Von den Odontoblasten ziehen feine Fortsätze in das Dentin hinein. HE × 180

Abb. 8. Bildung von Sekundär- und Tertiärdentin: Irreguläre Grundstruktur des Tertiärdentins mit unregelmäßigen Verlauf der Dentinkanälchen. In die mineralisierte Grundsubstanz sind einzelne Odontoblasten eingeschlossen. An der Grenze zur Pulpa ein schmaler Saum aus Odontoblasten. HE × 280

- *Tertiärdentin* (Reaktionsdentin) wird als Reaktion auf exogene Noxen gebildet, z.B. in der Umgebung kariöser Bezirke, nach direkter Pulpaüberkappung oder Vitalamputation von neugebildeten Odontoblasten erzeugt (Abb. 8). Es handelt sich dabei um eine Reparaturleistung des Markorgans.

1.2.2 Schmelz

Der Schmelz ist die wesentlich härtere und sprödere Substanz, die das Dentin im Bereich der Zahnkrone bedeckt. Es besteht aus einem kristallinen Gefüge ohne organische Anteile, das weder defensiv reagieren kann, noch die Fähigkeit zur Regeneration besitzt. Die Schmelzprismen, deren Durchmesser 3–6 μm beträgt, sind senkrecht zur Zahnoberfläche angeordnet (Abb. 9). Nach Abschluß der Zahnbildung findet keine Neubildung von Schmelz mehr statt. Der Schmelz enthält weder Zellen noch kollagene Fasern oder Nerven.

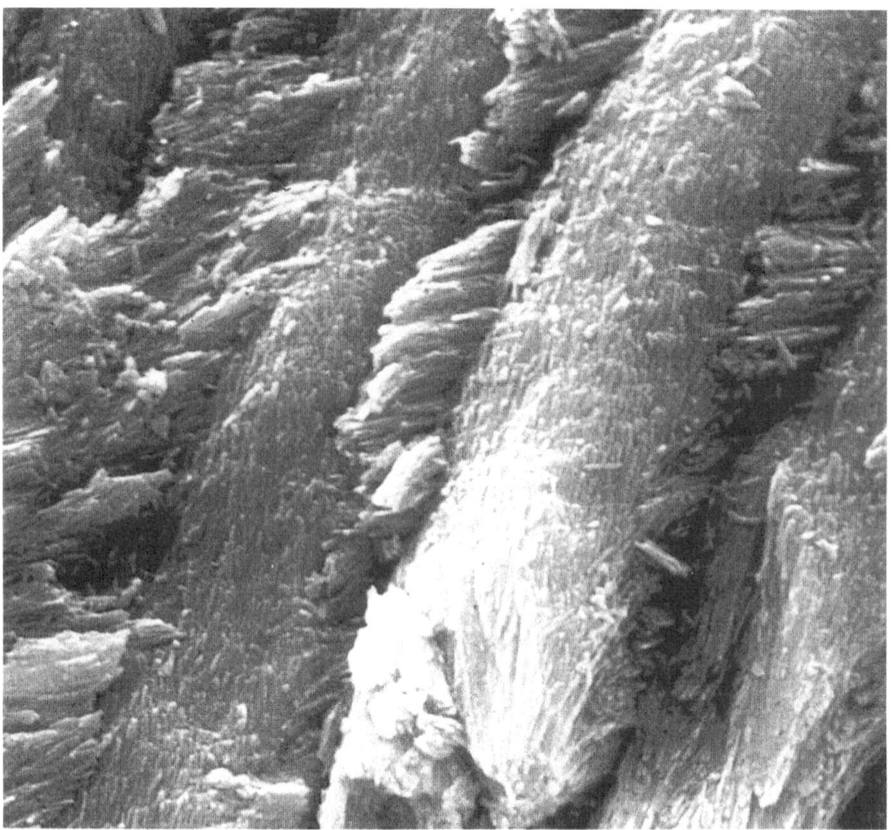

Abb. 9. Struktur des Schmelzes: Ausrichtung der Schmelzprismen senkrecht zur Zahnoberfläche. Auf der Bruchfläche eine gleichmäßige Grundstruktur der Kristallitte. Rasterelektronenmikroskopische Aufnahme × 6000

1.2.3 Wurzelzement

Der Wurzelzement schließt im Zahnhalsbereich an den Schmelz an und überkleidet die Zahnwurzel bis zum Foramen apikale. Der Zement ist ebenso wie das Dentin aus verkalkter Grundsubstanz und kollagenen Fasern aufgebaut. Es enthält nur im Bereich sekundärer Zementablagerungen Zellen (Knochenzement); in seiner Hauptmasse ist es zellfrei (Faserzement). Der Faserzement entspricht somit einem „Faserknochen ohne Osteozyten". Eine Zementneubildung während des Lebens ist möglich und hinterläßt ebenso wie im Dentin Anbaulinien.

1.2.4 Zahnpulpa

Das im Zahninneren angeordnete Gewebe wird als Pulpa bezeichnet. Es besteht aus einer gallertartigen Grundsubstanz (Abb. 10). Zwischen feinen

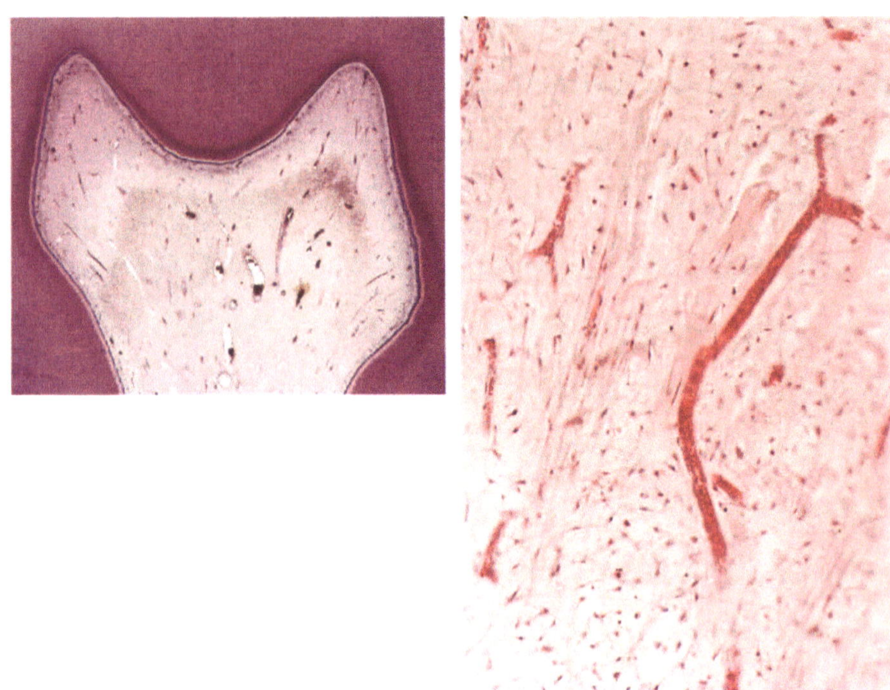

Abb. 10. Struktur der Pulpa: In der Pulpenhöhle eingeschlossen, eine lockere bindegewebige Grundstruktur mit gleichmäßiger Vaskularisation. An der Grenze zum Dentin ein regelmäßiger Saum aus Odontoblasten. Zwischen den Odontoblasten und dem Dentin eine helle Schicht aus Sekundärdentin. HE × 60

Abb. 11. Struktur der Pulpa: In einer gleichmäßigen myxoiden Grundstruktur sind die Blutgefäße, Lymphgefäße und Nervenfasern angeordnet. Die Grundstruktur wird von Fibroblasten mit feinen Zytoplasmafortsätzen gebildet. HE × 240

Kollagenfasern sind stern- oder spindelförmige Fibroblasten, einzelne Lymphozyten und Makrophagen angeordnet. Blutgefäße, Lymphgefäße und Nerven sind reichlich vorhanden (Abb. 11). Die Oberfläche der Pulpa an der Grenze zum Dentin wird von Odontoblasten gebildet. Gefäße und Nerven erreichen bzw. verlassen die Pulpahöhle durch die Foramina apicalia an der Spitze der Zahnwurzel. Eine Vermehrung des Inhaltes der Pulpahöhle etwa durch ein entzündliches Ödem führt daher zur Gefäßkompression und Nervenreizung mit Zahnschmerz bei der Pulpitis und Gefahr zur Entwicklung einer Pulpanekrose.

Während der Zahnentwicklung wird das Dentin von den Odontoblasten gebildet (Primärdentin). Die Fähigkeit der Odontoblasten Dentin zu bilden, bleibt auch nach der vollständigen Ausbildung der Zahnstruktur erhalten. Sie bildet die Vorraussetzung für die Bildung von Sekundär- und Tertiärdentin. Bei der Reaktion auf exogene thermische, osmotische, infektiöse, toxische Einflüsse, die bei Überschreiten zur Schmerzreaktion führen, erfüllt die Pulpa eine Warnfunktion. Gegen diese Noxen können als Abwehrmechanismen entzündliche Reaktionen aufgebaut werden.

1.2.5 Parodontium

Das Parodontium bildet die Gesamtheit der anatomischen Strukturen des Zahnhalteapparates. Es übernimmt seine Funktion erst nach dem Zahndurchbruch und besteht aus dem Zahnfleisch (Gingiva) der Wurzelhaut (Periodontium, Desmodont) dem parodontalen Knochen der Alveole und dem Zement.

Die funktionell entscheidende Struktur ist die Wurzelhaut. Ihre straffen kollagenen Fasern (Sharpey-Fasern) (Abb. 12) sind einerseits im Zement, andererseits im Knochen der Alveole verankert und verleihen dem Zahn den für seine Funktion erforderlichen festen, zugleich aber auch elastischen Halt (Abb. 13).

Die einzelnen Polypeptidketten der Kollagenfasern werden an Membranen gebundenen Ribosomen synthetisiert und in das Lumen des endoplasmatischen Retikulums der Fibroblasten transportiert. Dabei liegen sie zunächst noch als Vorläufermoleküle vor, die als pro-α-Ketten bezeichnet werden. Drei pro-α-Ketten verbinden sich über Wasserstoffbrücken und bilden ein dreisträngiges Helixmolekül, das Prokollagen. Die fibrillären Kollagene werden in dieser Form

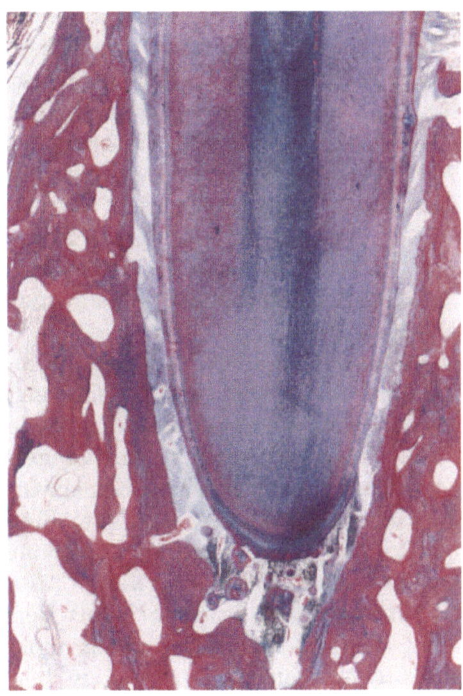

Abb. 12. Struktur des Parodontiums: Die elastische Fixation des Zahnes wird durch ein System straffer Kollagenfasern gewährleistet, die im Knochen der Alveolen und im Zement des Zahnes verankert sind. Azan × 90

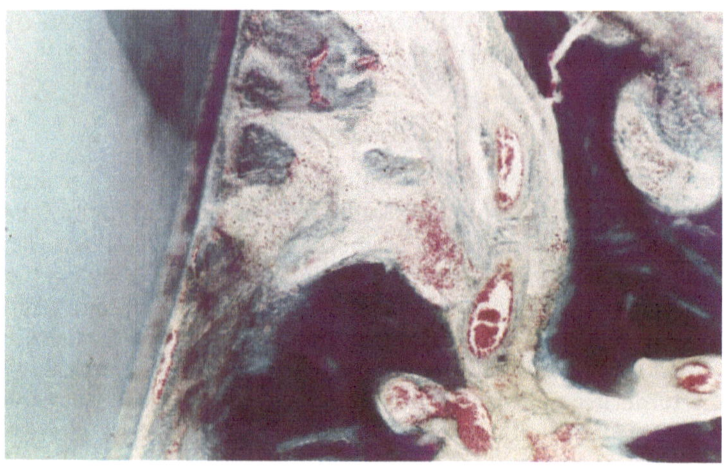

Abb. 13. Kollagenfaserstruktur des Parodontiums: Gitterförmige Anordnung der Kollagenfaserbündel, die den Raum zwischen Knochen und Zement durchziehen. Dazwischen in gleichmäßiger Verteilung Blutgefäße. Azan × 120

aus den Zellen ausgeschieden. Erst im extrazellulären Raum werden sie durch Abspaltung der Extensionspeptide zu Kollagenmolekülen umgeformt (Alberts et al. 1990) und bilden die Kollagenfasern mit der typischen Querstreifung.

Bei Menschen, die unter einem Vitamin-C-Mangel leiden, werden defekte pro-α-Ketten synthetisiert, die keine dreisträngige Helix bilden können und sofort wieder abgebaut werden. Da gleichzeitig das vorher vorhandene Kollagen aus der Matrix verschwindet, kann die Verbindung zwischen dem Knochen der Alveolen und den Zähnen nicht mehr gewährleistet werden. Weil diese Umbauvorgänge im Parodontium im Vergleich zu anderen Organsystemen besonders schnell ablaufen, lockern sich die Zähne. Da die Gefäßwände durch den Verlust von Kollagenfasern brüchig und durchlässig werden, treten gleichzeitig Blutungen auf (Alberts et al. 1990).

Um den Zahn herum wird eine Weichteilmanschette als Bestandteil der Mundschleimhaut gebildet, die jenseits der mukogingivalen Grenze in die verschiedenen Abschnitte der Mundschleimhaut des Vestibulum oris des Gaumens und des Mundbodens übergeht (Lange 1996). Die marginale Gingiva umgibt girlandenförmig die Zahnkrone und bedeckt die Zement-Schmelz-Grenze um 1 –2 mm.

Die Gingiva besteht aus Plattenepithel mit gleichmäßiger parakeratotischer Verhornung. Am gingivalen Rand biegt es um und bildet auf der dem Zahn zugewandten Seite das orale Sulkusepithel. Es geht in das innere Saumepithel über (Abb. 14). Dieses verbindet sich an der Schmelz-Dentin-Grenze mit der Schmelzoberfläche über Hemidesmosomen und die innere Basallamina des Epithels (Schroeder u. Listgarten 1977).

Das Epithel hat eine hohe Regenerationsfähigkeit. Es wird zur Abwehr von Bakterien auf der Epitheloberfläche ständig von Granulozyten durchwandert (Abb. 15).

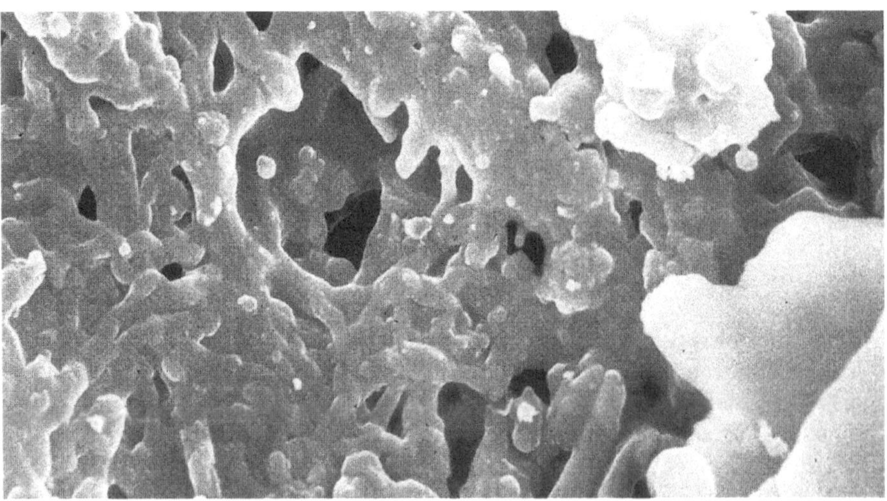

Abb. 14. Struktur des inneren Saumepithels: Zwischen den Epithelzellen bestehen weite Interzellularspalten, die von schmalen Interzellularbrücken durchzogen werden. Rasterelektronenmikroskopische Aufnahme × 8000

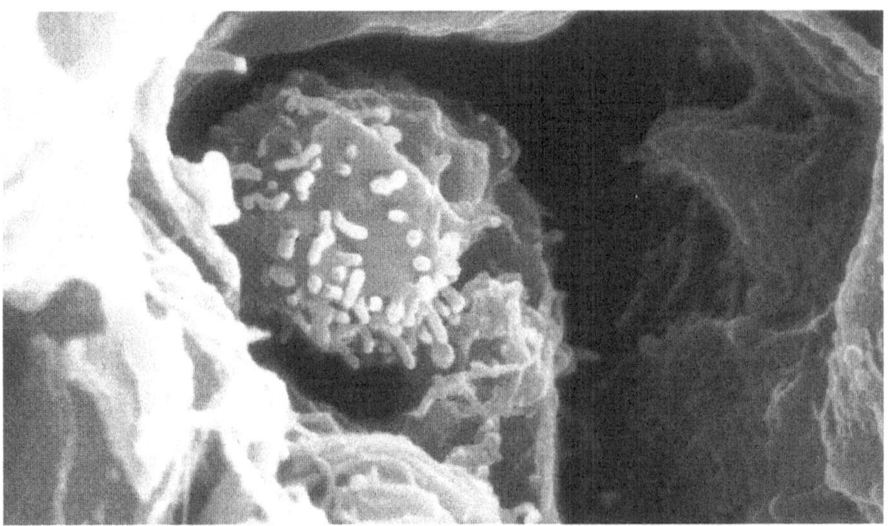

Abb. 15. Anordnung von Entzündungszellen im inneren Saumepithel: In den weiten Interzellularspalten sind einzelne Granulozyten angeordnet. Rasterelektronenmikroskopische Aufnahme × 10 000

2 Anomalien der Zähne

Die Variationsbreite von Zahnzahl, -form, -farbe und -struktur ist sehr groß, so daß im einzelnen Fall nur schwer die Grenze zwischen normalen und pathologischen Formen festgelegt werden kann. Der komplizierte Vorgang der Zahnentwicklung ist an eine hohe Stoffwechselaktivität aller an diesem Vorgang beteiligter Zellen gebunden. Allgemeine Stoffwechselstörungen in der Entwicklungsphase können deshalb ihren Ausdruck in morphologischen Veränderungen der Zähne finden.

Abweichungen der Zahn- und Gebißentwicklung können bis in die 6. Embryonalwoche zurückreichen und sich als Bildungs- und Mineralisationsstörung auswirken. Neben erblichen Faktoren sind in den letzten Jahren vor allem aufgrund tierexperimenteller Untersuchungen eine Reihe von Erkrankungen während der Schwangerschaft ermittelt worden, die mit einer Störung der Zahnentwicklung einhergehen können.

Das Fehlen einzelner Zähne (Hypodontie) tritt im Milchgebiß bis zu 0,7 % im bleibenden Gebiß in variabler Häufigkeit auf (Schroeder 1997). Am häufigsten sind die Weisheitszähne betroffen, gefolgt von den oberen und unteren Prämolaren. Wesentlich seltener fehlen die ersten Prämolaren und schließlich die oberen seitlichen Schneidezähne. Eine Hypodontie kann durch eine Retention von Zähnen oder eine extrem verzögerte Entwicklung der Zahnkeime vorgetäuscht werden (Ritter 1996).

Das Fehlen mehrerer Zahnanlagen wird als Oligodontie bezeichnet. Sie ist im Milchgebiß seltener als im bleibenden Gebiß und stellt eine autosomal-dominant vererbbare Störung dar, die mit einer Fehlbildung des ektodermalen Gewebes einher gehen kann.

Im Rahmen der sog. „ektodermalen Dysplasie" kann sie mit einer fehlenden Entwicklung der Schweiß- und Talgdrüsen und einer mangelhaften oder fehlenden Entwicklung der Kopf- und Körperbehaarung kombiniert sein. Diese Störung bewirkt bei den Patienten im Kindesalter einen typischen greisenhaften Gesichtsausdruck.

Die Kronen der vorhandenen Zähne sind meistens konisch und zapfenförmig. Das vollständige Fehlen aller bleibenden Zähne ist außerordentlich selten und am ehesten bei der ektodermalen Dysplasie zu beobachten. Eine Anodontie, das Fehlen aller Zähne in einem oder beiden Kiefern ist extrem selten und wird als maximale Ausprägung der Oligodontie aufgefaßt.

Die Anodontie mit dem Fehlen aller Zähne ist extrem selten. Die meisten Fälle traten in Verbindung mit der ektodermalen Dysplasie auf (Schroeder 1997).

Für viele Fälle der nicht erfolgten Bildung der Zahnanlagen konnten Veränderungen an den Genen nachgewiesen werden (Erpenstein u. Pfeiffer 1967).

Überzählige Zähne (Hyperodontie) finden sich überwiegend im bleibenden Gebiß zu etwa 4%, im Milchgebiß sind sie selten mit bis zu 2% (Schroeder 1997). Etwa 80 – 90 % entwickeln sich im Oberkiefer. In Form und Größe können die überzähligen Zähne den bleibenden Zähnen sehr ähnlich sein, aber auch als verkümmerte Gebilde, als sog. Zapfenzähne, auftreten.

Als Ursache der überzähligen Zähne wird die Bildung von 3. Zahnkeimen diskutiert, die sich aus der Zahnleiste in unmittelbarer Nachbarschaft zum dazugehörigen regelrechten, bleibenden Zahnkeim entwickeln, oder es wird ihre Entstehung durch Teilung des Zahnkeimes selbst angenommen (Häupl u. Riedel 1966). Die Hyperodontie wird häufig in Verbindung mit den Lippen-Kiefer-Gaumen-Spalten beobachtet. Ihre Ausprägung ist von der Ausdehnung der Spaltbildung abhängig und findet sich außerhalb der Spaltbildung häufiger im bleibenden als im Milchgebiß (Schroeder 1997).

Zahlreiche überzählige, häufig auch retinierte Zähne als zapfenförmige Gebilde gehören zum Symptomkomplex der Dysostosis cleido-cranialis. Diese Systemerkrankung ist durch eine vererbbare Wachstumshemmung besonders der Schädelknochen und des Schlüsselbeines gekennzeichnet. Auch beim Gardner-Syndrom sind impaktierte, überzählige und bleibende Zähne zu beobachten.

Die Größe der Zähne unterliegt einer genetischen Prägung und zeigt eine große Variabilität. Bei der Makrodontie entstehen Zähne, die die normale Größe weit überschreiten. Sie tritt vor allem bei den bleibenden mittleren Schneidezähnen auf. Andere Zahngruppen sind selten betroffen. Tierexperimentelle Untersuchungen sprechen dafür, daß es sich bei diesen Veränderungen um Übergangsformen zu den Mehrfachgebilden handelt (Meyer 1955). Die Mikrodontie kann alle oder auch einzelne Zähne betreffen. Die generalisierte Form entwickelt sich im Rahmen von kongenitalen Defekten. Am häufigsten sind die oberen lateralen Schneidezähne und die 3. Molaren als einzelne Zähne von der Veränderung betroffen (Schroeder 1997).

Unter Zahnverschmelzungen (Synodontie) versteht man Vereinigungen zweier normaler oder eines normalen und eines überzähligen Zahnkeimes. Sie ist im Milchgebiß und im bleibenden Gebiß zu finden (Abb. 16, 17). Am häufigsten sind die oberen und unteren Schneidezähne betroffen. Die Verschmelzung kann vollständig oder unvollständig sein, je nachdem ob die Vereinigung vor der Mineralisation beginnt oder erst nach der Bildung der Krone zustandekommt.

Tierexperimentell konnte gezeigt werden (Ritter 1968), daß die Zahnverschmelzung vorwiegend in der Prämaxilla und der Unterkiefersymphyse auftreten. Strahlenschäden, Sauerstoffmangel, Infektionen und Toxine können diese Veränderungen auslösen.

Durch Überschußbildung des inneren Schmelzepithels mit einer Invagination, nicht durch das Ineinanderstülpen zweier Zahnanlagen, entsteht der Dens in dente. Vorwiegend sind die seitlichen oberen Schneidezähne von dieser Fehlbildung betroffen.

Die Mineralisationsstörungen der Zähne werden unter dem Begriff „Strukturanomalien" zusammengefaßt, die sich in Form einer Störung der Amelo- und

16 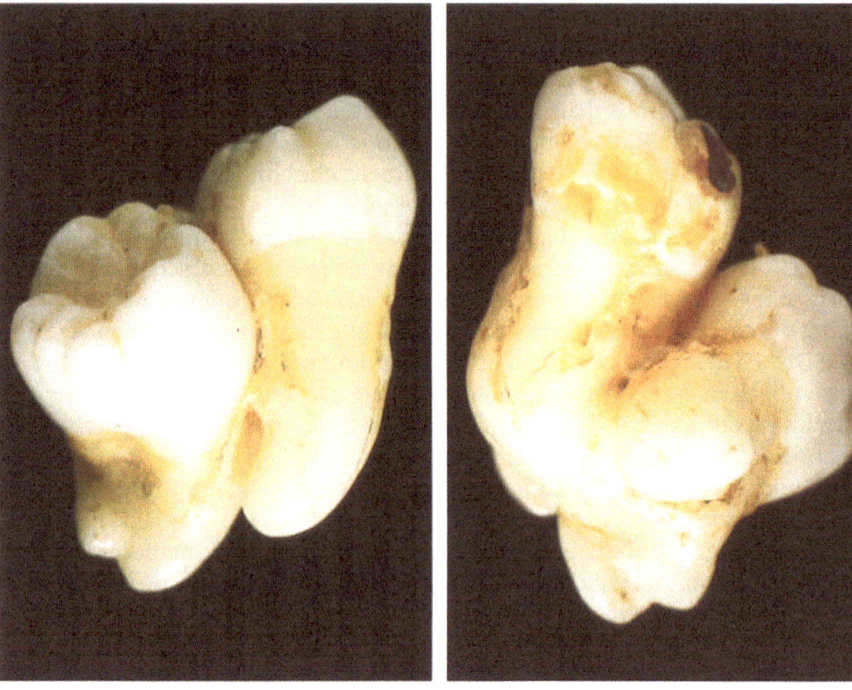 17

Abb. 16. Zahnverschmelzung: Bildung einer festen Verbindung im Bereich der Krone und der Wurzel

Abb. 17. Zahnverschmelzung: Vereinigung zweier normal gestalteter Molaren mit einer Komplexbildung im Bereich der Zahnwurzeln und erhaltener Struktur der Zahnkronen

Dentinogenese etablieren können (Ritter 1996). Dabei sind umschriebene und generalisierte Formen der Schmelz- und Dentinhypoplasie abzugrenzen.

2.1 Störungen der Schmelzbildung

Die umschriebenen Schmelzhypoplasien sind als punkt- oder grübchenförmige Vertiefungen oder als Furchen auf der Zahnoberfläche sichtbar. Seltener treten innere Schmelzhypoplasien mit minder verkalkten Partien und Anreicherungen organischer Matrix unter der glatten Oberfläche des Schmelzes und weißen opaken Flecken auf. Wahrscheinlich handelt sich dabei um Veränderungen des Kalzium-Phosphat-Stoffwechsels, wie sie vor allem bei der Rachitis auftreten.

Betroffen sind v.a. die oberen und unteren Schneidezähne. Es bestehen unregelmäßig begrenzte Vertiefungen der Zahnoberfläche, die über die gesamte Krone verteilt auftreten können (Abb. 18). Die Schmelzhypoplasie wird durch alle Veränderungen hervorgerufen, die die Funktion der Ameloblasten in der

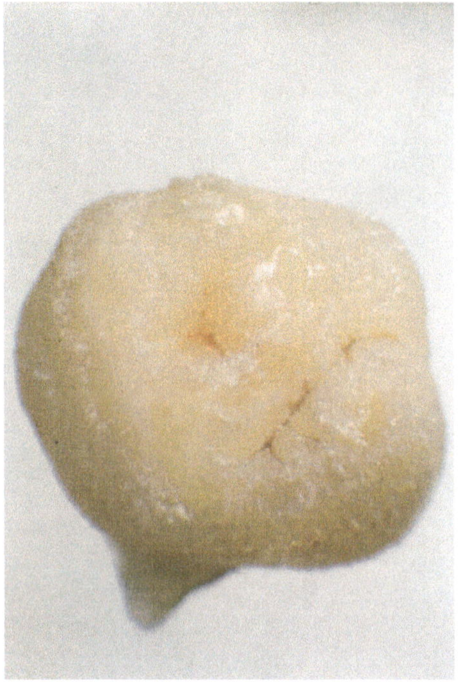

Abb. 18. Schmelzdysplasie: Eine den Schmelz der gesamten Krone erfassende Veränderung mit gleichmäßig verteilten grübchenförmigen Vertiefungen an der Schmelzoberfläche und verwaschener Struktur der Fissuren

Periode der Schmelzbildung stören. Die Hypokalzifikation ist dagegen eine Störung der Schmelzreifung.

Beide Formen können lokale systematisierte und erbliche Ursachen haben. Die lokalen Faktoren die zur Ausbildung dieser Veränderungen führen, sind in der Regel entzündliche oder traumatische Ursachen. Vitamin-A- und -D-Mangel, endokrine Störungen und allgemeine Infektionen gehören zu den systematisierten Ursachen. Ein exzessiv hoher Fluoridgehalt des Trinkwassers ist häufig ein Faktor für die Hypokalzifikation.

Lichtmikroskopisch sind bei beiden Formen neben der rauhen Oberflächenbeschaffenheit Poren, Längs- und Querriefen in dem abgesplitterten Zahnschmelz zu beobachten (Abb. 19). Die äußere Schmelzzone zeichnet sich elektronenmikroskopisch durch zahlreiche Mikrolücken und kleinste, z. T. verzweigte Kanälchen aus, die das Schmelzgefüge durchziehen. In diesen Bereichen ist die Schmelzprismenstruktur nicht erkennbar. In der durch Pigmentaufnahme bräunlich erscheinenden Schmelzschicht verdichtet sich das Gefüge dadurch, daß die Hohlräume durch große, tafelig erscheinende Kristallite ausgefüllt werden und daß zum Dentin hin eine immer dichter werdende Schmelzprismenstruktur besteht (Abb. 20). Klinische und experimentelle Untersuchungen sprechen dafür, daß diesen Strukturanomalien des Schmelzes zwar keine

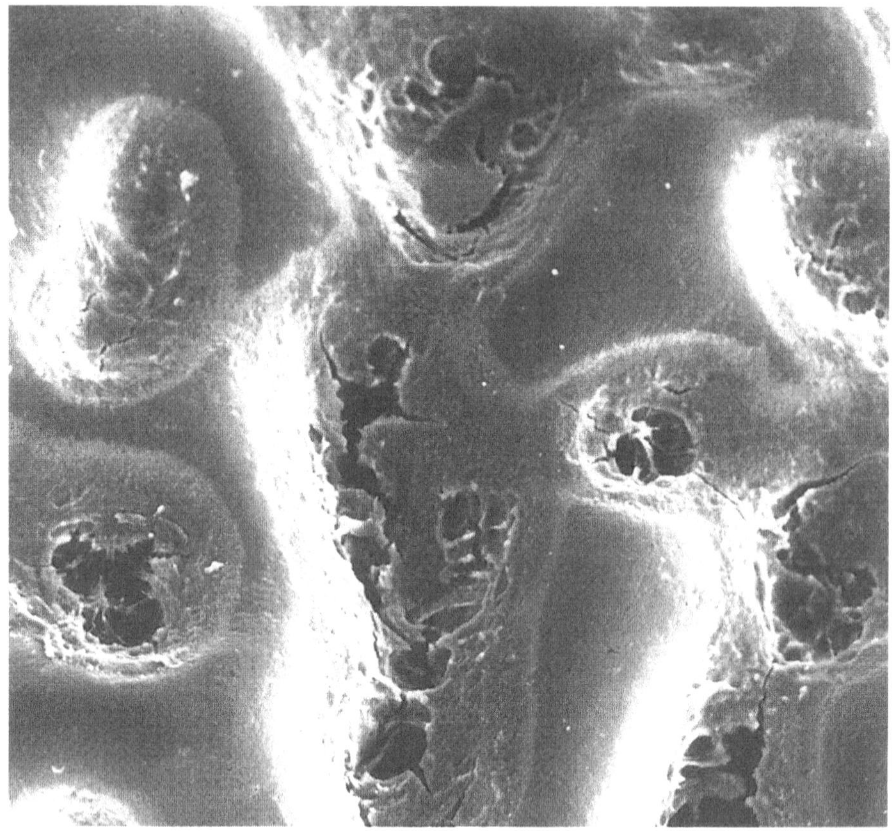

Abb. 19. Oberfächenstruktur des Schmelzes bei Schmelzdysplasie: Gleichmäßig angeordnete Grübchenstruktur der Schmelzoberfläche. In den Vertiefungen ist organisches Material angeordnet. Rasterelektronenmikroskopische Aufnahme × 120

primäre Rolle bei der Entstehung der Karies zukommt, daß sie jedoch den Verlauf der begonnenen Karies beschleunigen.

Bei der Mineralisationsstörung des Schmelzes sind schneckenartig aufgerollte Strukturen elektronenmikroskopisch darstellbar. Bei stärkeren Gefügeauflockerungen infolge mangelhafter Mineralisation unter gleichzeitiger Verbreiterung der Prismensäume tritt eine wirbelartige Desorientierung der Kristallite innerhalb der Schmelzprismen auf. In den Bereichen mangelhafter Mineralisation konnten transparent erscheinende, tafelig ausgebildete Kristallite nachgewiesen werden(Vahl u. Riedel 1968; Vahl u. Sluka 1978).

2.2 Störungen der Dentinbildung

Die Störung der Dentinbildung ist eine dominant nicht geschlechtsgebundene vererbbare Erkrankung, die auf eine Fehlleistung des mesodermalen Anteils der

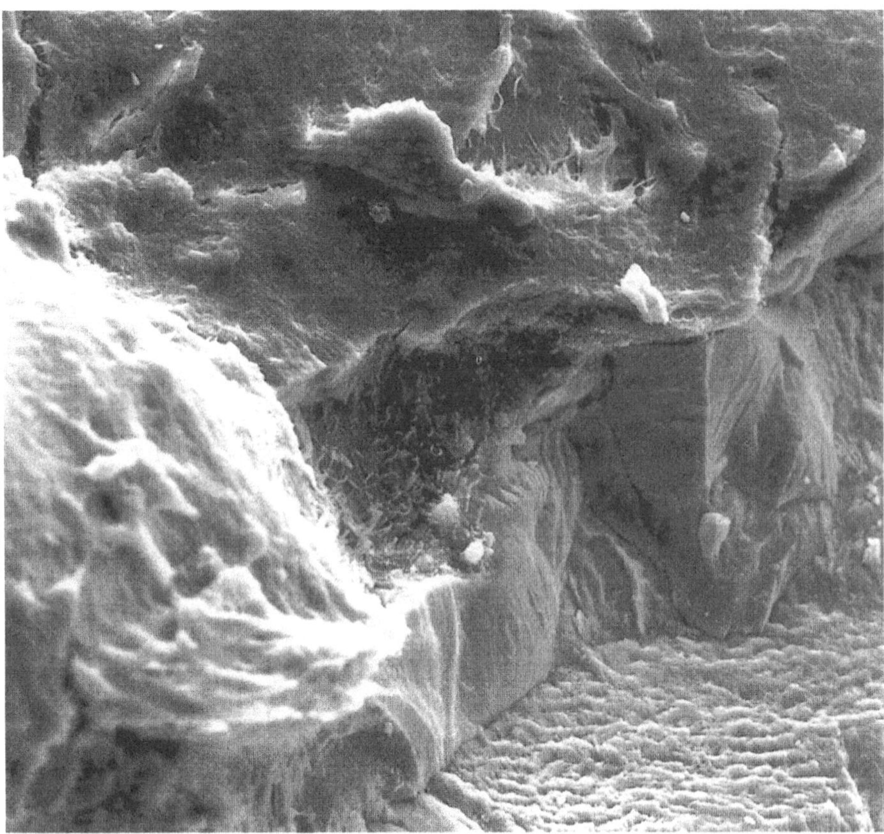

Abb. 20. Bruchfläche der Schmelzschicht bei Schmelzdysplasie und Freilegung der Grenzzone zwischen Schmelz und Dentin. Deutliche Verschmälerung der Schmelzschicht im Bereich der Vertiefung der Grübchen mit irregulärem Verlauf der Schmelzprismen. Rasterelektronenmikroskopische Aufnahme × 330

Zahnanlage zurückzuführen ist. Die Zahnkronen der betroffenen Patienten zeigen als Charakteristikum eine grau-blaue oder gelblich-blaue Verfärbung der Zähne mit einer ungewöhnlichen Transluzenz und Opaleszenz des Dentins. Bei funktioneller Beanspruchung der Zähne splittert der Schmelz in mechanisch besonders beanspruchten Bereichen infolge mangelhafter Verbindung zum Dentin ab. Das Dentin wird dadurch freigelegt, und es entwickelt sich eine rasch fortschreitende Abrasion bis zur Öffnung der Pulpahöhle.

Mikroskopisch zeigt das Dentin eine irreguläre Struktur. Kanälchenarme Bereiche und Areale mit fehlender Dentintubulusstruktur herrschen vor. Häufig sind weite, unregelmäßig verlaufende Kanälchen nachweisbar. Durch einen überstürzten Dentinanbau können Odontoblasten eingemauert werden.

Tabelle 1. Dentinogenesis imperfecta

Typ I	Typ II	Typ III
Manifestation der osteogenesis imperfecta: erhöhte Knochenbrüchigkeit, Hyperextensibilität der Gelenke, blaue Skleren, progressive Taubheit. Autosomal-dominant, seltener autosomal-rezessiv vererbbar. Ursache: Defekt der Kollagenreifung.	Veränderungen der Zähne wie beim Typ I, keine übrigen Symptome der Osteogenesis imperfecta. Autosomal-dominant vererbbar. Nur bei Weißen. Ursache: Veränderte Zusammensetzung der Aminosäuren des Kollagens.	Häufig bei einer isoliert in Maryland (USA) lebenden Bevölkerungsgruppe mit starker Inzucht. Veränderungen ähnlich wie bei Typ I und II.
Kronen knollig, Wurzeln verkürzt, zervikal verschmälert. Schmelz-Dentingrenze ausgezackt und gewellt. Irreguläre, amorphe, atypische Hartsubstanz mit Bildung von Dentikeln. Obliteration des Pulpenraumes in mehreren Jahren nach dem Zahndurchbruch.	Abnormes, weiches Dentin, wasserreich mit vermehrt organischer Matrix. Kanälchenarmes, dysplastisches Dentin mit wechselnder Zahl und irregulärem Verlauf der Kanälchen.	Opaleszierende Verfärbung der knolligen Zahnkronen. Im Milchgebiß Schalenzähne. Dentin aus dünner Schicht normalen oder lamellierten Manteldentins. Zähne zerbrechen bei mechanischer Belastung. Wurzelbildung wird nicht abgeschlossen. Weiter Pulpenraum mit weitem Foramen apikale.

Tabelle 2. Dentindysplasie

Dentindysplasie Typ I Radikuläre Dysplasie	Dentindysplasie Typ II Koronale Dysplasie
Kurze, stummelhafte, konische Zähne ohne Wurzel.	Distelförmige Pulpa im Röntgenbild, teilweise Obliteration mit Bildung von atypischer Hartsubstanz.
Pulpenraum vor der Dentition obliteriert.	In der Pulpa zahlreich Dentikel.
Periapikale Läsionen (Zysten).	Milchzähne stärker betroffen als bleibende Zähne.
Im obliterierten Pulpenraum dentikelartige Hartsubstanz.	Zähne bernsteinfarben transluzent. Atubuläres, irreguläres, amorphes Dentin
Schlingenartiger Verlauf der Dentinkanälchen.	Autosomal-dominant vererbbar mit hoher Penetranz.
Normal strukturierte Zahnkronen.	

2.3 Farbanomalien der Zähne

Gelblich bis gelblich-braune oder gräuliche Verfärbungen der Zahnkronen sind nach Einnahme von Tetrazyklin-Präparaten zu beobachten. Unabhängig von der Applikationsart werden die Präparate der Tetrazyklin-Gruppe in den Knochen und in die bleibende Zahnhartsubstanz eingelagert. Es kommt dabei zur Bildung von Tetrazyklin-Kalzium-Orthophosphatkomplexen oder zu einer direkten Bindung des Tetrazyklins an die Grundsubstanz. Es besteht eine Fluoreszenz im ultravioletten Licht. Die Zahnverfärbung ist irreversibel. Fertig gebildeter Schmelz nimmt kein Tetrazyklin auf.

Die Tetrazykline passieren die Plazentaschranke. Da die Mineralisation der Milchzähne im 5. und 6. Fetalmonat beginnt und die Mineralisation der Kronen der bleibenden Zähne (ohne Weisheitszähne) mit dem 8. Lebensjahr abgeschlossen ist, kann diese Zeitspanne als kritische Phase aufgefaßt werden.

Bei der erheblichen Überschreitung der minimal toxischen Dosis von Fluoriden von 1 mg pro Liter Trinkwasser kann mit Verfärbungen der Zähne des sich entwickelnden Schmelzes gerechnet werden. Eine gelegentlich die ganze Zahnoberfläche beherrschende, an Intensität wechselnde kreidige bis schmutzig-graue Verfärbung, aber auch bräunliche Flecken kennzeichnen diese Veränderungen. Die Schmelzoberfläche erscheint aufgerauht, manchmal treten Schmelzerosionen auf.

3 Karies

Unter der Zahnkaries ist eine sich in den Hartgeweben des Zahnes entwickelnde, irreversible und fortschreitende Erkrankung zu verstehen, die mit einer Demineralisierung der anorganischen und Zerstörung der organischen Bestandteile des Zahnes einhergeht.

Die Zahnkaries ist außerordentlich verbreitet. Systematische Untersuchungen zeigen, daß nur etwa 0,15% der Gesamtbevölkerung der Bundesrepublik Deutschland frei von kariösen Zahnveränderungen ist (NAUJOKS 1968). Die Karieshäufigkeit weist 3 Altersgipfel auf (SAUERWEIN 1974, 1981):

- Kurz vor oder während der Periode des Zahnwechsels (besonders häufig erkranken die ersten Molaren).
- In der Pubertät und postpubertären Phase (14–20 Jahre).
- Zwischen 40 und 50 Jahren, offenbar hervorgerufen durch die altersbedingte Retraktion der Gingiva und der Papillen und die damit erhöhte Zahl der Retentionsstellen.

Frauen erkranken etwas häufiger als Männer. Eine Bevorzugung bestimmter Rassen ist nicht zweifelsfrei gesichert. Möglicherweise sind dolichozephale Menschen zur Kariesentstehung besonders prädisponiert, da die schmalen, relativ kleinen Kieferbögen einen Zahnengstand und Kieferanomalien, damit aber auch sekundär das Auftreten von Retentionsstellen begünstigten.

Die Zahnkaries wird als exogener Prozeß aufgefaßt, der durch bestimmte Einflüsse aus der Umgebung des Zahnes hervorgerufen wird (HARNDT u. WEYERS 1967; HERTING 1969; KÖNIG 1992; KETTERL 1992). Die meisten Anschauungen über die Pathogenese der Karies lassen erkennen, daß die Defektbildung im Zahn das kombinierte Ergebnis einer Demineralisation und Proteolyse darstellt.

Das Zustandekommen einer kariösen Läsion ist an folgende Voraussetzungen gebunden (PILZ et al. 1975):

1. Es muß eine dem Mundmilieu exponierte Zahnoberfläche vorliegen.
2. An der Zahnoberfläche befinden sich Plaques.
3. Der Belag ist mit Mikroorganismen besiedelt.
4. Durch den Abbau der im Belag vorhandenen Kohlenhydrate entstehen saure Zwischenprodukte oder Endprodukte, die die wesentlichen Kavitationselemente darstellen.
5. Die Säure muß wiederholt bzw. längere Zeit einwirken.

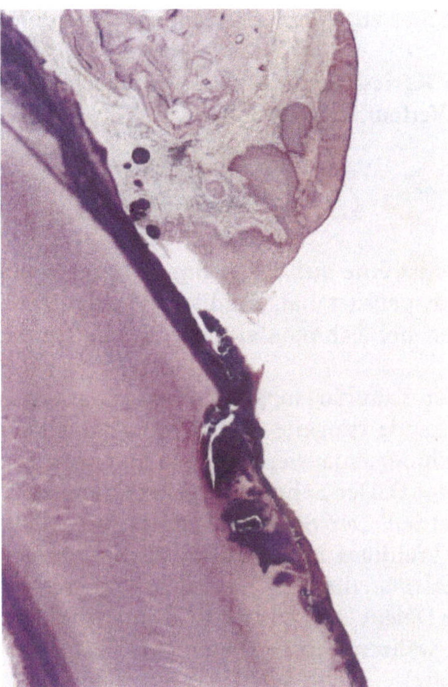

Abb. 21. Approximalkaries: Unter der Plaque ein breiter Defekt des Schmelzes mit Übergreifen auf das Dentin. Die dunkle Anfärbung beruht auf der dichten Besiedelung mit Mikroorganismen. HE × 120

Wenn eine dieser Voraussetzungen fehlt, kann keine kariöse Läsion des Zahnschmelzes auftreten.

Aus der kohlenhydratreichen Nahrung stammende Zucker werden durch die Bakterien der Zahnplaque umgesetzt. Auf der Schmelzoberfläche sind grampositive Bakterien angeordnet, die alle Rauhigkeiten ausfüllen. Sie besiedeln bereits kurze Zeit nach dem Zahndurchbruch die Schmelzoberfläche. Streptococcus mutans und Laktobakterien, azidogene und azidure Bakterien, die extra- und intrazelluläre Polysaccharide bilden können, gelten dabei als die spezifisch kariogenen Bakterien (Emilson u. Krasse 1985). Die Kariesanfälligkeit wird zu 45–65% genetisch bestimmt (Conry et al. 1993).

Bei dem Zuckerumbau werden als Nebenprodukte organische Säuren gebildet, die in umschriebenen Bereichen der Plaquebildung zu einem pH-Abfall führen (Abb. 21). Aus dem Schmelz trennen sich dadurch Kalzium- und Phosphationen und wandern in die Plaque. Da die Säuren schnell durch die Mundflüssigkeit verdünnt und neutralisiert werden, bildet sich diese pH-Wertänderung rasch wieder zurück. Die Plaqueschicht wird mit Kalzium- und Phosphationen übersättigt, so daß auch eine umgekehrte Ionenwanderung und unter Anwesenheit von Fluor eine Remineralisation stattfinden kann (Schroeder 1997). Wenn mehr Ionen in einer bestimmten Zeit den Schmelz verlassen als hereinkommen, führt dies zu einer Nettodemineralisation mit Auslösung eines kariösen Defektes.

Die Einteilung der Karies wird nach topographischen Gesichtspunkten und nach dem klinischen Verlauf vorgenommen.

3.1 Schmelzkaries

Die Schmelzkaries ist eine auf den Schmelz beschränkte Läsion, die noch nicht zu einer Kavität geführt hat. Prädilektionsbereiche sind die Fissuren, die Approximalflächen bei Zahnkontakt, die zervikalen Glattflächen und die Grübchen.

Die Zerstörung der Zahnhartsubstanz beginnt an der Schmelzoberfläche. Das die Krone bedeckende exogene Schmelzoberhäutchen quillt unter Säureeinwirkung im Bereich der bakterienhaltigen Plaques auf und wird durchbrochen (WILLCOX et al. 1993). Der Zahnschmelz liegt danach frei und kann unmittelbar angegriffen werden. Der Schmelz verliert in solchen Bereichen seinen Glanz, er nimmt ein kreidiges Aussehen an. Diese Erscheinung geht auf eine Gefügeauflockerung zurück, die sich in einer Rauhigkeit und Ausbildung eines Defektes zeigt. Dieser Defekt liegt dabei dicht unter der Schmelzoberfäche und breitet sich dort aus, während eine dünne Schmelzlage darüber relativ intakt bleibt (SCHROEDER 1997).

Die initialen Veränderungen werden als weißliche oder bräunliche Flecken auf der Zahnoberfläche sichtbar. Rasterelektronenmikroskopisch sind in diesen Bereichen Erweiterungen der interprismatischen Räume entlang der Prismenscheiden und Mikroeinstülpungen in der Zone der ehemaligen Tomes-Fasern zu beobachten (ARENDS et al. 1987; THYLSTRUP et al. 1990). Es entwickelt sich eine Erweiterung der interkristallinen Räume in den Prismenstäben und des Zwischenstabschmelzes. Es folgt die Auflösung des Prismenzentrums, wobei die Peripherie des Stabes und der umgebende Zwischenschmelz zunächst erhalten bleiben.

Es kann sich entweder ein Mikrokrater oder eine schmale oder tiefgreifende Schmelzzerstörung in Form eines schmalen Kanals entwickeln. Dieses Kariesinitial zeigt von außen nach innen 4 Schichten (SILVERSTONE u. HICKS 1984):

1. *Außenschicht* = lichtdurchlässige, transluzente Zone, verbleibende Schmelzoberschicht mit teils verringertem, nicht selten auch stellenweise erhöhtem Mineralgehalt im Vergleich zum normalen Schmelz.
2. *Kariesläsion* = dunkle Zone, entmineralisierter Schmelzbezirk, meist doppelt so lang wie tief.
3. *Dunkelband* = unregelmäßig begrenzte Zone mit vermindertem Mineralgehalt.
4. *Hypermineralisation* = schmaler gürtelförmiger Streifen, der außen an das Dunkelband, innen an den intakten Schmelz anschließt.

Dieser Schichtaufbau wurde durch mikroradiographische und rasterelektronenmikroskopische Untersuchungen weiter aufgeschlüsselt (SILVERSTONE

1983, 1984; HOLMEN et al. 1985; SCHROEDER 1997). Von innen nach außen werden dabei 4 Schichten abgrenzbar:

Die *Zone 1* ist eine im Bereich der Eindringfront angeordnete, lichtdurchlässige, transluzente Schicht. Sie ist sehr gering entkalkt und in etwa 50% der Fälle nachweisbar. Der Durchmesser der Schmelzkristallite ist etwas kleiner als im gesunden Schmelz.

Die dunkle, bandförmige *Zone 2* ist in ca. 80–90% der Fälle zu beobachten. Sie weist sehr kleine Mikroporen auf, die in Schliffpräparaten mit Luft gefüllt sind. Sie reflektiert das durchtretende Licht. Die Schmelzkristallite haben hier einen größeren Durchmesser (50–100 nm) als im normalen Schmelz (40 nm).

Diese Schicht wird als Ergebnis der Remineralisation aufgefaßt. Sie ist schmal, wenn der Prozeß rasch fortschreitet, und sie wird breiter, wenn der Vorgang langsam abläuft.

Die *Zone 3* ist die Zone der Auflösung. Bei fortgeschrittener Schmelzkaries ist sie am größten und dokumentiert den Bereich der Demineneralisation und Zerstörung der Schmelzkristalle. Die Zerstörung der Kristalle beginnt im inneren am Ende der hexagonalen Kristallite mit einer röhrenförmigen Aushöhlung. Die Kristallite werden kleiner. Sie haben einen Durchmesser von 10–30 nm.

Die *Zone 4* ist die Oberflächenschicht mit einer Dicke von 20–50 µm. Sie zeigt einen nur geringen Mineralverlust. Der Durchmesser der Kristallite beträgt 40–80 nm und ist damit größer als im gesunden Schmelz. Diese Zone ist wahrscheinlich das Ergebnis der ständig ablaufenden Remineralisationsprozesse.

Die Veränderungen der Zonen 1 und 3 sind also als das Resultat der Demineralisation und die in den Zonen 2 und 4 als Ergebnis der Remineralisation aufzufassen (SCHROEDER 1997).

3.1.1 Fissurenkaries

Die Fissurenkaries geht von den tiefen Stellen des Fissurentrichters aus und breitet sich seitwärts in die Tiefe fortschreitend bis zur Schmelz-Dentin-Grenze und von dort flächenhaft in die Tiefe aus.

3.1.2 Approximalkaries

Die Approximalkaries ist durch eine kegelförmige Ausbreitung gekennzeichnet. Die Grundfläche des Kegels ist zur Zahnoberfläche, die Spitze auf das Zahninnere gerichtet.

Mikroskopisch ist innen eine vorgeschobene transparente Zone ausgebildet. Die flächenhafte Ausbreitung der Karies ist abhängig von der Anordnung der Schmelzprismen, die außen annähernd parallel verlaufen, während sie am Boden der Fissuren radiär angeordnet sind.

Das histologische Bild der Schmelzkaries spricht dafür, daß die Zerstörung des Schmelzes keine vitale gewebliche Reaktion auslösen kann. Die im Initialstadium auftretenden Erscheinungen lassen sich nur auf physikochemische Prozesse zurückführen. Sie beruhen auf einer Reaktion des noch nicht desintegrierten Schmelzminerals mit den durch die Zerstörung freigewordenen Substanzen.

3.2 Dentinkaries

Die Dentinkaries entwickelt sich als Folge einer fortschreitenden Schmelz- oder Wurzelkaries und einer bakteriellen Infektion, die zu einer vollständigen Zerstörung und Auflösung des Dentins führen kann.

Zwischen den entmineralisierten Schmelzprismen dringen Mikroorganismen in die Tiefe der Zahnhartsubstanz ein. Sie erreichen die Schmelz-Dentin-Grenze. Sie lösen dabei die organische Grundsubstanz auf und vermehren sich lebhaft in den Spalten, die innerhalb des erweichten Schmelzes auftreten (Abb. 22). Die Spaltbildung kann sich entlang der Schmelz-Dentin-Grenze unterhalb des intakten Schmelzes ausbreiten und ihn von innen her zerstören.

Die Mikroorganismen breiten sich den Dentinkanälchen folgend aus. Die Querverbindungen zwischen den Dentinkanälchen bilden dabei eine Leitschiene für die Ausbreitung. Die Bakterien entkalken die Grundsubstanz des Dentins und lösen die organische Matrix auf. Von außen nach innen kann man eine bakterienreiche und eine bakterienarme Zone unterscheiden.

Im Gegensatz zum Schmelz, in dem wegen des Fehlens organischer Strukturen die Karies reaktionslos abläuft, entstehen im Dentin typische Veränderun-

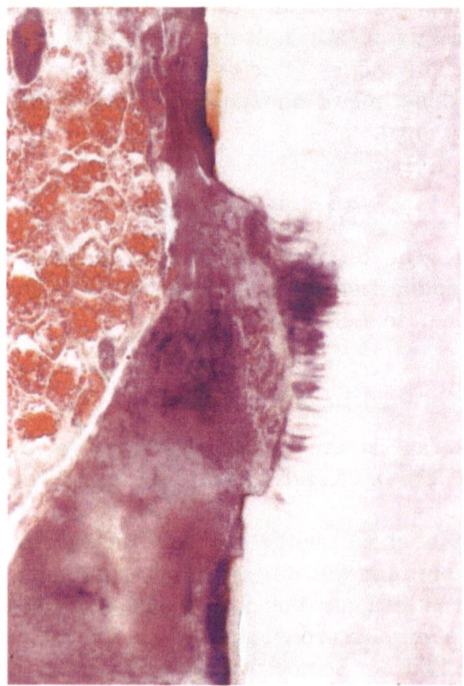

Abb. 22. Schmelz- und Dentinkaries unter einer an Mikroorganismen besiedelten Plaque. Im Niveau des Schmelzes eine amorphe, von Mikrooganismen durchsetzte Masse aus organischem Material. Die angrenzenden Dentinkanälchen sind erweitert und von Mikroorganismen besiedelt. HE × 160

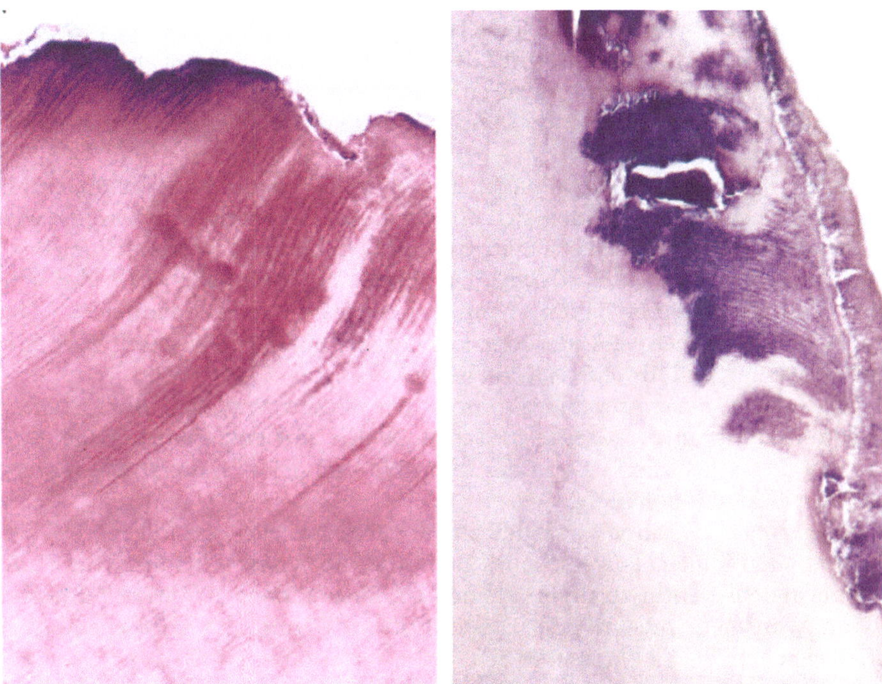

Abb. 23. Dentinkaries: Vollständige Zerstörung der Schmelzschicht. Trichterförmige Erweiterung der Dentinkanälchen mit perlschnurartigen Erweiterungen der Kanälchen. HE × 140

Abb. 24. Karieskavernen: Im Bereich der mit Mikroorganismen besiedelten und trichterförmig erweiterten Dentinkanälchen entstehen unregelmäßig begrenzte Hohlräume, die dichte Komplexe aus Mikroorganismen enthalten. HE × 320

gen als Reaktion auf die Gewebsauflösung. Bei dem Vordringen der Mikroorganismen in die Tiefe des Dentins bilden sich rosenkranzartige Erweiterungen der Dentinkanälchen (Abb. 23). Die einzelnen lakunenartigen Erweiterungen verschmelzen beim Fortgang des Prozesses rasch miteinander. Es entstehen Höhlenbildungen, die mit Mikroorganismen und Resten des Dentins ausgefüllt sind. Sie werden als Karieskavernen bezeichnet (Abb. 24).

In den oberflächlichen Anteilen des kariösen Defekts bilden sich im Dentin trichterförmige Erweiterungen der Dentinkanälchen. Es wird angenommen, daß sich die Grundsubstanz der Dentinkanälchen besonders in den oberflächlichen, stärker entmineralisierten Bezirken kontrahiert und dadurch eine oberflächliche Erweiterung der Kanälchen resultiert. In der Tiefe herrschen die durch bakterielle Einwirkung entstandenen, an den Odontoblastenfortsätzen aufgereihten Karieskavernen vor. Im rechten Winkel zu den Dentinkanälchen verlaufen im erweichten Dentin Querspalten. Es handelt sich dabei um unregelmäßig begrenzte und unterschiedlich weite Hohlräume, die etwa dem Verlauf der kollagenen Fibrillen, bzw. der Owen-Konturlinien folgen. In Bereichen, wo die Querspalten auftreten, schreitet der kariöse Prozeß besonders schnell fort.

Der durch Bakterien ausgelöste Zerstörungsprozeß geht mit einer proteolytischen Erweichung und Auflösung des Dentins einher. Bei der akuten, rasch progredienten Form kommt es zu einer weißlich, gelblichen Verfärbung. Die chronische, langsam verlaufende Dentinkaries geht mit einer dunklen, gelblich braunen Verfärbung einher.

In der Tiefe der Läsion (pulpanahen Frontwelle) herrschen strikt anaerobe Verhältnisse vor. Hier befinden sich obligat anaerobe, grampositive Keime wie Laktobakterien, Aktinomyzes, Arachnia, Bifidobakterium, Eubakterium, Proprionibakterium (Hahn et al. 1991). Es schließt sich eine Zone an, in der sich auch fakultativ anaerobe Bakterien und grampositive Kokken befinden.

Die histologischen Veränderungen sind dabei durch die Wechselbeziehung von Zerstörung und Abwehrreaktion bestimmt.

Als Zeichen einer Abwehrreaktion ist die Bildung von Tertiärdentin oder Reaktionsdentin an der Grenze zwischen Dentin und Pulpa aufzufassen. Das Ausmaß dieser Reaktion ist von der Intensität und der Wirkdauer des verantwortliche Stimulus abhängig.

Bei geringer Irritation wird gleichmäßig angeordnetes und mit regelmäßig angeordneten Kanälchen versehenes Dentin gebildet, das in der Struktur nicht von normalem Dentin zu unterscheiden ist. Eine stärkere Irritation führt zur Bildung von mehr oder minder dysplastischem Dentin, das vorwiegend Typ I-Kollagen enthält (Karjalainen et al. 1986; Schroeder 1997).

Nach der Ausbreitung ist eine Dentinkaries vor und nach der Schmelzkavation zu unterscheiden (Schroeder 1997).

3.2.1 Dentinkaries vor Schmelzkavität

Wenn die Ausdehnung der Schmelzläsion die Schmelz-Dentin-Grenze erreicht, können die toxischen Substanzen der Zahnplaque und von den Bakterien der Plaque gebildete Enzyme durch den Schmelz, durch die entmineralsierte Zone relativ ungehindert diffundieren und die Dentinschicht erreichen. Sie sind in der Lage, die Abwehrreaktionen der Pulpa-Dentin-Einheit zu aktivieren.

Diese frühen Veränderungen sind in Form einer schichtweise ausgebildeten Strukturveränderung zu erfassen. Sie können röntgenologisch diagnostiziert werden und kommen gelegentlich zum Stillstand.

An der Pulpen-Dentin-Grenze wird Tertiärdentin gebildet. Es folgt erhaltenes Dentin. Es bildet sich eine lichtdurchlässige Schicht, die als sklerotisches Dentin bezeichnet wird. Es schließt sich eine Zone mit Lichtreflexion „dead tract" an. Darüber liegt die destruierte Schmelzschicht (Angriffszone der Schmelzläsion).

3.2.2 Dentinkaries nach Schmelzkavität

Nach Bildung einer Schmelzkavität kann sich die Infektion rasch in den Dentinkanälchen ausbreiten. Dadurch entsteht eine breite Basis der Veränderungen, vor allem wenn sie an den approximalen Glattflächen ausgebildet sind. Im Bereich der okklusalen Fissurenkaries fehlt die konische Anordnung, weil hier die Dentinkanälchen parallel verlaufen. Die Läsion ist zunächst flach und stark unterminierend.

3.2.3 Zonen der Dentinkaries

In der Karieszone des Dentins ist nach dem mikroskopischen Bild eine Schichtung festzustellen.

- Oberflächenzone. Sie enthält die entkalkte und zerfallene Dentingrundsubstanz mit vielen Bakterien und Pilzen.
- Entkalkung des Dentins.
- Pionierpilze (Vorpostenbakterien).
- Trübung mit Auflösung der Dentintransparenz.
- Transparenz: Bei vitaler Pulpa wird der Boden der Kavität von der Transparenzzone gebildet.

Im histologischen Aufbau sind von der Pulpa zur Zahnoberfläche 7 Zonen abzugrenzen.

Die *Zone 1* besteht aus der in der Pulpenhöhle zur Abgrenzung des Prozesses ausgebildete Schicht aus Tertiärdentin. Es erscheint relativ dicht mit wenig Kanälchen. In Abhängigkeit von der Intensität und Einwirkdauer eines irritativen Agens kann an der Grenze zwischen Pulpa und Dentin Tertiärdentin oder Reaktionsdentin gebildet werden (Schroeder 1997).

Solange die Destruktion die Pulpenhöhle noch nicht erreicht hat, schließt sich eine aus normalem Dentin bestehende *Zone 2* an.

Die danach folgende *Zone 3* kann nur in Schliffpräparaten ermittelt werden. Sie ist transluzent, hell, unterschiedlich dick, hart und bildet eine Abwehrschranke. Die Dentinkanälchen sind hier durch Verkalkungen und durch die Bildung von Whitlockitkristallen verschlossen. Sie kann nur in vitalen Zähnen gebildet werden und ist bei der chronischen Karies besonders dick und dunkel gefärbt.

Die *Zone 4* bildet die Schicht, die als „dead tract" bezeichnet wird (Fish 1948; Schroeder 1997). Bei der Injektion von Farbstoffen in die Pulpenhöhle färbt sich das gesunde Dentin gleichmäßig an, weil sich die Farbe über die Dentinkanälchen verteilen kann. Durch den Verschluß der Dentinkanälchen und die Bildung von Tertiärdentin in der Umgebung der kariösen Läsion kann diese Zone nicht angefärbt werden. Sobald die Verbindung der Dentinkanälchen mit der Pulpahöhle unterbrochen ist, enthalten sie keine vitalen Odontoblastenfortsätze mehr. Die Schicht erscheint bei der Betrachtung des Zahnschliffes als Komplex aus linienförmigen Dentinkanälchen, weil die in ihnen eingeschlossene Luft eine Totalreflektion des durchfallenden Lichtes bewirkt.

Viele Odontoblasten gehen zugrunde. Es entwickelt sich eine zentripetale Verkalkung der Odontoblastenfortsätze. Die Odontoblastenfortsätze verfetten von der Pulpa bis zur Erweichungszone. Der auf diesem Vorgang beruhende Verschluß der Dentinkanälchen führt zu einer Homogenisierung des Dentins.

In die sich anschließende *Zone 5* diffundieren die von den Bakterien produzierten Säuren und führen zu einer Entkalkung und Demineralisation des Dentins.

In der *Zone 6* besteht eine mehr oder minder ausgeprägte Besiedelung der Dentinkanälchen mit Bakterien, die auch in ihre seitlichen Aufzweigungen eindringen. Die sich in den Kanälchen vermehrenden Bakterien bilden Substanzen, unter anderem auch Gase, die zu einer Ausweitung der Kanälchen führen, so daß ineinander übergehende Kavernen entstehen. Diese Spaltenbildungen und ampullenähnlichen Erweiterungen des Kanälchensystems mit Entwicklung eine dem Rosenkranz ähnlichen Strukturveränderung ist für die Dentinkaries charakteristisch.

Die *Zone 7* ist durch die Nekrose und Auflösung des Dentins gekennzeichnet. Sie besteht aus den zerfallenden Resten des Dentins, die mit den Bakterien vermischt sind.

3.3 Chronische Karies

Die chronische Karies ist durch einen langsam fortschreitenden klinischen Verlauf gekennzeichnet. Im Gegensatz zur akuten Karies erscheint der Defekt nicht so zerklüftet. Es treten keine überhängenden Schmelzränder auf. Der kariöse Defekt zeigt eine hell- bis tiefdunkelbraune Färbung und ist meistens glänzend. Die Bakterien dringen direkt in die eröffneten und frei werdenden Dentinkanälchen ein. Es treten im histologischen Bild Verhältnisse auf, wie sie bei der akuten Form in den tiefen Schichten anzutreffen sind. An der Basis des Defektes sind eine breite Transparenzzone und eine breite Trübungszone ausgebildet.

Durch den fortschreitenden kariösen Prozeß kann die Stabilität des Zahnes so stark beeinträchtigt werden, daß er den Druck- und Scherkräften beim Kauakt nicht mehr standhält und zerbricht. Die Komplikationen werden durch das Übergreifen der Karies auf die Pulpenhöhle und die dadurch ausgelöste Pulpitis bestimmt.

3.4 Zementkaries

Kariöse Veränderungen am Zement können erst auftreten, wenn die Schmelz-Zement-Grenze vom Epithel entblößt ist. Diese Kariesform wird deshalb besonders im höheren Lebensalter beobachtet. Die kariösen Defekte weisen vielfach eine flächenhafte Ausbreitung auf.

Die Bakterien rufen zunächst eine Quellung und Auflösung der Zementkutikula hervor. Mikroorganismen und Säuren können danach in den Zement eindringen. Der Prozeß entwickelt sich an den Kanälchen der Sharpey-Fasern entsprechend der Ausdehnung in den Dentinkanälchen. Die relativ dünne Zementschicht wird rasch zerstört und löst sich ab. Eine Schichtung wie bei der Dentinkaries fehlt.

3.5 Strahlenkaries

Bei der therapeutischen Anwendung der Bestrahlung mit ionisierenden Strahlen im Kiefer-Hals-Bereich kann eine Karies ausgelöst werden, deren Entwicklung in experimentellen Untersuchungen verfolgt werden konnte (Jansma et al. 1993). Breitflächige Areale mit porösen Schmelzzonen sind dabei zu beobachten. Unterschiedlich tiefe Kraterbildungen treten auf mit einer Auflösung der Prismenstruktur, vor allem der Prismenzentren. Es entstehen Schmelzdefekte mit einem tiefen Defekt des angrenzenden Dentins.

Die Strahlenkaries wird wesentlich auch durch die Bestrahlung ausgelöste Xerostomie und den dadurch reduzierten Speichelfluß sowie durch die rasche Vermehrung kariogener Bakterien beeinflußt (Jongebloed et al. 1988). Die Veränderungen entwickeln sich besonders in Bereichen der Schneidekanten, den Höckerspitzen und den vestibulären und oralen Zahnflächen.

4 Veränderungen der Pulpa

Die in der Pulpa entstehenden Erkrankungen werden in ihrem Ablauf und ihrer Ausprägung wesentlich durch die anatomischen Gegebenheiten in dieser weitgehend in das Hartgewebe eingeschlossenen Bindegewebsstruktur geprägt (HÄUPL u. RIEDEL 1966). Arterien, Venen, Lymphgefäße und Nervenfasern verlaufen durch das enge Foramen apikale in den Pulpenraum.

Das Dentin bildet mit der Pulpa eine Einheit, die eine fortwährende Dentinneubildung ermöglicht (SCHROEDER 1997). Dabei sind drei Formen des Dentins zu unterscheiden.

Das Primärdentin (Orthodentin) ist das von den Odontoblasten im Rahmen der Zahnentwicklung bis zur Vollendung der endgültigen Zahnform gebildete Dentin. Das Sekundärdentin wird während der weiteren Lebensdauer des Zahnes um die gesamte Pulpahöhle gebildet. Im apikalen Anteil des Wurzelkanales ist es irregulär, arm an Kanälchen oder in Form von Fibrodentin ohne Kanälchen ausgebildet. Das Tertiärdentin entsteht als Folge einer Irritation des Zahnes in nur umschriebenen Bereichen. Es ist unregelmäßig, dysplastisch und zeigt eine mehr oder minder ausgeprägte Kanälchenstruktur mit irregulärem Verlauf der Kanälchen.

4.1 Regressive Veränderungen der Pulpa

Regressive Veränderungen können altersbedingt, aber auch durch Traumen und durch Heilungsvorgänge ausgelöst, vorkommen. Dabei können mehr oder minder ausgeprägte Verkalkungen entstehen (Abb. 25), die als Dentikel bezeichnet werden. Es können echte und unechte Dentikel unterschieden werden (SCHROEDER 1997).

Die ausschließlich in den Wurzelkanälen entstehenden echten Dentikel sind selten (SCHROEDER 1997; YAACOB u. HAMID 1986). Sie entwickeln sich während der Bildung der Zahnwurzeln im Bereich von der Hertwig-Epithelscheide abgespaltenen Zellnestern, die in der Lage sind, Zahnhartsubstanz zu bilden.

Sie enthalten im Innern epithelial differenzierte Zellen um die irreguläres und tubuläres Orthodentin angeordnet ist. Ihre Oberfläche ist in der Bildungsphase mit flachen, kubischen Odontoblasten bedeckt.

Die unechten oder falschen Dentikel sind häufig. Sie sind in etwa 30–60% der Zähne von Patienten zwischen dem 10. und 20. Lebensjahr ausgebildet. Bei Patienten von mehr als 50 Jahren sind sie in etwa 90% der Zähne nachweisbar.

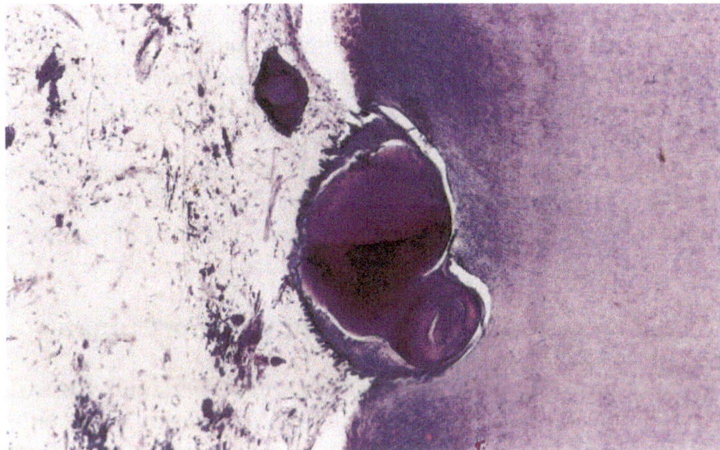

Abb. 25. Regressive Veränderungen der Pulpa: In der lockeren bindegewebigen Grundstruktur können vor allem in der Kronenpulpa Dentikel entstehen. Sie zeigen auf dem Anschnitt eine zwiebelschalenartige Schichtung der Zahnhartsubstanz. HE × 140

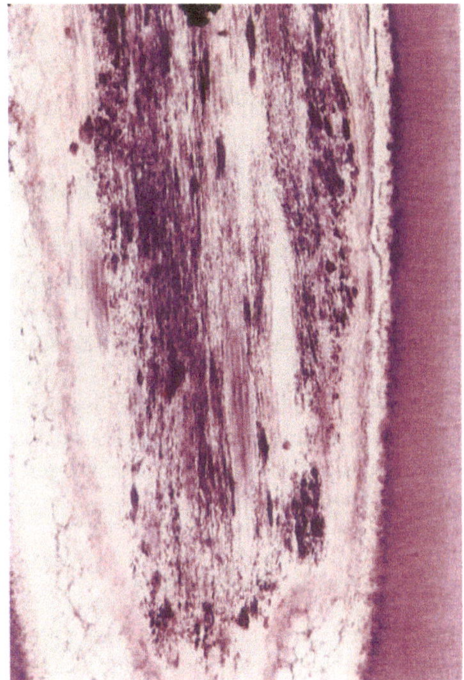

Abb. 26. Diffuse Verkalkungen des Pulpengewebes: In unregelmäßigen und z. T. in streifigen Komplexen angeordnete Einlagerung von Kalk als Ausdruck von regressiven Veränderungen. HE × 60

Sie kommen vor allem in der Kronenpulpa frei liegend oder der Pulpenwand anhaftend vor. Ihre Größe ist außerordentlich variabel. Nach dem inneren Aufbau sind lamellierte Zwiebelschalendentikel und nicht lamellierte Faserdivertikel zu unterscheiden. Daneben kommen homogene, strukturlose, dentinähnliche Dentikel vor.

Diffuse Verkalkungen sind häufig mit Faserdentikeln kombiniert. Längliche, streifige, spieß- und schollenförmige Kalkablagerungen bilden sich entlang der Faserelemente der Pulpa, der Gefäße und der Nervenfasern (Abb. 26).

4.2 Traumatische Veränderungen der Pulpa

Nach Kronen- und Wurzelfrakturen, nach Zahnreplantation, Kieferfrakturen und endodontischen Eingriffen entwickelt sich im Verlauf von Jahren eine Obliteration des Pulpenraumes durch die Bildung von Zahnhartsubstanz (Schroeder 1997). Es wird kanälchenarmes oder -freies Dentin in Form von Osteo- oder Fibrodentin gebildet, das schließlich den gesamten Pulpenraum ausfüllen kann.

Bei Luxationen der Zähne werden durch Verlagerung der Wurzelspitzen die Gefäße im Bereich des Foramen apikale verschlossen. Die Unterbrechung der Blutzufuhr in der Endstrombahn der Pulpa führt zu einem Pulpeninfarkt mit Einblutungen. Die in das Bindegewebe frei gesetzten Erythrozyten zerfallen und rufen durch die Ablagerung ihrer Abbauprodukte eine Verfärbung der Zahnkrone hervor. Da im Rahmen der vollständigen Nekrose des Pulpengewebes die für die Bildung der Hartsubstanz verantwortlichen Zellen zugrunde gehen, bleibt dabei die Obliteration des Pulpenraumes aus.

4.3 Entzündungen der Pulpa (Pulpitis)

Die Pulpitis ist eine entweder exogen oder endogen ausgelöste entzündliche Reaktion des Pulpengewebes. Sie folgt den allgemein gültigen Gesetzmäßigkeiten für die Entzündung, wird aber durch den Aufbau der geweblichen Grundstruktur und ihre Anordnung in dem geschlossenen Raum der Pulpenhöhle geprägt.

Die Gewebsalteration der Pulpa kann durch kariöse Infektionen, thermische Reize, chemische Noxen, Parodontopathien, Okklusionstraumen, fortgeleitete Infektionen aus der Nachbarschaft oder durch hämatogen in die Pulpenhöhle gelangte Bakterien ausgelöst werden.

4.3.1 Akute Pulpitis

In der überwiegenden Zahl der Fälle ist die akute Pulpitis eine Folge der kariösen Zerstörung der Zahnhartsubstanz und der bakteriellen Infektion. Die entzündliche Reaktion in der Pulpa beginnt bei der kariösen Läsion lange bevor die Bakterien die Pulpenhöhle erreichen. Stoffwechselprodukte der Bakterien gelangen durch Diffusion durch das erhaltene, permeable Dentin in die Pulpen-

Tabelle 3. Einteilung der Pulpitis

Akute Pulpitis	Chronische Pulpitis
Pulpitis acuta serosa Coronalis mit umschriebener Exsudation	Pulpitis ulcerosa
Radicularis mit diffuser Exsudation	
Pulpitis acuta purulenta Coronalis abszedierend Radicularis phlegmonös	Pulpitis granulomatosa Granulierende Pulpitis Pulpapolyp
Pulpitis necroticans Übergang in Pulpengangrän	

höhle und können eine entzündliche Reaktion auslösen. Diese Substanzen stammen aus der Zone der primären Infektionswelle, die grampositive Laktobakterien, Aktinomyzes und Eubakterienstämme enthält, und der anschließenden Region, in der sich eine Mischinfektion befindet. Bei der Auflösung des Dentins werden zusätzlich irritativ wirkende Enzyme frei gesetzt.

Die Gewebsalteration ist für die Freisetzung und Bildung von Entzündungsmediatoren verantwortlich, die den Ablauf und das Ausmaß der entzündlichen Reaktion bestimmen. Sie zeigt sich in einer örtlichen Kreislaufstörung mit einer Gefäßerweiterung und Hyperämie, der sich eine Änderung der Permeabilität der Kapillarwände anschließt (FASSKE u. MORGENROTH 1964). Durch Öffnung der Interzellularspalten am Kapillarendothel treten zunächst die flüssigen Bestandteile des Blutes wie Serum und Fibrinogen aus dem Gefäßstrom in das umgebende Bindegewebe über und führen zu einer ödematösen Durchtränkung und zu Fibrinabscheidungen.

Wenn die beschriebenen Reaktionen nicht zur Beseitigung und Neutralisation der Alteration führen, treten die für die Abwehr zuständigen neutrophilen Granulozyten aus den Gefäßen in das Bindegewebe über.

Die akute purulente Pulpitis ist durch eine massive Emigration von neutrophilen Granulozyten aus den Gefäßen in den Reaktionsbereich gekennzeichnet (Abb. 27). Sie werden dabei durch chemotaktische und chemokinetische Substanzen, die entweder im Reaktionsbereich entstehen oder von den für die Alteration verantwortlichen Agenzien gebildet werden, in den entsprechenden Bereich geleitet. Die Granulozyten sammeln sich zunächst am Rand des Gefäßstromes in den Kapillaren und verlassen die Gefäße durch amöboide Bewegung durch die Interzellularspalten am Gefäßendothel. Sie sind in der Lage partikuläre Bestandteile wie Bakterien durch Phagozytose aufzunehmen und sie durch die Wirkung ihrer lytischen Enzyme abzubauen. Diese in den Granula der Zellen enthaltenen Enzyme können auch aus dem Zytoplasma freigesetzt werden und in der Umgebung ihre Wirkung entfalten.

Dabei kann in einem größeren Bereich eine relativ gleichmäßige Durchsetzung der bindegewebigen Grundsubstanz mit Granulozyten im Sinne einer

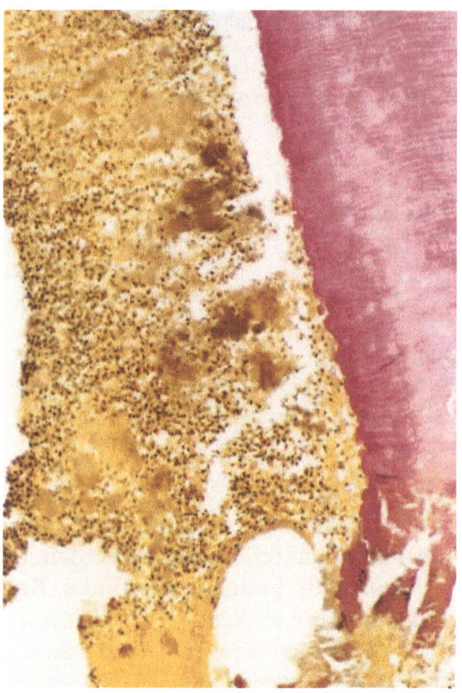

Abb. 27. Akute, eitrige Pulpitis: Im Bereich einer Einschmelzung des Pulpengewebes ein an Granulozyten reiches Exsudat mit Einschluß von Komplexen aus Mikroorganismen. HE × 220

eitrig phlegmonösen Entzündung entstehen. Wenn die primäre Alteration mit einer stärkeren Gewebseinschmelzung einhergeht, entwickelt sich eine granulozytäre Infiltration besonders im Bereich der Nekrose, als eitrig abszedierende Pulpitis.

Bei länger bestehender Alteration mit nachfolgender eitriger Entzündung kann das Exsudat nicht aus der Pulpenhöhle abgeleitet werden, so daß in vielen Fällen eine vollständige Nekrose der Pulpa entsteht (Abb. 28). Ihre nachträgliche Besiedelung mit anaeroben Fäulnisbakterien führt zu einem fauligen Zerfall, zu einer Gangrän der Pulpa.

4.3.2 Chronische Pulpitis

Die über einen längeren Zeitraum schleichend verlaufende, chronische Entzündung der Pulpa entwickelt sich aus der exsudativen Reaktion, wenn die dabei aufgebauten Abwehrmechanismen nicht in der Lage sind, die irritaiven Faktoren zu neutralisieren oder sie nur unvollständig zu beseitigen. Im Reaktionsbereich treten dann vor allem Lymphozyten und Plasmazellen auf (Abb. 29).

Die proliferativen Prozesse können den Ablauf dieser Entzündungsreaktion beherrschen, die zu einer Abgrenzung eines Entzündungsherdes führen können.

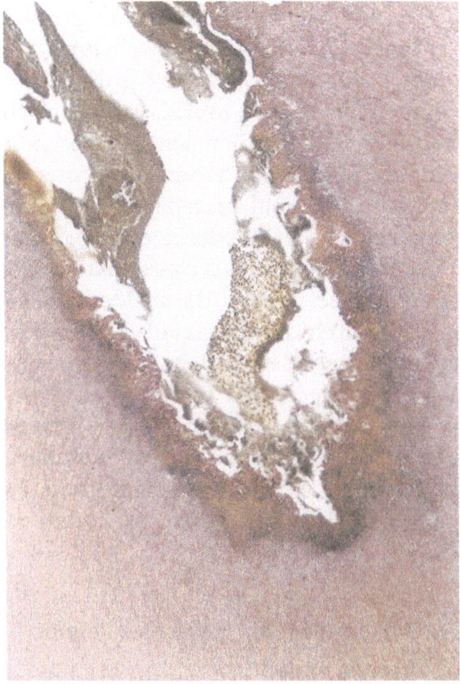

Abb. 28. Pulpanekrose: In unterschiedlich großen und unregelmäßig begrenzten Komplexen angeordnete Reste des Pulpengewebes, von Bakterien durchsetzt mit Auflösung der Zahnhartsubstanz am Rand der Pulpenhöhle. HE × 80

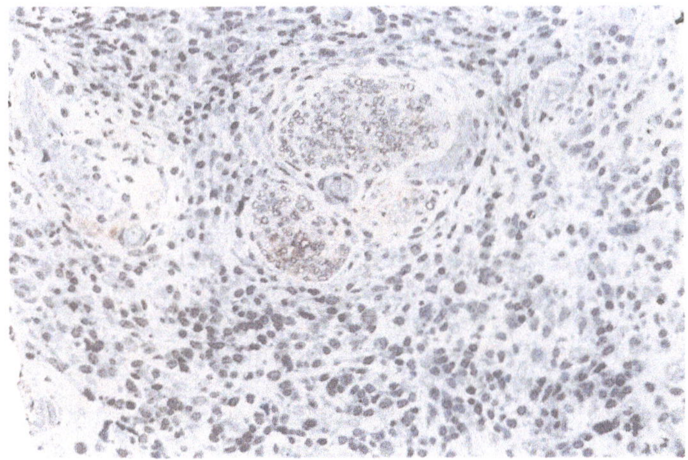

Abb. 29. Chronische Pulpitis: Unterschiedlich dichte Infiltration des Pulpengewebes mit Lymphozyten und Plasmazellen in der Umgebung einer größeren Nervenfaser. Semidünnschnitt. Basisches Fuchsin u. Methylenblau × 420

Sie vollzieht sich mit der Bildung von Granulationsgewebe. In unmittelbarer Nachbarschaft zur Nekrose sind in dieser Gewebsformation besonders viele Granulozyten angeordnet. Es folgt eine Zone, in der die Bindegewebsneubildung durch die Proliferation von Fibroblasten und Kapillaren vorherrscht. Proliferierende Kapillarendothelzellen ermöglichen ein auf das Zentrum des Entzündungsherdes ausgerichtetes Kapillarwachstum. In dem zwischen ihnen angeordneten lockeren Gerüst aus Kollagenfasern liegen Lymphozyten, Plasmazellen und vor allem Makrophagen, die Bestandteile aus der Nekrose durch Phagozytose aufgenommen haben und sie intrazytoplasmatisch abbauen.

Diese proliferativen Prozesse werden durch Mediatoren gesteuert, die im Zuge der exsudativen Phase durch Gewebszerfall entstehen oder von den an diesem Prozeß beteiligten Zellen gebildet werden. Es entwickelt sich vor allem eine Interaktion zwischen Makrophagen und Fibroblasten. Von den Makrophagen gebildete und von ihnen während der Phagozytose freigesetzte Enzyme aktivieren die ortständigen Fibroblasten und regen sie zur Neubildung von Fasermaterial und zur Proliferation an. Es werden angiogenetische Faktoren freigesetzt, die gerichtete Proliferation der Endothelzellen regeln und das gerichtete Kapillarwachstum bewirken.

4.3.2.1 *Formen der chronischen Pulpitis*

Je nachdem, ob bei der chronischen Pulpitis die Pulpenhöhle eröffnet ist oder nicht, kann eine geschlossene oder eine offene chronische Pulpitis unterschieden werden (Euler u. Meyer 1927).

Bei der Pulpitis chronica clausa besteht eine Infiltration mit Lymphozyten, Plasmazellen, Mastzellen und einzelnen neutrophilen Granulozyten. Nach der Ausdehnung und der Ausprägung der entzündlichen Reaktion können dabei unterschieden werden (Guertsen et al. 1993):

- Abgrenzung eines primär akut geschädigten Bereiches mit nachfolgender Organisation und Abgrenzung durch Granulationsgewebe oder Abkapselung durch Verkalkung.
- Stationäre diffuse Entzündung.
- destruktive Entzündung mit allmählicher Ausweitung und Übergang in eine Nekrose.

Als eine besondere Form der chronischen Pulptis ist das „interne Pulpengranulom“ anzusehen. Es handelt sich dabei um eine umschriebene entweder im Bereich der Krone oder der Wurzel bei geschlossener Pulpenhöhle entwickelte Bildung von Granulatiosgewebe (Guertsen et al. 1993). In diesem Bereich kann eine ausgeprägte Resorption des Dentins auftreten, die schließlich zu einer Fraktur führen kann.

Unter der Einwirkung von chemisch-toxischer, thermischer und traumatischer Alteration auf den Zahn kann sich eine ausgedehnte, das gesamte Pulpengewebe erfassende Nekrose ausbilden. Bei sekundärer Besiedelung dieser Nekrose mit Fäulnisbakterien entsteht ein mikrobieller Abbau von Eiweißbestandteilen, eine Gangrän.

Die offene Pulpitis entwickelt sich nachdem die Pulpa durch die Karies freigelegt wurde. Die freie Verbindung der Pulpenhöhle mit der Mundhöhle führt zu einer ausgedehnten Alteration des Pulpengewebes mit unterschiedlich tief ausgedehnten Nekrosen. Diese Bereiche werden durch Granulationsgewebe abgegrenzt, in dem eine vermehrte Bildung von Kollagenfasern bestehen kann. In dieser Zone können kleine Verkalkungen vorkommen.

Eine Pulpitis aperta granulomatosa liegt vor, wenn die Granulationsgewebsbildung bei der offenen Pulpitis im Vordergrund steht. Bei der offenen Pulpitis kann eine ausgeprägte und überschießende Granulationsgewebsbildung entstehen, die sich zu einem über das Niveau der Zahnkrone aus der Pulpenhöhle ragenden Pulpapolypen entwickeln kann (Abb. 30). Über diesem Granulationsgewebe bildet sich eine Bedeckung mit Plattenepithel, das den gleichen Aufbau zeigt wie das Mundhöhlenepithel.

Eine Restitutio ad integrum ist nur bei leichten, rasch abklingenden Pulpitiden möglich, wenn die auslösende Ursache wegfällt. Die entzündliche Reaktion kann aus der Pulpenhöhle auf das Parodontium übergreifen und in eine apikale Parodontitis übergehen.

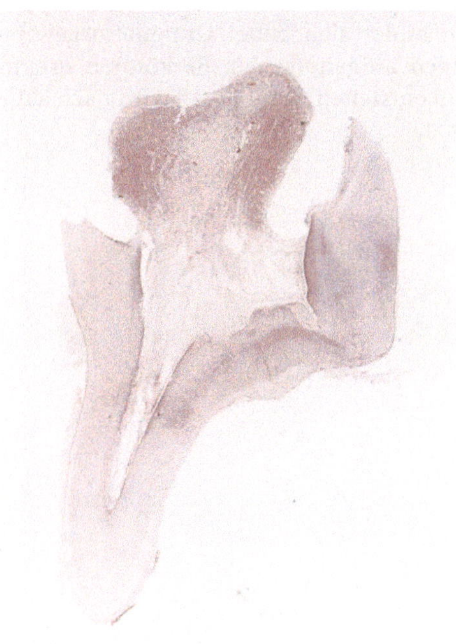

Abb. 30. Offene Pulpitis mit Ausbildung eines Pulpapolypen: Breite kariöse Zerstörung der Zahnkrone mit Eröffnung der Pulpenhöhle. Entwicklung eines polypösen Komplexes aus Granulationsgewebe, der das Niveau der Krone weit überragt. HE × 2,5

4.3.2.2 *Wurzelfüllung*

Zur Erhaltung der Zähne kann bei einer Pulpitis, vor allem mit einer ausgedehnteren Nekrose das entzündlich veränderte Gewebe aus der Pulpenhöhle und dem Wurzelkanal entfernt und der Hohlraum verschlossen werden. Für diesen Verschluß steht eine Vielzahl von Techniken und Werkstoffen zur Verfügung (GUERTSEN et al. 1993).

Veränderungen in der Pulpenhöhle und im periapikalen Gewebe sind bei diesem Verfahren vor allem zu erwarten, wenn eine unvollständige Füllung des Hohlraumes oder eine Überfüllung mit Übertritt des Füllmaterials in das periapikale Bindegewebe besteht (Abb. 31).

Bei einer unvollständigen Füllung des Wurzelkanales bilden sich zwischen dem Füllmaterial und der Kanalwand unterschiedlich breite Spalträume. In diese Spalten sproßt aus dem periapikalen Bindegewebe Granulationsgewebe in den Wurzelkanal ein. Je nach Füllmaterial (z. B. N2) entwickelt sich dabei eine mehr oder minder ausgeprägte Fremdkörperreaktion (Abb. 32). Der Spalt zwischen der Wand des Wurzelkanals ist mit Kollagenfasern unterschiedlicher Dicke ausgefüllt, zwischen denen Granulozyten, Lymphozyten und Makrophagen liegen, die in ihrem Zytoplasma aufgenommenes Fremdmaterial enthalten.

Bei der Überfüllung erzeugt das Fremdmaterial im Bindegewebe des apikalen Parodontium eine chronische Entzündung. Nach einer exsudativen Entzündungsreaktion bildet sich dabei Granulatiosgewebe. Das Füllmaterial wird von Makrophagen aufgenommen. Es können Fremdkörperriesenzellen in wechselnder Anzahl entstehen. Der Prozeß wird nach außen durch eine faserreiche Zone abgegrenzt.

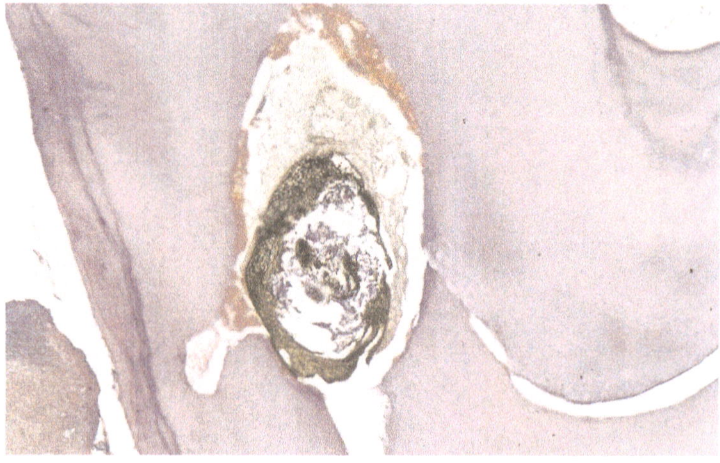

Abb. 31. Chronische Pulpitis bei einer Wurzelfüllung mit einem Metallstift: In dem unvollständig ausgefüllten Pulpenraum ist zwischen dem Metallstift und der Wand der Pulpenhöhle Granulationsgewebe ausgebildet. HE × 60

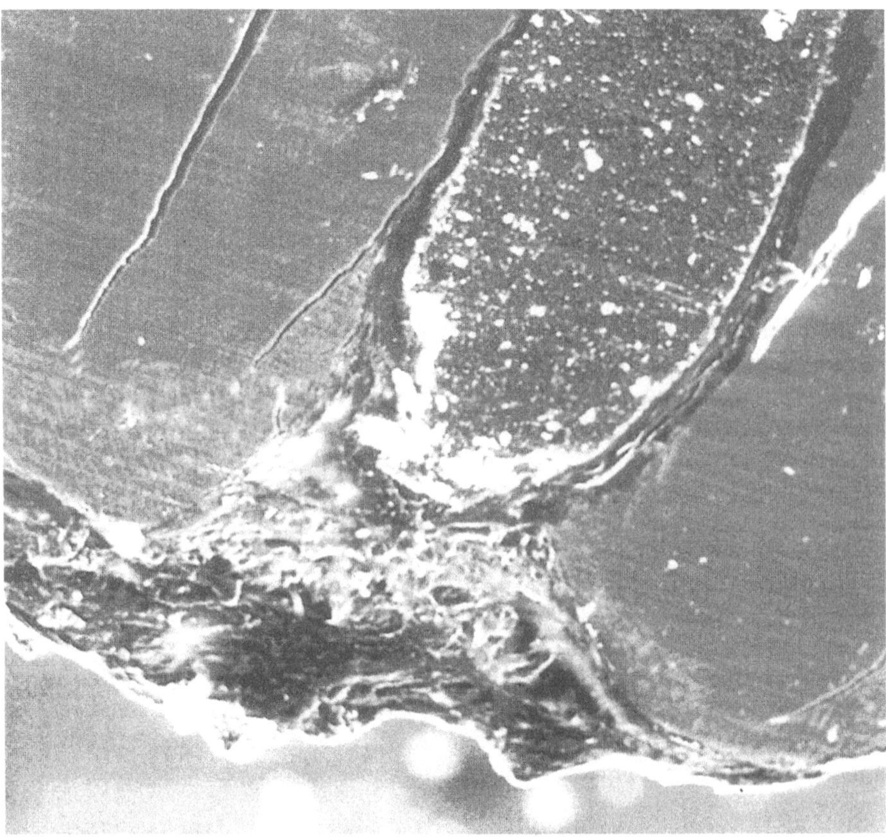

Abb. 32. Granulationsgewebsbildung in den apikalen Anteilen des Wurzelkanals bei unvollständiger Füllung mit dem Füllmaterial N2: Vom periapikalen Bindegewebe ausgehend sproßt das Gewebe in den Spaltraum zwischen dem Füllmaterial und der Wand des Wurzelkanals. Rasterelektronenmikroskopische Aufnahme × 100

5 Parodontopathien

Alle Erkrankungen des Parodontiums werden unter dem Begriff „marginale Parodontopathien" zusammengefaßt. Dabei können akute, subakute und chronische Verlausformen auftreten (LANGE 1996). Es werden Gingivitiden, marginale Parodontopathien und besondere Formen der parodontalen Erkrankungen unterschieden.

Die Gingivitis ist eine akute oder chronische Entzündung der marginalen oder der interdentalen Gingiva. Die Parodontitis ist dagegen durch die Destruktion der bindegewebigen Bestandteile des Zahnhalteapparates zwischen der Wurzeloberfläche und dem Alveolarknochen mit Bildung einer Zahnfleischtasche gekennzeichnet. Die Parodontitis entwickelt sich als Folge der Gingivitis nur dann, wenn spezielle bakterielle Infektionen eintreten.

Die Parodontopathien stellen neben der Karies nach einer Untersuchung der WHO eine der am weitesten verbreiteten Erkrankungen dar. In Deutschland haben Reihenuntersuchungen ergeben, daß 75–86% der untersuchten Personen aller Altersgruppen parodontale Veränderungen aufweisen (RATEISCHAK et al. 1978).

Die dentogingivale Plaques mit ihren Stoffwechselprodukten und die durch diese hervorgerufenen Abwehrmechanismen des Wirtsgewebes werden für die Entstehung einer Gingivitis und Parodontitis verantwortlich gemacht. Viele Untersuchungen belegen, daß sich durch eine gezielte Reduktion der bakteriellen Beläge auf der Schleimhaut und den Zähnen, d. h. durch korrekte Mundhygiene der Patienten, eine Entzündung der Gingiva und angrenzender Gewebe vermeiden läßt (PAGE 1977; BÖSSMANN 1977; FLORES DE JACOBI 1987; LANGE 1996).

Begünstigt durch das Verbleiben von Speiseresten in der Mundhöhle bildet sich ein Substrat für eine bakterielle Besiedelung. Die Mundhöhle bietet mit ihrer Feuchtigkeit und Wärme außerdem ideale Bedingungen für das Bakterienwachstum (PALENSTEIN HELDERMAN 1981). Die Adhäsion und Kolonisation der Mikroorganismen wird im dentogingivalen Bereich durch Adhäsine der Bakterien begünstigt, die mit komplementären Komponenten der Wirtszelloberfläche reagieren (Abb. 33). Diese Adhäsine sind häufig von lektinartiger oder hydrophober Beschaffenheit (MÜLLER 1987; BEACHY 1981). Sie befinden sich meistens an den Pili und Fimbrien der Bakterienhülle (Abb. 34). Diese Ausläufer sind in der Lage, elektrostatische Kräfte zu überwinden und so an der Wirtszelloberfläche Halt zu finden. Einmal haftende Mikroorganismen können dann ähnlichen, artverwandten Organismen deren Adhäsion an ihrer Epitheloberfläche ermöglichen.

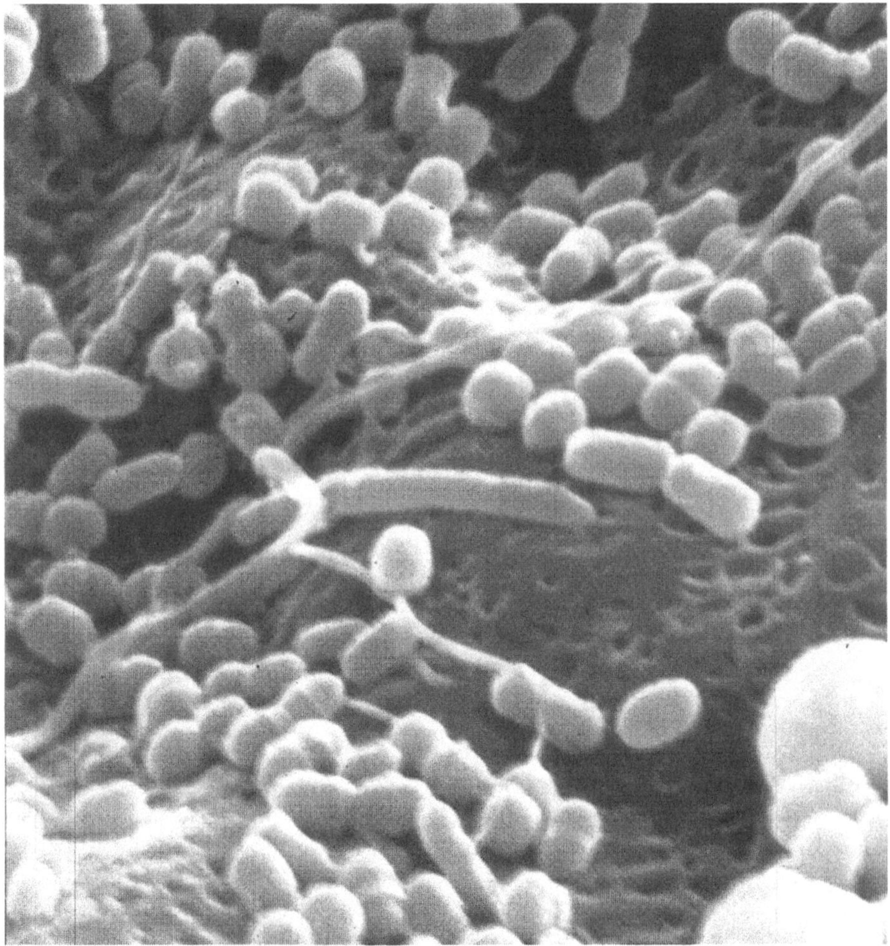

Abb. 33. Besiedelung des Gingivaepithels mit Mikroorganismen im Bereich der Plaquebildung: Auf der Epitheloberfläche in unterschiedlich dichten Ansammlungen Kokken und stäbchenförmige Bakterien. Rasterelektronenmikroskopische Aufnahme × 10 000

Die marginalen Parodontopathien sind Folge einer Gewebedestruktion durch bakterielle Stoffwechselprodukte, die sowohl auf direktem als auch auf indirektem Weg ablaufen kann. Die direkte Schädigung des Gewebes entsteht durch Toxine, Enzyme und andere mikrobielle Produkte. Indirekt kommt es zu einer Gewebeschädigung durch die bakteriellen Stoffwechselprodukte, die die Abwehrreaktionen des Gewebes überfordern und diese übermäßig anregen (Palenstein Helderman u. Hoogeveen 1976; Reggli 1990). Die Enzyme der Mikroorganismen und des Wirtsgewebes sind in der Lage die Interzellularspalten des Epithels so zu erweitern, daß andere pathogene, die Entzündung fördernde Substanzen, in das subepitheliale Bindegewebe eindringen können.

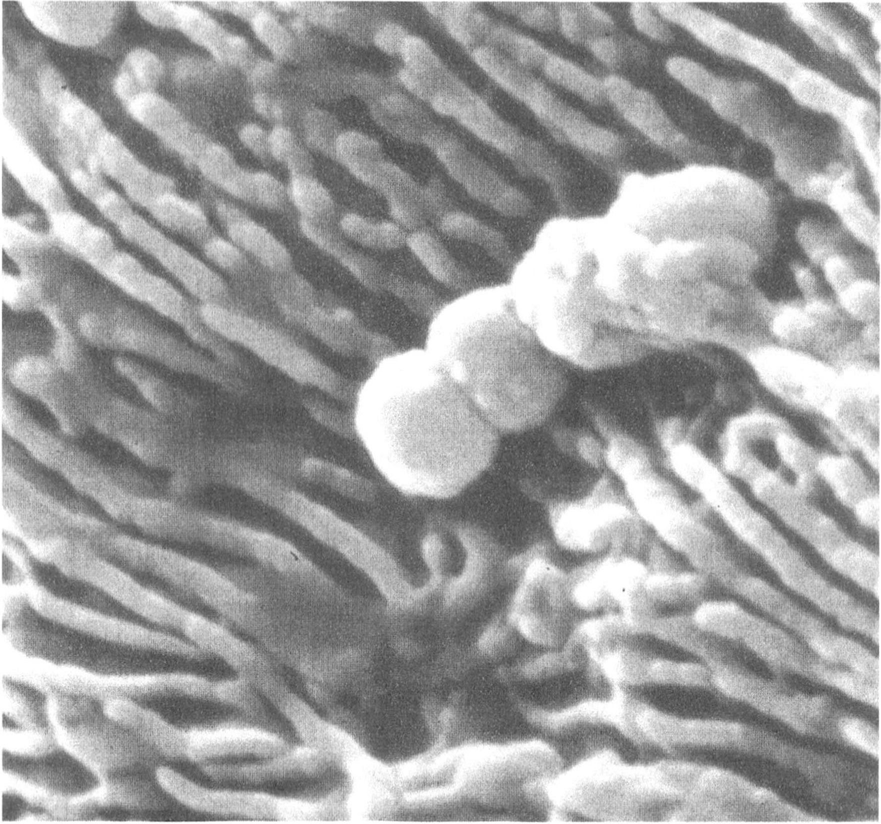

Abb. 34. Haftung der Bakterien an der Zellmembran des Gingivaepithels: Auf der Oberfläche der parakeratotisch verhornten Epithelzellen besteht ein gleichmäßig ausgebildetes Leistenmuster. Zwischen den Bakterien und der Zellmembran der Epithelzellen bestehen feine Adhärenzen. Rasterelektronenmikroskopische Aufnahme × 20 000

Außerdem sind einige bakterielle Stoffwechselprodukte in der Lage, die für eine funktionierende Abwehr bedeutsamen Immunglobuline ortsständig zu verändern.

Die Mikroorganismen der Plaque besitzen die Fähigkeit, Kollagen spaltende Enzyme wie Kollagenase, Hyaloronidase und Chondroitinsulfatase zu produzieren (SÖDERLING u. PAUNIO 1981). Diese Enzyme, die an dem Abbau der Kollagenfaserstruktur des Parodonts beteiligt sind, stammen z. T. aus Granulozyten und Makrophagen, die sich unter Wirkung der Entzündungsmediatoren im Reaktionsbereich ansammeln.

Bei entzündlichen Reaktionen im marginalen Parodontium sind nicht nur immunkompetente Zellen wie B- und T-Lymphozyten oder Granulozyten und Makrophagen beteiligt, sondern auch die ortsständigen Zellen bestimmen mit über die Persistenz der Entzündungreaktion.

Besonders auffallend erscheint die Anwesenheit von Makrophagen und Mastzellen im Epithel. Diese Zellen produzieren Prostaglandine, die in der Lage sind Suppressorzellen zu aktivieren. Eine erhöhte Aktivität von Monozyten, Makrophagen und Mastzellen kann einen Circulus vitiosus auslösen, in dem extrinsische Faktoren wie die Keimbesiedelung dann nur noch eine untergeordnete Rolle spielen (Löning et al. 1992).

5.1 Gingivitis

Alle akuten und chronischen Entzündungen der marginalen und interdentalen Gingiva werden unter der Bezeichnung „Gingivitis" zusammengefaßt (Page u. Schroeder 1977; Schroeder 1997; Lange 1996). Bei der systematischen Untersuchung der dabei auftretenden histologischen Veränderungen ist ein phasenhafter Verlauf der entzündlichen Reaktion zu erfassen (Lange 1996).

Initiale Läsion: 2–3 Tage nach Ausbildung einer mikrobiellen Plaque und Ausbreitung in den Sulcus bildet sich eine exsudativ-entzündliche Reaktion mit Exsudation von Flüssigkeit aus dem Sulcus, leukozytärer Infiltration, Serumprotein- und Fibrinabscheidungen, Alteration des Epithels und Verlust an perivaskulärem Kollagen (Abb. 35).

Frühe Läsion: 4–7 Tage nach Plaquebildung kommt es zu einer Verstärkung der exsudativ-entzündlichen Reaktion, zur Lymphozytenansammlung unter dem inneren Saumepithel, zu Veränderungen der ortsständigen Fibroblasten, zu einem Verlust an Kollagenfasern im supraalveolären Bindegewebe und zu verstärkter Proliferation der Basalzellen des inneren Saumepithels.

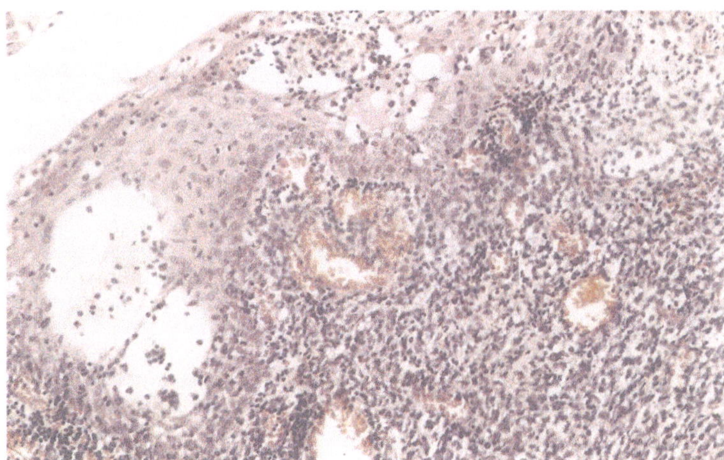

Abb. 35. Akute Gingivitis: Unter dem Gingivaepithel eine dichte Infiltration mit neutrophilen Granulozyten und einzelnen Lymphozyten. Das Epithel ist dicht von Granulozyten durchsetzt. Im Epithel ein unregelmäßig angeordnetes Ödem mit einer ausgeprägten Erweiterung der Interzellularspalten. HE × 40

36 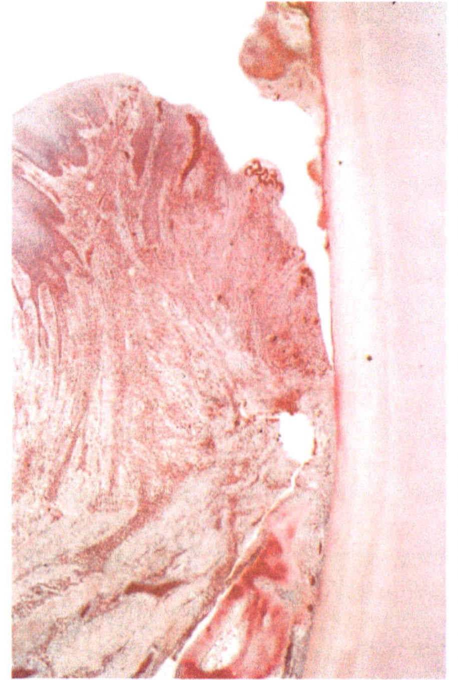

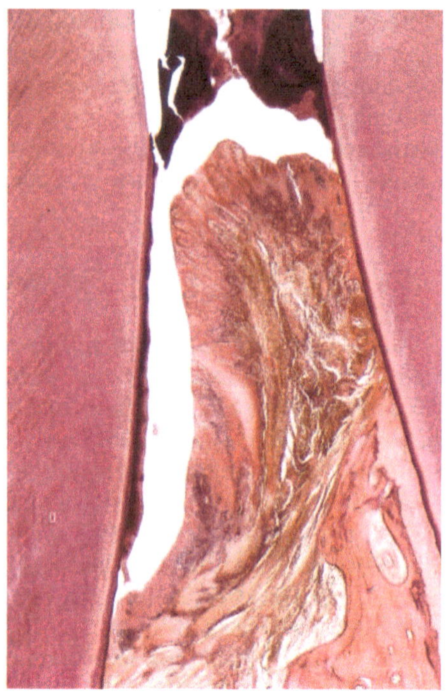 37

38 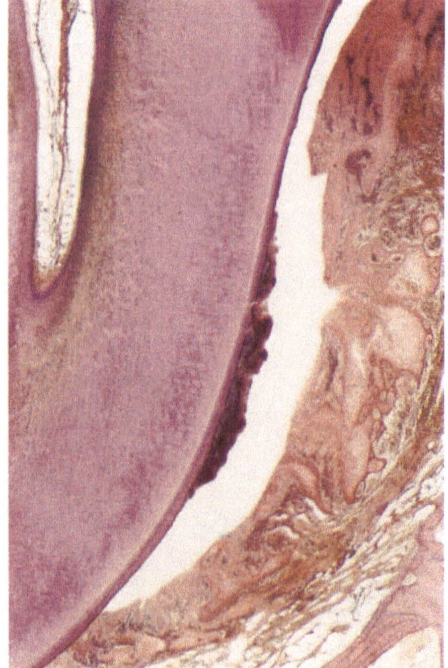

Abb. 36. Gingivitis mit Ablösung des inneren Saumepithels von der Zahnoberfläche und Bildung eines Sulcus. Im Bindegewebe eine ausgeprägte Hyperämie und dichte Infiltration mit Lymphozyten und Plasmazellen. HE × 10

Abb. 37. Fortgeschrittene Läsion mit Ausbildung einer tiefen Zahnfleischtasche. Dichte entzündliche Infiltration der Schleimhaut. Destruktion des Alveolarknochens und des Desmodonts. HE × 10

Abb. 38. Fortgeschrittene bis tief in den Wurzelbereich ausgedehnte Läsion mit weitgehender Zerstörung des Desmodonts und weitgehender Zerstörung des Knochens der Alveolarwand. Bis in die Tiefe des Sulkus ausgedehnte Plaque. HE × 10

Etablierte Läsion: Sie ist durch das vermehrte Auftreten von Plasmazellen im befallenen Bindegewebe ohne wesentliche Knochendestruktion gekennzeichnet.

Die entzündlich-exsudativen Vorgänge bestehen fort, es treten Plasmazellen auf. Eine nennenswerte Knochendestruktion fehlt. Weiterhin kommt es zum Auftreten von Immunglobulinen extravaskulär im Bindegewebe und im inneren Saumepithel, zum fortschreitenden Verlust an Kollagenfasern sowie zur Proliferation und Tiefenausdehnung der Gewebsanteile im Bereich des inneren Saumepithels mit Ausbildung einer Zahnfleischtasche (Abb. 36).

Fortgeschrittene Läsion: Sie ist durch Bildung von Zahnfleischtaschen, Ulzerationen, Exsudation, Destruktion des Alveolarfortsatzknochens und des Desmodontes, erhöhte Zahnbeweglichkeit und Zahnverlust gekennzeichnet.

Mikroskopisch sieht man ein Fortbestehen der exsudativ-entzündlichen Reaktion, ein Übergreifen auf den Alveolarfortsatz und das Desmodont (Abb. 37), ein Fortschreiten des Kollagenabbaus in der an das Taschenepithel angrenzenden Zone und eine Fibrosierung in entfernteren Bereichen sowie ein Auftreten von zytopathologisch veränderten Plasmazellen, eine Destruktion im Alveolarfortsatz und eine Fibrosierung des Knochenmarks (Abb. 38).

5.1.1 Akute Gingivitis

Die mikrobiellen Infektionen, systemische Faktoren, wie z. B. eine Änderung der allgemeinen Infektabwehrmechanismen, thermische und chemische Alterationen der Schleimhaut führen zu einer akuten Gingivitis. Dabei sind durch Plaque bedingte und nicht durch Plaque bedingte Entzündungen zu unterscheiden (Lange 1996).

5.1.1.1 *Akute nekrotisierende, ulzeröse Gingivitis (Plaut-Vincent-Gingivitis)*

Die akute nekrotisierende, ulzeröse Gingivitis (Plaut-Vincent-Gingivitis) (*a*cute *n*ecrotizing *u*lcerative *g*ingivitis = ANUG) beginnt mit Nekrosen in den Interdentalpapillen. Sie breiten sich in den freien und befestigten Anteilen der Gingiva aus. In fortgeschrittenen Stadien entstehen tiefe, kraterförmige Schleimhautdefekte mit einer Freilegung des Knochens und Entwicklung einer Gingivoparodontitis.

Die rasch progrediente, ulzeröse und nekrotisierende Entzündung entwickelt sich ausgehend von einer einfachen chronischen Gingivitis nach einer Besiedelung der Schleimhaut mit Spirochäten im Bereich des inneren Saumepithels der Interdentalpapillen. Die Bakterien dringen in die relativ weiten Interzellularspalten des Saumepithels ein und gelangen in das angrenzende Bindegewebe, wo sie eine heftige, exsudative, entzündliche Reaktion auslösen, die mit einer Zerstörung des inneren Saumepithels und tiefer Ulzeration einhergeht (Schroeder 1997).

Histologisch ist ein schichtweiser Aufbau der betroffenen Region zu beobachten. Die Oberfläche besteht aus Fibrin, das von Granulozyten durchsetzt ist.

Es enthält viele Bakterien wie Fusobakterium fusiforme/nucleatum, Prevotella intermedia, wenig Spirochäten, Kokken und Stäbchen. Es schließt sich eine Schicht aus neutrophilen Granulozyten und Makrophagen mit Spirochäten zwischen Fibrinabscheidungen an. Darunter liegt eine Nekrose mit einer Durchmischung des Zelldetritus mit Spirochäten, neutrophilen Granulozyten, Makrophagen und Fibrin. An der sich anschließenden Grenze zum erhaltenen Gewebe sind in den weiten Interzellularspalten des Saumepithels und im Bindegewebe Spirochäten angeordnet. In der Umgebung besteht eine dichte Infiltration mit Granulozyten, Lymphozyten und Plasmazellen.

Diese Form der Gingivitis wird häufig bei den Patienten mit einem Immundefekt, vor allem bei der HIV-Infektion beobachtet.

5.1.2 Gingivaabszeß

Die in den oberen Anteilen der Gingiva ausgebildete abszedierende Entzündung entwickelt sich meistens nach einer Schleimhautverletzung mit Eindringen von Fremdmaterial in das Bindegewebe. Am Rand der Einschmelzung bildet sich Granulationsgewebe.

5.2 Chronische Gingivitis

Die chronischen Entzündungen entstehen aus den akuten Formen und durchlaufen die beschriebenen Phasen von der initialen bis zur fortgeschrittenen Läsion. Die chronischen Gingivitiden können bei ihrer Entwicklung Beziehungen zu den Geschlechtshormonen zeigen. Sie können in der Pubertät, in der Schwangerschaft, nach oraler Einnahme von Kontrazeptiva und unter einer Therapie mit Kortikosteroiden akute Exazerbationen zeigen.

Bei der chronischen hyperplastischen Gingivitis steht eine ausgeprägte Granulationsgewebsbildung und Vermehrung des an Kollagenfasern reichen Bindegewebes der Gingiva im Vordergrund der Veränderungen, das einen großen Teil der Zahnoberflächen bedecken kann.

Chronische Entzündungen der marginalen Gingiva können durch eine Implantation von Fremdmaterial, vor allem durch die Einlagerung von Bestandteilen aus Amalgamfüllungen, ausgelöst werden (Abb. 39). Durch die unterschiedlich großen Fremdmaterialteilchen wird eine granulierende entzündliche Reaktion unterhalten, die mit einer unterschiedlich stark ausgeprägten Fibrosierung einhergeht (Abb. 40).

5.2.1 Chronische fibrosierende Gingivitis durch Medikamente

5.2.1.1 *Phenytoin*

Antikonvulsiv wirkende Medikamente wie das Phenytoin (Natrium-5,5-Diphenyldihydantoin) führen etwa 3–9 Monate nach Beginn der Therapie bei zerebralen Anfallsleiden in ca. 50% der Fälle zu einer von der Dosis der

39

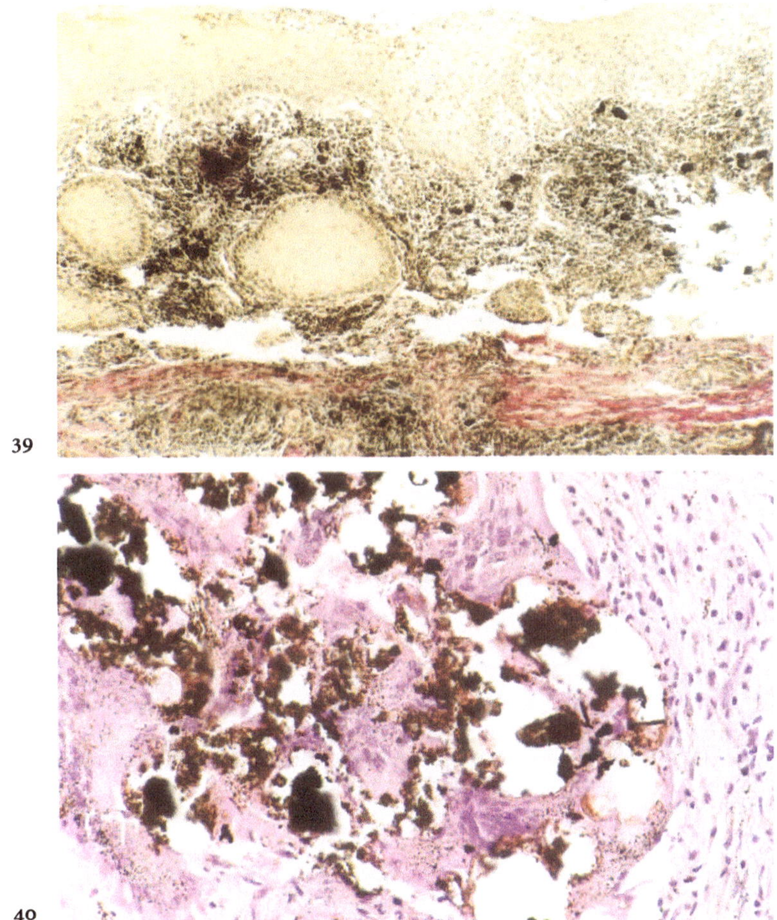

40

Abb. 39. Chronische Gingivitis im Bereich einer ausgeprägten Pigmentierung: Bei den dichten, granulären Einlagerungen in das Bindegewebe handelt es sich um Anteile von Amalgam, die bei der Entfernung von Amalgamfüllungen in die Schleimhaut eingebracht wurden. Es entwickelt sich eine entzündliche Reaktion mit unterschiedlich dichter Infiltration mit Lymphozyten, Plasmazellen und vielen Makrophagen, die in dichter Anordnung das Fremdmaterial enthalten. Es besteht eine unregelmäßige Bildung von Kollagenfasern. Van Gieson × 240

Abb. 40. Chronische Gingivitis im Bereich von Fremdmaterialeinlagerungen: In Makrophagen und frei im Bindegewebe angeordnete, teils granuläre und spießförmige Partikel. Sie sind in einer an Kollagenfasern reichen Bindegewebszone eingeschlossen. HE × 580

Medikation unabhängigen Verdickung der Gingiva. Ober- und Unterkiefer sind in gleichem Maße betroffen. Die Veränderung bildet sich vor allem an den anterioren Zähnen im vestibulären Bereich.

Es entwickelt sich eine ausgeprägte Fibrose (Abb. 41), die wahrscheinlich auf einer Selektionierung von Fibroblasten beruht, die vermehrt bindegewebige Grundsubstanz, vor allem Kollagen, bilden (Smith et al. 1983; Johnson et al. 1990).

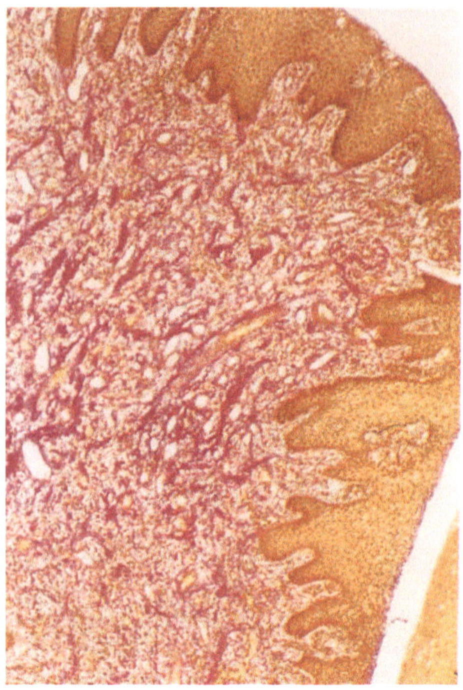

Abb. 41. Medikamentös bedingte hyperplastische Gingivitis: Auf der Oberfläche gleichmäßig geschichtetes Plattenepithel. Das stark verbreiterte Bindegewebe enthält in dichter und gleichmäßiger Anordnung Kollagenfasern. Es besteht eine gleichmäßige Vaskularisation. Nur vereinzelt finden sich Lymphozyten. Van Gieson × 80

5.2.1.2 *Ciclosporin*

Bei Patienten mit einer immunsuppressiven Therapie mit Ciclosporin nach Knochenmarks-, Herz-, Leber-, Lungen-, Nierentransplantation oder einer Langzeittherapie der rheumatischen Arthritis kann sich eine fibrosierende hyperoplastische Gingivitis entwickeln (Rateischak-Plüss et al. 1983; Wondimu et al. 1993). Patienten unter 20 Jahren reagieren häufiger mit dieser Gingivawucherung als ältere Patienten. Diese Form der Gingivitis kann durch zahnmedizinische prophylaktische Maßnahmen verhindert werden.

Am Gingivaepithel besteht histologisch eine Akanthose und Parakeratose. Im angrenzenden Bindegewebe enthält ein derbes Fasergerüst mit groben Kollagenfasern und nur wenig Entzündungszellen. Zum Zahn hin angeordnet sind plasmazellreiche Infiltrate mit Lymphozyten und Makrophagen ausgebildet.

5.2.1.3 *Nifedipin*

Das Nifedipin ist eine Substanz, die die Aufnahme von Kalzium in die Zelle blockiert und zur Therapie der Hypertonie verwendet wird. Bei etwa 30 % der mit diesem Medikament behandelten Patienten tritt eine von der Dosis unabhängige Hyperplasie der Gingiva auf (Barclay et al. 1992).

Es findet sich dabei eine knotige Verdickung der Gingiva mit derber Konsistenz und ausgeprägter Fibrose mit großen, aktivierten Fibroblasten. Das Gingivaepithel ist akanthotisch. Als Ursache für diesen Prozeß wird eine Aktivierung der Kollagenproduktion in den Fibroblasten und eine Verminderung des Kollagenabbaus durch Reduktion der Kollagenaseaktivität diskutiert (Tipton et al. 1994; Mc Kevitt u. Irwin 1995).

5.2.2 Hormonal beeinflußte chronische Gingivitis

Die durch die Zahnplaque ausgelöste und unterhaltene chronische Gingivitis kann in ihrer Ausprägung durch hormonale Einflüsse in der Pubertät, in der Schwangerschaft und durch die Einnahme oraler Antikonzeptiva modifiziert werden (Hugoson 1977; Sooriyamoothy u. Gower 1989).

Es entwickelt sich eine polypös-hyperplastische Entzündung mit einem Ödem und deutlich ausgeprägter Blutungsneigung. Nach Rückbildung der geänderten hormonalen Einflüsse und bei einer Beseitigung der Zahnplaque bildet sich die Entzündung wieder zurück. Für das Ausmaß der Entzündungsreaktion werden folgende Faktoren verantwortlich gemacht:

- Erhöhung der mitotischen Aktivität und Verhornungsneigung im Gingivaepithel durch Östrogen,
- Steigerung der Gefäßwandpermeabilität durch Progesteron,
- Erhöhte Neigung zur Ödementwicklung,
- Erhöhung der Hormonkonzentration im Exsudat der Gingivitis,
- „Pillengingivitis" vor allem bei unzureichender Zahnpflege und Einnahme von Präparaten mit hohem Progestingehalt.

5.3 Epulis

Unter dem Begriff „Epulis" werden knotenförmige, tumorartige Verdickungen der Gingiva zusammengefaßt (Abb. 42), die sich wahrscheinlich auf dem Boden einer marginalen Parodontitis entwickeln (Morgenroth et al. 1996). Die verschiedenen Formen der Epulis, die nach dem histologischen Aufbau zu unterscheiden sind, werden als einzelne eigenständige Veränderungen aufgefaßt (Schroeder 1997) oder auch als umschriebene granulierende, fibröse und riesenzellhaltige Hyperplasien der Mundschleimhaut bezeichnet (Anneroth u. Sigurdson 1983; Pindborg 1987).

5.3.1 Epulis granulomatosa

Die knotenförmige, bis dunkelrote, weiche, leicht blutende, halbkugelige, runde bis ovale Veränderung sitzt auf der Gingiva am Zahnfleischrand. Sie besteht histologisch aus kapillarreichem Bindegewebe mit dicht angeordneten

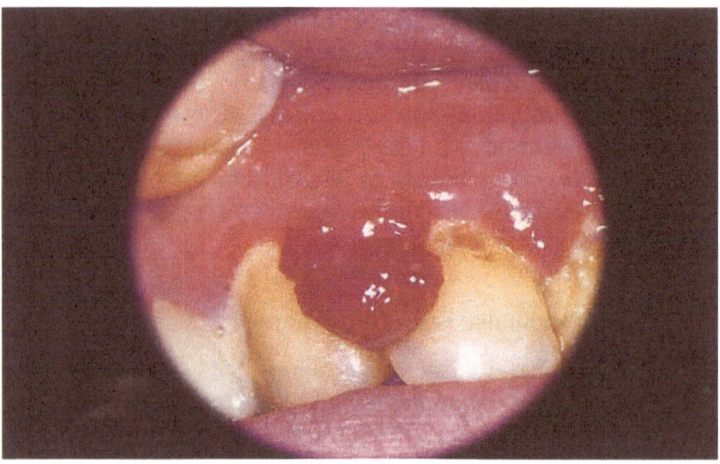

Abb. 42. Epulis: Knotenförmige Verdickung der Gingiva, die die Zahnkronen überdeckt. An den benachbarten Kronen eine deutliche Plaquebildung

Lymphozyten, relativ vielen Plasmazellen, Granulozyten und Makrophagen. Am Rand und in den basalen Abschnitten ist eine ausgeprägte Neubildung von Kollagenfasern ausgebildet. Auf der Oberfläche ist gleichmäßig geschichtetes Plattenepithel angeordnet.

Bei mangelnder Mundhygiene kann die Veränderung unter dem Einfluß der Sexualhormone, vor allem des Follikelhormons in der Schwangerschaft (Schwangerschaftsepulis) auftreten. Nach Beendigung der Schwangerschaft bildet sie sich im Verlauf von mehreren Monaten spontan wieder zurück.

5.3.2 Epulis fibromatosa *(oder fibrosa, fibröse Hyperplasie)*

Die derbe, knotige, blasse und rosafarbene Veränderung der Gingiva kann spontan entstehen oder sich aus einer Epulis granulomatosa sekundär entwickeln. Sie besteht aus kollagenfaserreichem Bindegewebe. Die Kollagenfasern sind in groben Bündeln angeordnet, die eine gleichmäßige Durchflechtung zeigen. Dazwischen liegen schmale Blutgefäße. Auf der Oberfläche ist gleichmäßig breites Plattenepithel ausgebildet.

5.3.3 Riesenzellepulis, peripheres Riesenzellgranulom *(Epulis gigantocellularis)*

Die Riesenzellepulis ist bei Frauen häufiger als bei Männern und kommt besonders im Kindesalter und im mittleren Lebensalter vor. Sie findet sich häufiger im Unterkiefer als im Oberkiefer. Ihr Durchmesser schwankt zwischen 2–40 mm (Schroeder 1997).

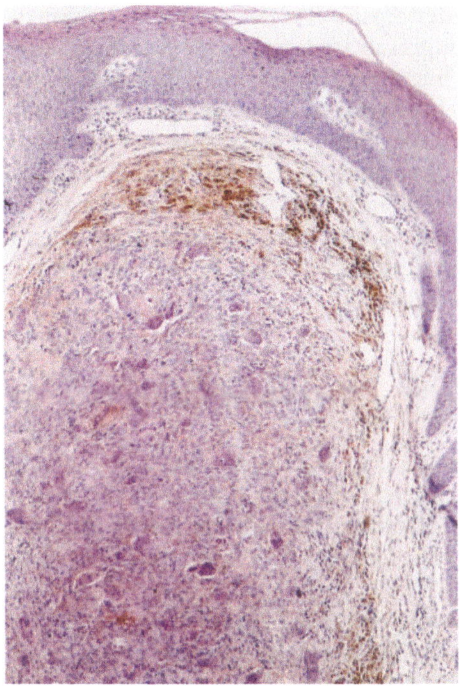

Abb. 43. Riesenzellepulis, peripheres Riesenzellgranulom: auf der Oberfläche das erhaltene Plattenepithel der Gingiva. In der Tiefe eine Wucherung spindeliger Zellen mit unregelmäßig verteilten vielkernigen Riesenzellen. Am Rand der Wucherung einige Makrophagen, die mit Hämosiderin beladen sind. HE × 80

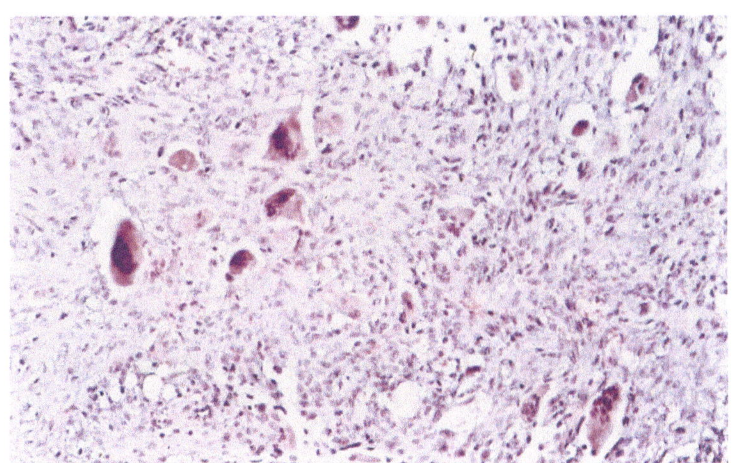

Abb. 44. Riesenzellepulis: An unterschiedlich weiten Kapillaren liegen sehr große Riesenzellen, die eine große Anzahl an Zellkernen enthalten. Dazwischen eine Wucherung aus spindeligen Zellen, die gleichmäßig große Zellkerne aufweisen. HE × 180

Die knotige, an der Basis zumeist unscharf begrenzte Veränderung der Gingiva verhält sich aggressiv und entwickelt sich in das angrenzende Knochengewebe. Sie besteht histologisch aus einer Wucherung von Fibroblasten, die eine fischzugartige Anordnung zeigen. Die Wucherung ist reich an Kapillaren (Abb. 43). Den Kapillaren anliegend sind in gleichmäßiger Verteilung bizarr geformte, vielkernige Riesenzellen ausgebildet, die bis zu 30 Zellkerne enthalten und eine girlandenförmige Einbuchtung der Zellgrenzen aufweisen (Abb. 44). Die bereits bei der makroskopischen Beurteilung auffallende braune Farbe der Schnittfläche entsteht durch die häufig in der Randzone betont ausgeprägte Ablagerung von Hämosiderin.

5.4 Parodontitis

Die Parodontitis ist als Erkrankung des gesamten Zahnhalteapparates aufzufassen, bei der es zu einem Abbau der gesamten Verankerung des Zahnes, des Wurzelzementes, der Struktur der Kollagenfasern und des Alveolarknochens kommt (Page u. Schroeder 1982). Die Parodontitis entwickelt sich als Folge der Gingivitis.

Die Parodontitis verläuft schubweise mit akuten Exazerbationen in einem chronisch-schleichenden Prozeß. Der progrediente Verlauf führt nach einer Zahnlockerung zum weitgehenden Abbau des Desmodontes und zum Zahnverlust (Rateischak et al. 1978).

Parodontitis marginalis superficialis: Marginale Parodontitis mit Bildung supraalveolärer Zahnfleischtaschen.

Parodontitis marginalis profunda: Entzündung des gesamten Parodontium mit einer Beteiligung des Alveolarknochens und Bildung infraalveolärer Taschen (Knochentaschen).

Die Einteilung der Parodontitiden nach Page u. Schroeder (1976):

1. a) Präpubertäre, juvenile Parodontitis
   b) Juvenile Parodontitis
   c) Rapid progressive Parodontitis
   d) Parodontitis bei Erwachsenen

2. a) Parodontitis bei Erwachsenen
   b) Früh einsetzende Parodontitiden
      Präpubertäre
      Juvenile
      Rapid-progressive
   c) Parodontitiden assoziiert mit systemischen Erkrankungen
   d) Nekrotisierende, ulzerierende Parodontitis
   e) Refraktäre Parodontitis

5.4.1 Apikale Parodontitis

Eine nach einer Pulpanekrose durch den Wurzelkanal erfolgte Infektion, selten auch hämatogene Infektionen der periapikalen Region führen zu einer entzündlichen Reaktion des Desmodont und des Knochenmarks und zu einer umschriebenen Osteomyelitis. Auch die zur Behandlung der Pulpitis ausgeführten Maßnahmen können die Ursache für eine periapikale Parodontitis bilden (Dahlen u. Möller 1992).

5.4.1.1 *Akute apikale Parodontitis*

Die primäre akute apikale Parodontitis entsteht durch direktes Übergreifen einer eitrigen Pulpitis auf das periapikale Gewebe (häufiger als Folge einer Pulpagangrän) und bleibt klinisch symptomlos. Die Erreger sind Staphylokokken, Streptokokken, Kolibakterien, Pneumokokken, Pyozeaneus und verschiedene Anaerobier der Mundflora. Überwiegend werden Mischinfektionen beobachtet.

Die exsudative entzündliche Reaktion geht mit den typischen Veränderungen wie einer Hyperämie und mit einer seröser Durchtränkung des periapikalen Bindegewebes einher, zunächst im Desmodont, dann entwickelt sich auch im Knochenmark eine granulozytäre Infiltration und eine Gewebseinschmelzung mit osteoklastischem Knochenabbau (Abb. 45).

Die Virulenz der Bakterien und Reaktionsbereischaft des parodontalen Gewebes sind für den Grad der granulozytären Reaktion und das Ausmaß der Gewebseinschmelzung maßgebend. Nach dem histologischen Bild sind phlegmonöse und abszedierende Ausbreitungsformen der Entzündung zu unterscheiden. Bei der abszedierenden Reaktionsform bildet sich eine Abgrenzung

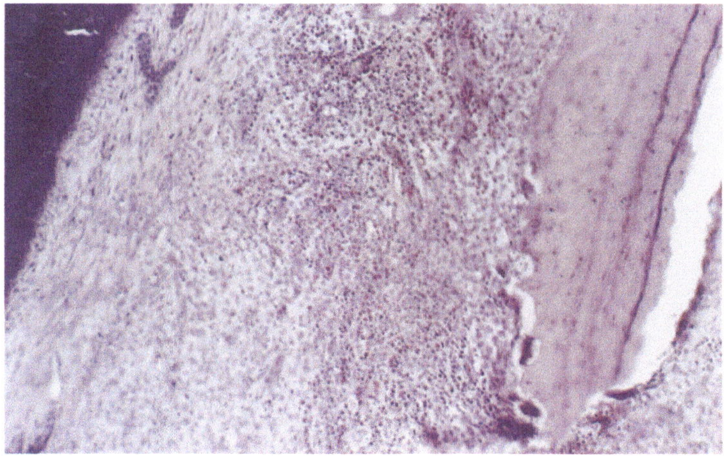

Abb. 45. Akute apikale Parodontitis: Im periapikalen Bindegewebe eine dichte granulozytäre Infiltration im Bereich einer Einschmelzung. In der Umgebung eine Aktivierung der Osteoklasten mit beginnendem Knochenabbau. HE × 80

durch eine proliferative Reaktion des umgebenden Bindegewebes. Bei der phlegmonösen Ausbreitungsform tritt eine diffuse Durchsetzung des Gewebes mit Granulozyten auf.

5.4.1.2 *Periapikaler Abszeß*

Die mit einer Gewebseinschmelzung einhergehende, eitrige Entzündung beruht auf einer Mischinfektion mit α-hämolysierenden Streptokokken, Porphyromonas endodontalis, Prevotella intermedia kombiniert mit Peptostreptokokken, Fusobakterium nucleatum und anderen (Dahlen u. Möller 1992). Im Gebiet der Einschmelzung herrschen Knochenabbauvorgänge vor. Die osteoblastische Aktivität fehlt vollständig.

Die Veränderung besteht zunächst aus einer im Bereich der Wurzelspitze ausgebildeten Nekrose, die dicht von Granulozyten und einzelnen Makrophagen durchsetzt ist und eine nur unscharfe Begrenzung zur Umgebung aufweist (Abb. 46). In den fortgeschrittenen Stadien entwickelt sich eine Abgrenzung durch Granulationsgewebe. Dabei ist ein schichtweiser Aufbau zu beobachten. Die innen angeordnete Nekrose wird von einer Resorptionszone umgeben, in der die Auflösung des nekrotischen Gewebes unter Mitwirkung von Granulo-

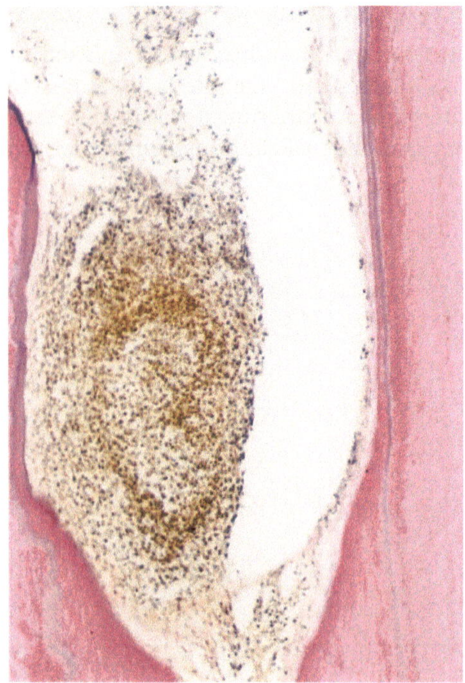

Abb. 46. Periapikaler Abszeß: Begrenzte Einschmelzung im periapikalen Bindegewebe mit dichter Durchsetzung mit neutrophilen Granulozyten. Geringer Abbau des Zementes der benachbarten Zahnwurzel. HE × 80

zyten und Makrophagen erfolgt. Es schließt sich die Zone der Bindegewebsneubildung mit deutlicher Fibroblastenproliferation und Kapillarsprossung an. Nach außen besteht eine Abriegelung durch ausgereiftes Bindegewebe mit geringem Zellgehalt und hohem Anteil an Kollagenfasern.

5.4.1.3 *Chronische apikale Parodontitis*

Die chronische apikale Parodontitis entsteht klinisch unbemerkt im Anschluß an eine Pulpengangrän oder nach einer primär akuten apikalen Parodontitis, wahrscheinlich ausgehend von einer akuten, nicht abszedierenden Entzündung, die mit einem Knochenabbau verbunden ist.

Leicht versetzt zum Eingang des Wurzelkanals besteht in einem lockeren Gerüst aus Kollagenfasern ein Infiltrat aus Lymphozyten und Plasmazellen mit unterschiedlich großen Ansammlungen aus Makrophagen, die zum Teil ein vakuoliges Zytoplasma aufweisen (sogen. Schaumzellen) (Abb. 47). Diese Zone enthält Immunglobuline wie Ig G, Ig M, selten Ig M und vereinzelt Ig E und Ig D (SCHROEDER 1997).

Im periapikalen Raum bildet sich ein mehr oder weniger gefäßreiches Granulationsgewebe, das je nach Verlauf der Entzündung von faserreichem, gefäßarmen Bindegewebe umgeben oder ganz ersetzt wird (Abb. 48). Der periapikale Knochen wird dabei allmählich durch Osteoklasten abgebaut. Dieser abgegrenzte Komplex aus Granulationsgewebe wird auch als „Granulom" bezeichnet, obwohl dieser Begriff für das typisch aufgebaute knötchenförmige Granulationsgewebe bei der granulomatösen Entzündung reserviert ist.

Dieses periapikale „Granulom" kann auf den Desmodontspalt begrenzt sein oder allmählich an Größe zunehmen. Bei schleichendem Verlauf der Entzün-

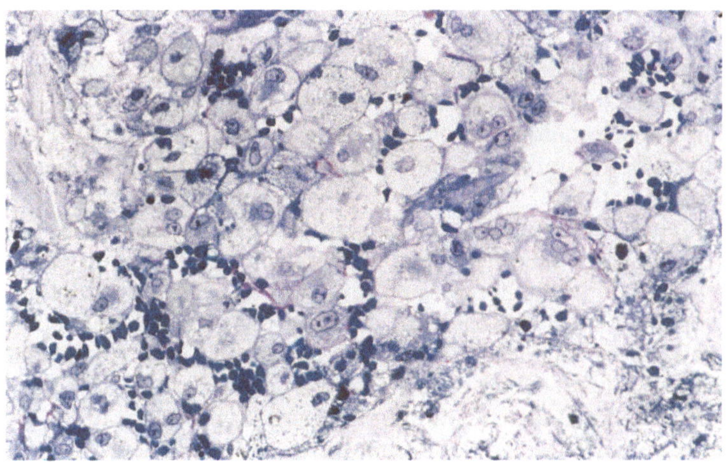

Abb. 47. Granulationsgewebe am Rand eines periapikalen Abszesses: Zwischen neugebildeten Kapillaren viele Makrophagen mit vakuoligem Zytoplasma (Schaumzellen). Semidünnschnitt. Basisches Fuchsin u. Methylenblau × 620

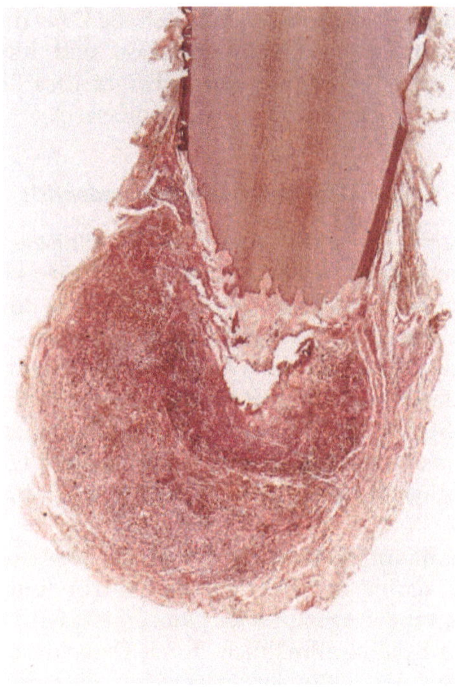

Abb. 48. Chronische apikale Parodontitis mit deutlich ausgeprägter Resorption der Wurzelspitze: An der Wurzelspitze ein durch eine an Kollagenfasern reiche Bindegewebszone abgegrenzter Komplex aus zellreichem Granulationsgewebe. HE × 10

dung kann das „Granulom“ durch reaktiven Knochenanbau mit verstärkter Einlagerung von Kalksalzen mit einer kompaktaähnlichen Knochenschicht umgeben werden.

Erreicht das Granulationsgewebe im Desmodontalspalt verbliebene Malassez-Epithelreste, dann kann sich durch deren reaktive Proliferation ein epithelführendes Granulom oder eine radikuläre Zyste (s. Kap. 6.2.) ausbilden. In etwa 20–40% der apikalen Granulome sind Anteile von Plattenepithel enthalten (Nair et al. 1996).

Bei dem epithelführenden Granulom ist im Zentrum Epithel aus schmalen, netzförmig verzweigten Epithelzügen angeordnet. Die einzelnen Epithelzellen haben ein helles, lockeres Zytoplasma und sind nur schwer abzugrenzen und von Makrophagen zu unterscheiden. Zwischen den Epithelsträngen und den häufig arkadenartig angeordneten und aufgezweigten Epithelfortsätzen liegt in unmittelbarer Nachbarschaft das Granulationsgewebe.

Selten kann beim apikalen Granulom die sog. „giant cell hyalin angiopathy“ beobachtet werden (Dunlap u. Barker 1977). Es finden sich rundzellige entzündliche Infiltrate, histiozytäre mehrkernige Riesenzellen vom Fremdkörpertyp und ringförmige Strukturen aus eosinophilem Material, das wie Hyalin aussieht (Abb. 49). Dazwischen können Fremdmaterialablagerungen nachgewiesen

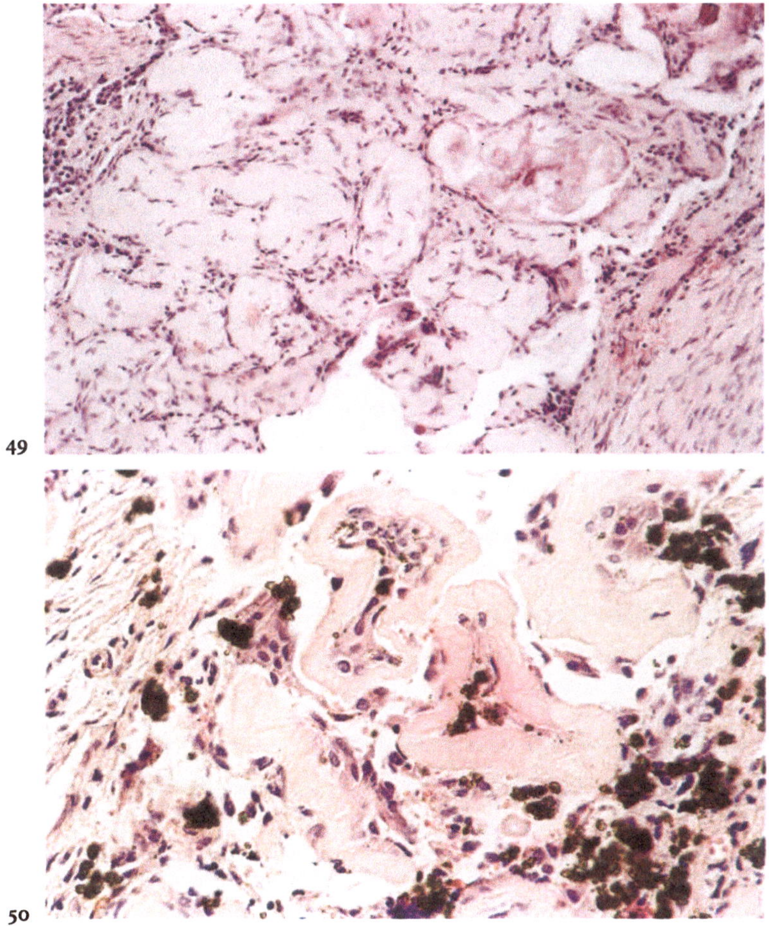

Abb. 49. Ringförmig angeordnetes, eosinophiles hyalines Material (hyaline Körperchen) mit dazwischen liegenden Riesenzellen vom Fremdkörpertyp sowie lockerem lymphoplasmazellulären, entzündlichen Infiltrat im Bereich einer chronischen apikalen Parodontitis. HE × 220

Abb. 50. Hyaline Körperchen in der Wand einer radikulären Zyste mit Fremdmaterialablagerungen und dazwischen liegenden mehrkernigen Riesenzellen vom Fremdkörpertyp und körniges, opakes Fremdmaterial. HE × 620

werden (Abb. 50, 51,52). Es wird angenommen, daß in der frühen Phase der Entstehung dieser Veränderung eine akute Vaskulitis mit Verdickung und Hyalinisierung der Gefäßwand vorliegt (Dunlap u. Barker 1977). Chen et al. (1981) meinen, daß diese hyaline Körper endogenen Ursprungs sind. Immunhistochemisch konnte unter Anwendung der monoklonalen Antikörper CD 31 (Klon JC/70A), CD 34 (Klon QBEND/10) und Thrombomodulin (Klon 1009) eine Markierung von Endothelzellen im Bereich der hyalinen Körperchen nicht nachgewiesen werden (Philippou u. Morgenroth, nicht publizierte Daten), so daß

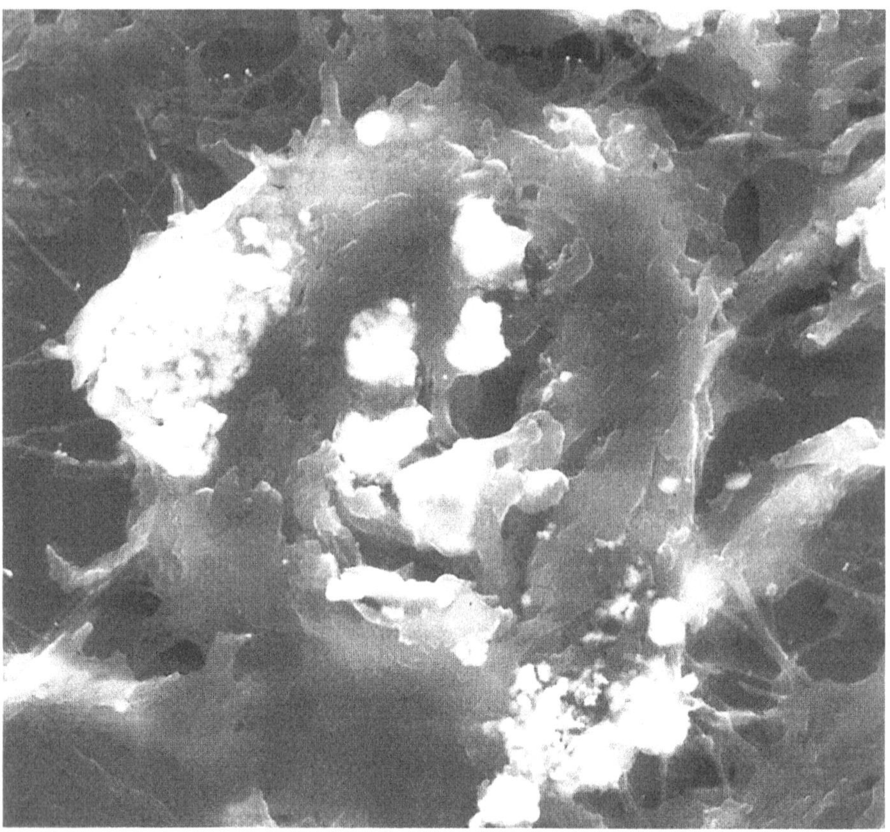

Abb. 51. Teils amorphe, teils kugelige Fremdmaterialablagerungen in und am Rand eines hyalinen Körperchens in der Wand einer radikulären Zyste. Rasterelektronenmikroskopische Aufnahme. Histologischer Schnitt. × 1500

die These der endogenen Entstehung der hyalinen Körperchen zu unterstützen ist. Es ist davon auszugehen, daß auch die im Granulationsgewebe und in der Zystenwand nachweisbaren hyalinen Körperchen ein Produkt des odontogenen Epithels sind (PHILIPPOU et al. 1990). Die „giant cell hyalin angiopathy" kann auch im Bereich von Granulomen bei zahnlosen Kiefer, in nasopalatinalen Zysten und bei chronischer Periostitis beobachtet werden. Auch in der Wand von odontogenen Zysten haben wir die giant cell „hyalin angiopathy" diagnostizieren können (Abb. 53).

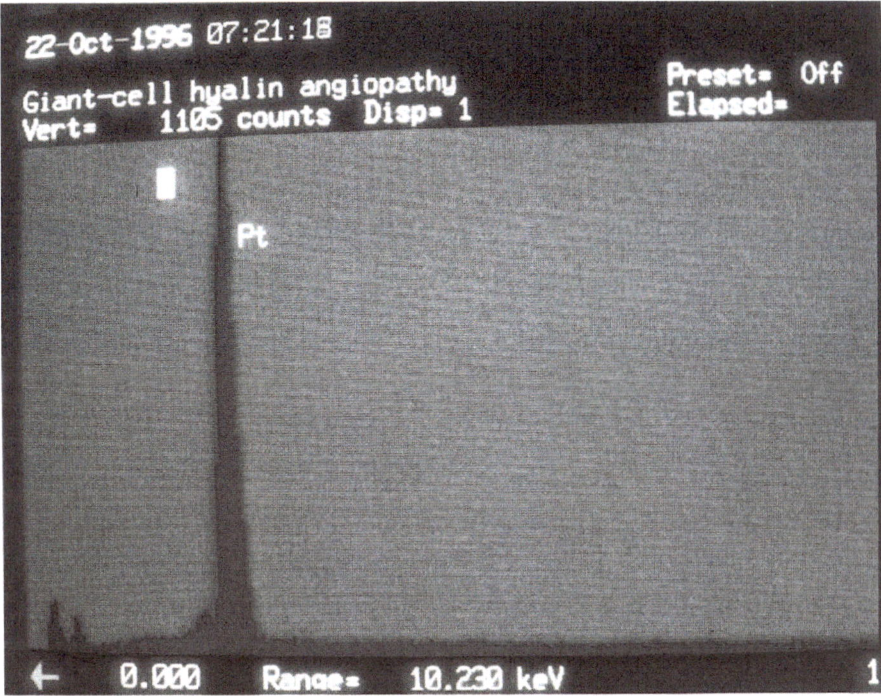

Abb. 52. Energiedispersives Röntgenmikroanalyse-Spektrum des Fremdmaterials aus Abb. 51 mit Nachweis vom Palladium, wahrscheinlich aus einer Zahnwurzelfüllung stammend

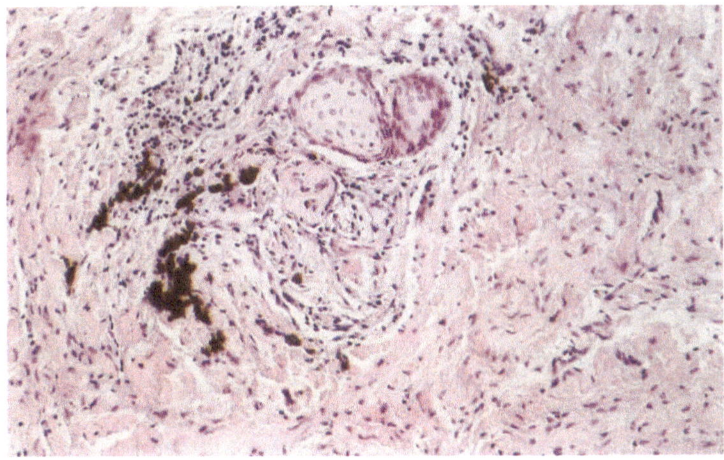

Abb. 53. Hyalines Körperchen in der Wand einer radikulären Zyste. Im hyalinen Körperchen und daneben schwarze Fremdmaterialablagerungen. In der Nähe des hyalinen Körperchens angeschnittene Anteile der plattenepithelialen Zystenauskleidung. HE $\times$ 180

6 Odontogene Zysten

Die zystischen Veränderungen im Kiefer- und Gesichtsbereich gehören nach der Karies und den Parodontopathien zu den häufigsten Erkrankungen dieser Region. Die klinische Differentialdiagnose kann durch die bildgebenden Verfahren mit relativ großer Sicherheit gestellt werden. Die Entwicklung der Veränderung ist streng an die topographischen Verhältnisse der verschiedenen Gewebsformationen der Region gebunden, so daß vergleichbare Veränderungen in keiner anderen Körperregion vorkommen (Ten Cate 1972).

Systematische Untersuchungen zur Pathogenese der Zysten haben gezeigt, daß sie sich am häufigsten als Folge und aus Resten der komplizierten embryonalen Entwicklung der Zähne und der Kieferregion ableiten lassen. Bei der histomorphologischen Aufarbeitung ergibt sich, daß die Epithelkomponente der Zystenwand ein breites Spektrum der Differenzierung aufweisen kann, das wahrscheinlich auch das besondere Wachstumsverhalten der Zysten erklärt. Das klinische Verhalten der einzelnen Zystenbildung kann unterschiedlich sein.

Für die exakte Beurteilung des klinischen Verhaltens, vor allem für die Prognose der einzelnen Veränderung und die Abgrenzung zu den zystischen Kiefergeschwülsten ist die histomorphologische Untersuchung der Zystenwand eine unverzichtbare Voraussetzung.

6.1 Definition und Einteilung

Zysten sind Hohlraumbildungen unterschiedlicher Ätiologie, die innen eine Epithelauskleidung aufweisen und die mit flüssigen oder halbflüssigen Substanzen gefüllt sind. Fehlt die epitheliale Auskleidung, müssen die Hohlraumbildungen als „Pseudozysten“ bezeichnet werden. Die Zysten können im Kieferknochen, am Alveolarfortsatz und in den Weichteilen der Gesichtsregion liegen. Sie sind durch ein langsames, expansives Wachstum ausgezeichnet und können Auftreibungen des Knochens und der Weichteile hervorrufen.

Die Einteilung der Zysten wird nach der Topographie der Hohlraumbildung und nach der histomorphologischen Differenzierung der Epithelauskleidung vorgenommen. Der Zystenwandaufbau wird dabei wesentlich von der Wechselbeziehung zwischen entzündlicher Reaktion und Epithelproliferation bestimmt.

6.2 Allgemeine Gesichtspunkte der Zystenentwicklung

Die Zystenentwicklung ist an die Anwesenheit von Epithel in der subepithelialen Bindegewebszone der Mundschleimhaut und im Parodontium sowie an einen Reiz gebunden, der die Proliferation des Epithels anregt. Der überwiegende Teil der Zysten entwickelt sich in Regionen, in denen aus der embryonalen Entwicklung der Zähne und der Gesichtsfortsätze Epithelreste persistieren (Abb. 54). Bei den Primordialzysten wird eine primäre Entwicklungsstörung der Zahnleiste angenommen.

Elektronenmikroskopische Befunde sprechen dafür, daß die embryonale Differenzierung des Epithels bis weit in das Erwachsenenalter erhalten bleibt und dadurch das Epithel eine hohe proliferative Aktivität und eine variable Differenzierung aufweisen kann (MORGENROTH u. MORGENROTH 1966; FRIEDLANDER et al. 1978; Abb. 55). Die Wechselbeziehung zwischen ortsständiger entzündlicher Reaktion und Epithelproliferation ist für die Entwicklung der Zysten von entscheidender Bedeutung. Die Entzündung kann dabei primäre, auslösende Ursache wie bei der Entstehung der entzündungsbedingten Zyste oder eine sekundäre Veränderung darstellen wie bei den dysontogenetischen Zysten. Die über dem Wurzelkanal in das Parodontium der spitzennahen Wurzelanteile fortgeleitete Entzündung ist dabei die häufigste Ursache für die Zystenbildung.

Die enge Beziehung zwischen Entzündung und Epithelproliferation beruht wahrscheinlich darauf, daß im Ablauf der entzündlichen Reaktion Wachstumsfaktoren entstehen und freigesetzt werden, die besonders bei der Granulationsgewebsbildung auch im Zuge der Wundheilung beobachtet werden können. Diese gelangen aus der periapikalen abszedierenden Parodontitis durch Diffusion in

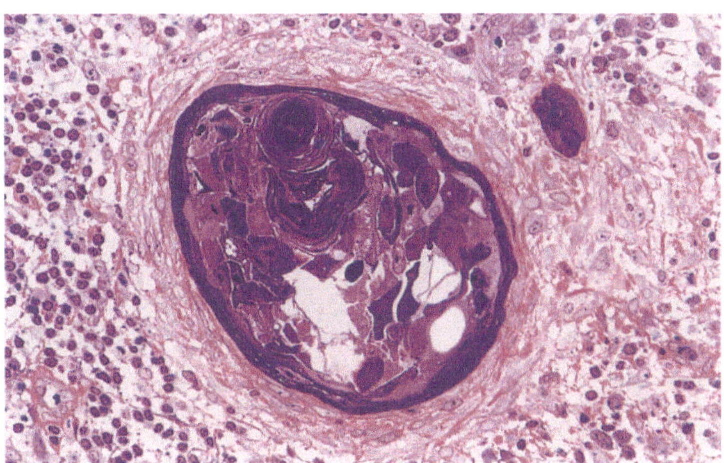

Abb. 54. Mallassez-Epithelrest im peridontalen Bindegewebe: Von einer lockeren Bindegewebszone abgegrenztes Plattenepithel aus etwas unterschiedlich großen Epithelzellen mit wechselnd weiten Interzellularspalten. Die Basalzellen sind flach. Semidünnschnitt. Basisches Fuchsin u. Methylenblau × 480

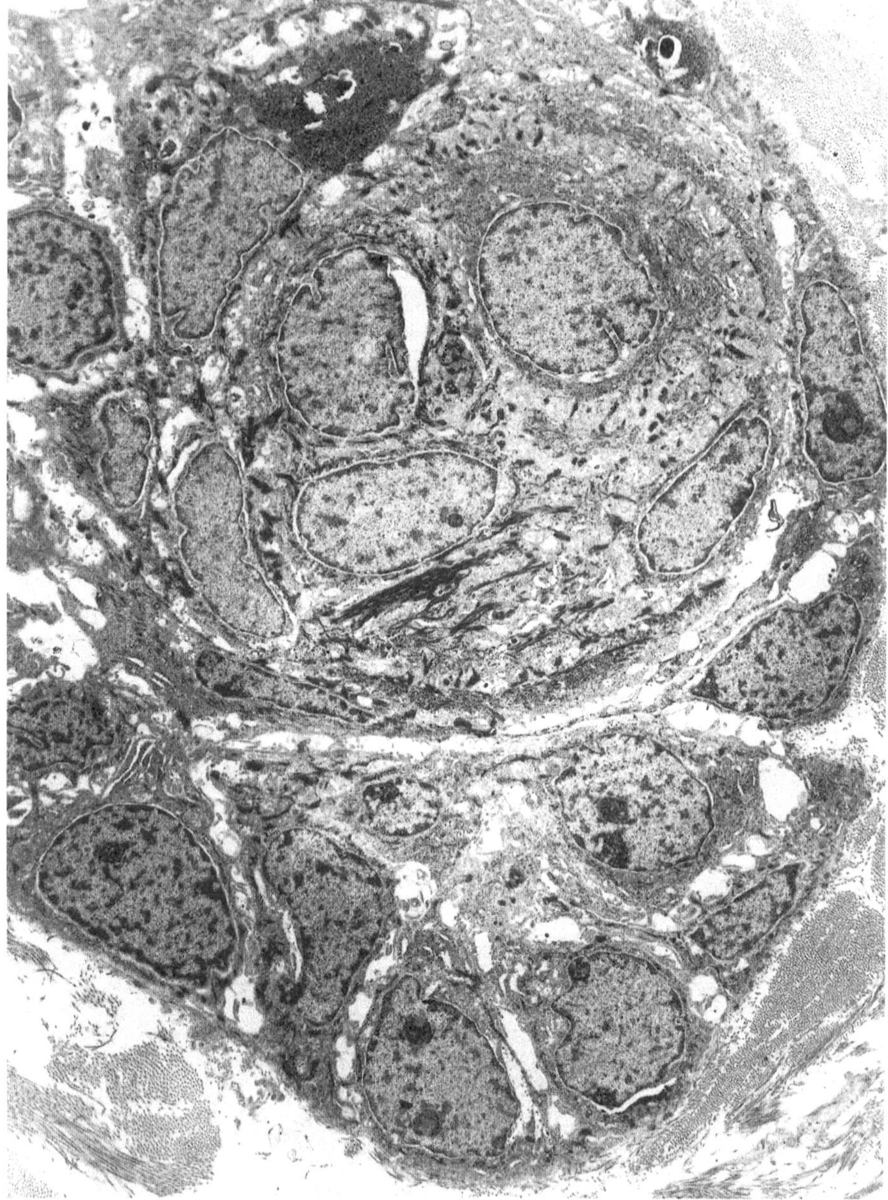

Abb. 55. Ultrastruktur der zytoplasmatischen Differenzierung der Plattenepithelzellen in einem Mallassez-Epithelrest: Unterschiedlich weite Interzellularspalten mit schmalen Interzellularbrücken. Gleichmäßig verteilte Tonofibrillen, die in die Interzellularbrücken verlaufen und an den Desmosomen ansetzen. Transmissionselektronenmikroskopische Aufnahme × 3200

das umgebende Bindegewebe und erreichen hier die in dieser Zone sehr häufig angeordneten, aus der Zahnentwicklung persistierenden Epithelkomplexe.

Für die Entwicklung der radikulären Zysten z. B. ist die Bildung von Granulationsgewebe eine entscheidende Voraussetzung. Es bildet sich als Folge eine abszedierenden Entzündung, die durch eine Verschleppung von Bakterien über den Wurzelkanal in das parodontale Bindegewebe ausgelöst wird. In der fortgeschrittenen Phase dieser Form der entzündlichen Reaktion wird die zentral ausgebildete Gewebseinschmelzung durch Granulationsgewebsbildung gegen die Umgebung abgeriegelt. Sie ist Ausdruck einer reparativen chronischen, protrahiert verlaufenden Reaktion, bei der die Agenzien, die für die akute Phase verantwortlich sind neutralisiert werden, und der eingetretene Gewebsschaden nur langsam repariert werden kann.

Zwischen dem Grad und der Aktivität der entzündlichen Reaktion und der Höhe des Epithels ist keine Korrelation herzustellen (SHEAR 1964). Es wird angenommen, daß die Epitheldicke vom Grad der Epitheldesquamation abhängig ist. Die Zysten zeigen ein langsames, expansives Wachstum, das jedoch im Gegensatz zu den Neoplasien vom Grad der Epithelproliferation unabhängig abläuft. Es muß daher angenommen werden, daß andere Wachstumsfaktoren für die Größenzunahme der Zysten verantwortlich sind. Die Zyste wächst durch eine osmotische Drucksteigerung im Zysteninnern (KLAMMT u. STOSIEK 1973). Aus zerfallenden Erythrozyten, Granulozyten, abgeschilferten Epithelzellen und durch die Freisetzung von Stoffwechselprodukten in die Zystenlichtung entsteht eine Masse aus osmotisch aktiven Molekülen, die einen Flüssigkeitseinstrom aus der Zystenumgebung in den Hohlraum bedingen. Der Zystenbalg mit der epithelialen Basallamelle wirkt dabei als semipermeable Membran (BECKER u. MORGENROTH 1986). Bei einer Porengröße von ca. 40 Å können Moleküle bis zu einem Molekulargewicht von 80 000 diese Membran passieren. Die weitmaschige Grundstruktur des Epithels begünstigt den Flüssigkeitseinstrom. Der durch das osmotische Gefälle bedingte Flüssigkeitseinstrom in das Zystenlumen führt zu einer kontinuierlichen Drucksteigerung, die als Ursache für das gleichmäßige, häufig auch in Schüben nach allen Seiten erfolgende expansive Wachstum der Zysten angesehen wird. Die hydrostatisch bedingte Zystenexpansion ist eine Ursache für die Aktivierung der Osteoblasten und Osteoklasten in dem umgebenden Knochengewebe. Bei diesen Umbauvorgängen überwiegt die Aktivität der Osteoklasten und der Knochenabbau, so daß eine zunehmende Ausdehnung der Zyste im Knochengewebe möglich wird.

6.3 Klinik der Zysten

Zysten im Kiefer-Gesichts-Bereich sind in ihrer Symptomatik klinisch erst dann auffällig, wenn sie durch eine routinemäßige radiologische Untersuchung nachgewiesen werden oder wenn sie superinfiziert sind und dadurch akute inflammatorische Erscheinungen zeigen. In seltenen Fällen haben Zysten eine derartige Ausdehnung angenommen, daß sie durch Auftreibung von Kieferknochenanteilen, vornehmlich im Unterkieferbereich auffallen oder sogar aufgrund der Schwächung des Unterkieferkörpers eine Spontanfraktur mit einer entsprechenden klinischen Auffälligkeit bedingen. Eine Auftreibung des Kiefers mit einer Asymmetrie des Gesichtes spricht für großvolumige Zystenbildung.

Die Spontanfraktur bei lang sich entwickelnden Zystenprozessen ist eine Erscheinung, die immer wieder beschrieben wird. Schmerzen beim normalen Kauakt und Zubiß mit einem Frakturgeräusch und Okklusionsstörungen werden dabei vom Patienten wahrgenommen.

Die klinische Diagnostik der zystischen Kieferläsionen stützt sich vornehmlich auf die radiologischen Untersuchungsmethoden. In der Mehrzahl der Fälle werden die Zysten als Zufallsbefund bei einer Röntgenuntersuchung des Kiefers aufgedeckt. Die Hohlraumbildungen können vor allem mit Panoramaschichtaufnahmen dargestellt werden.

6.4 Klassifikation

Die Zysten des Kiefer- und Gesichtsbereiches können in Knochen-Kieferzysten und Weichteilzysten unterschieden werden. Dabei können odontogene und nicht odontogene Zysten abgegrenzt werden (Tabelle 4).

Die odontogenen Zysten werden in entzündlich bedingte Zysten und dysontogenetische Zysten unterschieden (Kramer et al. 1992).

Die odontogenen Zysten sind relativ häufig. Sie treten besonders bei Patienten mit retinierten Zähnen auf (etwa 36% der Fälle) (Abb. 56). Bei systematischen Röntgenuntersuchungen wurden odontogene Zysten bei etwa 1% der untersuchten Fälle nachgewiesen (Abb. 57).

Die odontogenen Zysten nehmen ihren Ausgang von Strukturen der Zahnanlage (Resten der Zahnleisten bzw. Malassez-Epithelnester), während die nicht-

Tabelle 4. Klassifikation der Zysten (Kramer et al. 1992)

Dysontogenetische Zysten	Entzündungsbedingte Zysten
1. Odontogene Zysten „Gingivale Zyste“ der Kinder (Epstein Perlen) Odontogene Keratozyste (Primordialzyste) Dentogene (follikuläre) Zyste Eruptionszyste Laterale peridontale Zyste Gingivale Zyste des Erwachsenen Glanduläre odontogene Zyste; sialo-odontogene Zyste	Radikuläre Zyste apikale und lateral residuale Paradontale (entzündliche kollaterale, mandibuläre infektiöse bukkale) Zyste
2. Nicht odontogeneZysten Zysten des Ductus palatinus (Canalis incisivus) Nasolabiale Zysten (nasoalveoläre Zysten)	

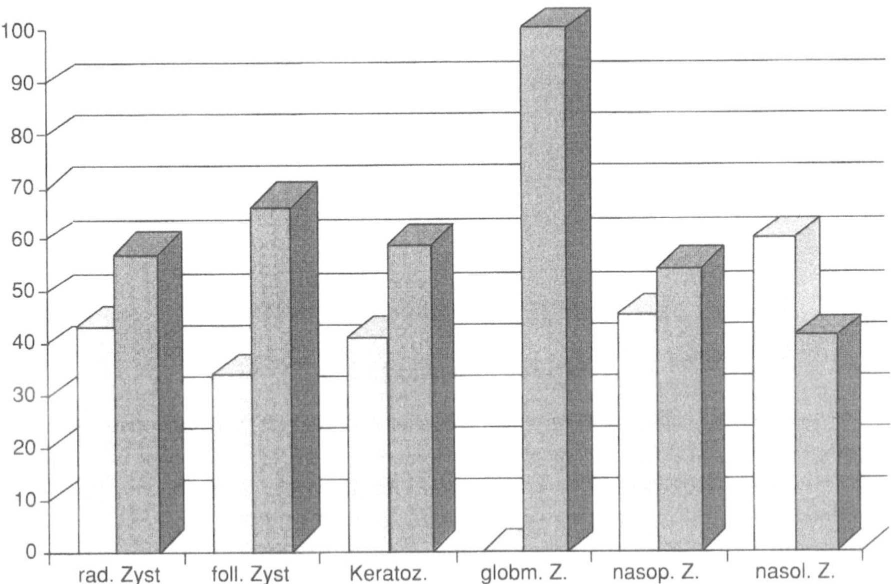

Abb. 56. Geschlechtsverteilung der verschiedenen Zystenformen in Prozent. Helle Säulen Frauen; dunkle Säulen Männer. *Rad. Zyst* radikuläre Zysten; *foll. Zyst.* follikuläre Zysten; *Keratoz.* Keratozysten; *globm. Z.* globulomaxilläre Zysten; *nasop. Z.* nasopalatinale Zysten; *nasol. Z.* nasolabiale Zysten

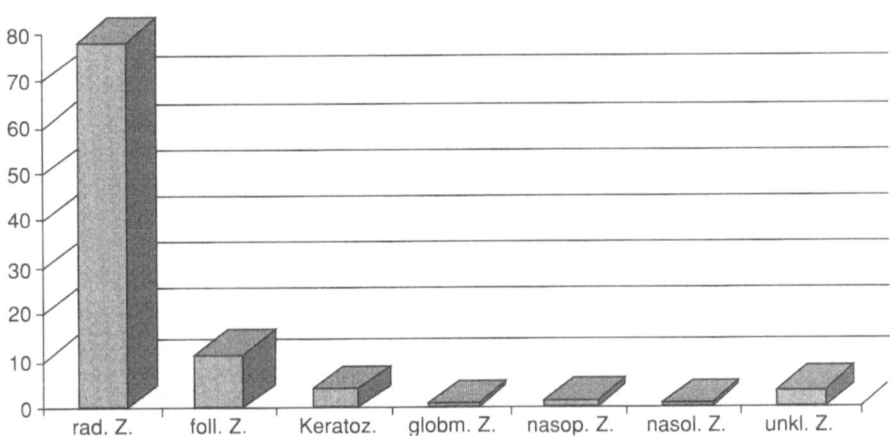

Abb. 57. Verteilung der Zystenformen. Gesamtzahl: 788 Fälle. *Rad. Z.* radikuläre Zysten; *foll. Z.* follikuläre Zysten; *Keratoz.* Keratozysten; *globm. Z.* globulomaxilläre Zysten; *nasop. Z.* nasopalatinale Zysten; *nasol. Z.* nasolabiale Zysten; *unkl. Z.* unklassifizierbare Zysten

odontogenen Zysten von Epithelinseln ausgehen, die nichts mit der Zahnanlage zu tun haben.

Das primäre histologische Bild kann durch sekundäre entzündliche Veränderungen überlagert und verwischt werden, so daß die differentialdiagnostische Einordnung nach dem histologischen Bild allein ohne differenzierte klinische Angaben, vor allem über die Lagebeziehung der Zyste zum Zahn, in der Regel nur selten möglich ist.

6.5 Entzündlich bedingte Zysten

6.5.1 Radikuläre Zysten

Die radikuläre Zyste entsteht als Folge einer Entzündung aus den Epithelresiduen des parodontalen Ligaments. Sie tritt häufig als Folge des Pulpatodes auf. Unter den intraossär entwickelten Zysten bilden die radikulären Zysten die größte Gruppe. Die radikulären Zysten sind in der Umgebung der Wurzelspitze pulpentoter Zähne ausgebildet und führen häufig zur Resorption eines Wurzelanteils und des umgebenden Knochengewebes (Abb. 58).

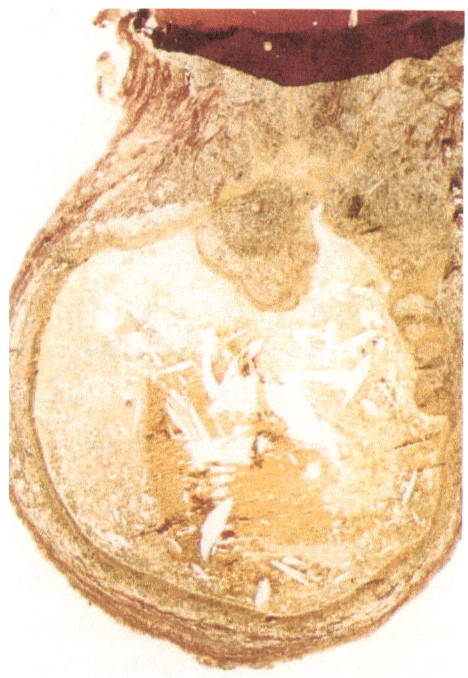

Abb. 58. Radikuläre Zyste: Hohlraumbildung an der Wurzelspitze mit amorphem, bröckligem Material ausgefüllt. Die Lichtung des Hohlraumes ist gleichmäßig mit Epithel ausgekleidet. Van Gieson × 10

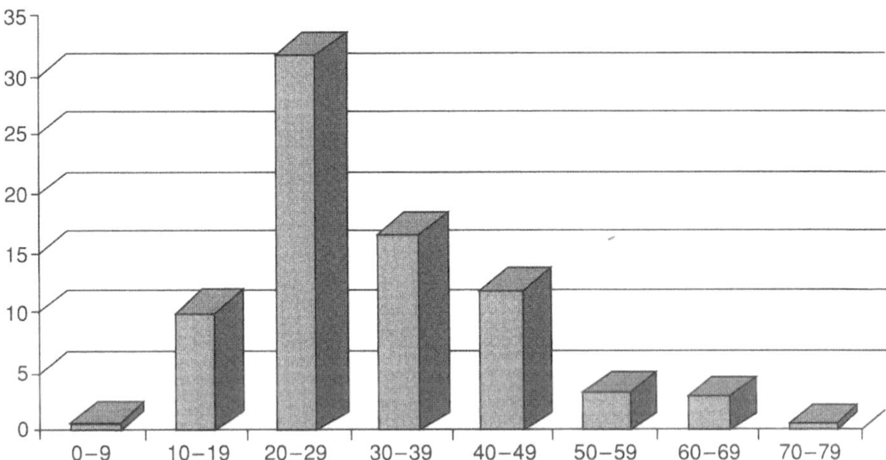

Abb. 59. Altersverteilung der radikulären Zyste in Prozent in den angegebenen Alterstufen

Die radikulären Zysten machen etwa 78% aller Zystenformen aus. Männer sind etwas häufiger mit 57% betroffen als Frauen mit 43%. Eine Ursache für diese Geschlechtsverteilung ist nicht bekannt (Böhme u. Morgenroth 1993). Die radikulären Zysten treten am häufigsten im 3. und 5. Lebensjahrzehnt auf und liegen überwiegend, zu 60%, im Oberkiefer und zu 40% im Unterkiefer (Abb. 59). Der Durchmesser kann bis zu mehreren Zentimeter betragen.

Radiologisch sieht man apikal, selten auch lateral an der Wand eines avitalen Zahnes eine einkammrige, runde oder ovale, gleichmäßig strahlentransparente Zone, die in der Regel von einer feinen Kompaktalamelle umgeben ist. Diese Lamelle ist häufig bei Zysten im Unterkiefer besser nachweisbar. Sie kann bei einem Wachstumsschub oder Entzündungen fehlen. Der die betroffene Wurzel umgebende Desmodontspalt ist im Zystenbereich aufgehoben. Die Lamina dura geht in die Kompaktalamelle der Zyste über. Eine Resorption der Zahnwurzel findet sich äußerst selten und muß zu weiteren differentialdiagnostischen Überlegungen Anlaß geben (Lentroth u. Immenkamp 1971).

Je nach Größe und Lage der Zyste ergeben sich durch die Raumforderung Auswirkungen auf Nachbarschaftsstrukturen. Es kommt zu einer Verdrängung und Kippung vorwiegend der einwurzeligen Nachbarzähne, wobei die Wurzeln auseinandergedrängt werden und die Kronen der Zähne sich zueinander neigen. Im Unterkiefer kann der Kanalis mandibularis beträchtlich bedrängt werden. Parästhesien treten dabei in der Regel nicht auf. Im Oberkiefer kommt es durch die im Vergleich zum Unterkiefer wesentlich dünnere Kompaktalamelle zur Auftreibung des Alveolarknochens und zu einer Ausdehnung in die Kiefer- oder Nasenhöhle. Die weitere Zunahme der Größe führt zur Ausdünnung der Kortikalis und periostalen Knochenapposition. Selten wird die Kompakta durchbrochen. In diesem Fall kann es dann zu einer Entzündung und Fistelung in die umgebenden Weichteilstrukturen kommen.

Die Computertomographie wird bei größeren Zysten und solchen mit unscharfem Rand eingesetzt, um die knöcherne Begrenzung und Ausdehnung übersichtlich darzustellen. Mit dieser Technik ist eine Unterscheidung der odontogenen Kieferzysten von tiefen Ausläufern des Rezessus alveolaris durch Nachweis einer Knochenlamelle möglich. Der Einbruch in die Weichteilstrukturen und deren entzündliche Infiltration läßt sich im entsprechenden Fenster computertomographisch gut darstellen. Bei der genaueren Beurteilung des Zysteninhaltes schwanken bei verschiedenen Patienten je nach Entzündungsgrad und Zellgehalt die Hounsfield-Einheiten (HE) zwischen 25 und 55. Bei Infektionen mit gasbildenden Bakterien können die Zysten oder in deren Umgebung bei einem Einbruch in die angrenzenden Weichteile luftäquivalente Werte gemessen werden.

Bei kleinen Zysten ist radiologisch eine Abgrenzung zum apikalen Granulom nicht eindeutig zu treffen. Als wesentliches differentialdiagnostisches Kriterium gilt die Ausdehnung der Veränderung. Osteolysen mit einem Durchmesser von 5 mm entsprechen in der Regel einer Zyste. Die periapikale Zementdysplasie unterscheidet sich im frühen rein osteolytischen Stadium radiologisch nicht von einer radikulären Zyste. Sie tritt als seltene Veränderung bei Frauen im 3. bis 4. Lebensjahrzehnt im Frontzahnbereich des Unterkiefers, oft an mehreren Stellen auf.

Pseudoläsionen wie das Foramen mentale, tiefe Ausläufer der Kieferhöhle, normale Zahnfollikel, Lippen-, Kiefer- und Gaumenspalten und aufnahmetechnische Verwischungsartefakte müssen ausgeschlossen werden. Bei Ausdehnung der Zysten in die Kieferhöhle sind Residualzysten, Polypen, Mukozelen, solide Tumoren in dieser Region differentialdiagnostisch zu berücksichtigen. Hier ist der computertomographische Nachweis einer kranial begrenzenden knöchernen Lamelle bei den Kieferzysten von besonderer Bedeutung. Bei folgenden Röntgenbefunden muß die differentialdiagnostische Überlegung erweitert werden.

Der histologische Aufbau der Zystenwand zeigt eine ausgeprägte Vielgestaltigkeit, die durch die Aktivität der entzündlichen Reaktion in der Zystenwand und der Proliferation des Epithels der inneren Auskleidung bestimmt wird.

Die Anordnung und die Höhe des Epithels ist in den einzelnen radikulären Zysten sehr unterschiedlich ausgeprägt (Abb. 60). Der größte Teil der Zysten ist mit mehrschichtigem, nicht verhornendem Plattenepithel ausgekleidet. Selten sind in den Zysten des Oberkiefers und noch seltener in denen des Unterkiefers zusätzlich Anteile von Flimmerepithel ausgebildet. Bei etwa der Hälfte der Zysten sind unterschiedlich breite Epitheldefekte in der Auskleidung nachzuweisen. Die Kontinuitätsunterbrechung der epithelialen Auskleidung ist um so deutlicher je stärker die Entzündung der Zystenwand ausgeprägt ist.

Das Epithel kann in 3–20 Lagen angeordnet sein. Es bildet häufig schmale, aufgezweigte, tief in das benachbarte Granulationsgewebe reichende Papillen. Die Schichtung des Epithels entspricht der des Oberflächenepithels der Mundschleimhaut mit Ausbildung einer in der Regel gut abgrenzbaren Basalzellschicht (Abb. 61). Neben typischen, zylindrischen Zellformen in der Basalzellschicht kommen auch kubische oder unregelmäßig gestaltete Zellen vor. In

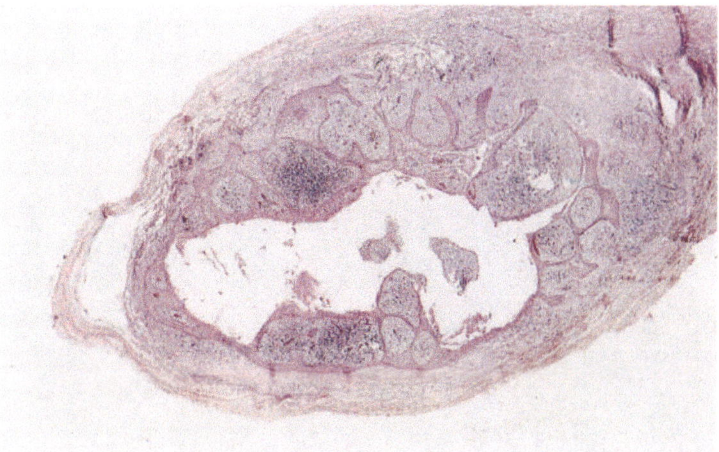

Abb. 60. Aufbau der Zystenwand bei der radikulären Zyste: Drei Schichten sind abzugrenzen. Innen eine Schicht aus Plattenepithel mit schmalen, aufgezweigten Reteleisten. Darunter eine zellreiche Granulationsgewebszone. Außen anschließend eine Schicht aus kollagenfaserreichem Bindegewebe. HE × 10

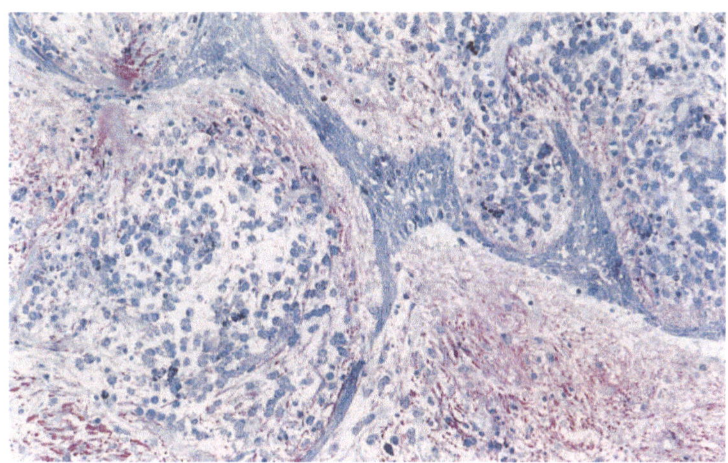

Abb. 61. Anordnung des Plattenepithels in der radikulären Zyste: Das Epithel bildet schmale, aufgezweigte Reteleisten, in denen eine gleichmäßige Basalzellschicht besteht. Es schließt sich eine Schicht aus spindeligen Zellen an, in der weite Interzellularräume bestehen. Semidünnschnitt. Basisches Fuchsin u. Methylenblau × 480

proliferierenden Epithelzonen besteht regelmäßig eine Palisadenstellung der Basalzellen. Zwischen den Epithelzellen sind weite Interzellularspalten ausgebildet, die von schmalen Interzellularbrücken durchspannt werden und an denen typische Desmosomen ausdifferenziert sind (Abb. 62). Das Zytoplasma der Epithelzellen ist organellenarm. Es enthält Elementarvesikel und nur wenig entwickeltes endoplasmatisches Retikulum und einzelne Mitochondrien. Die

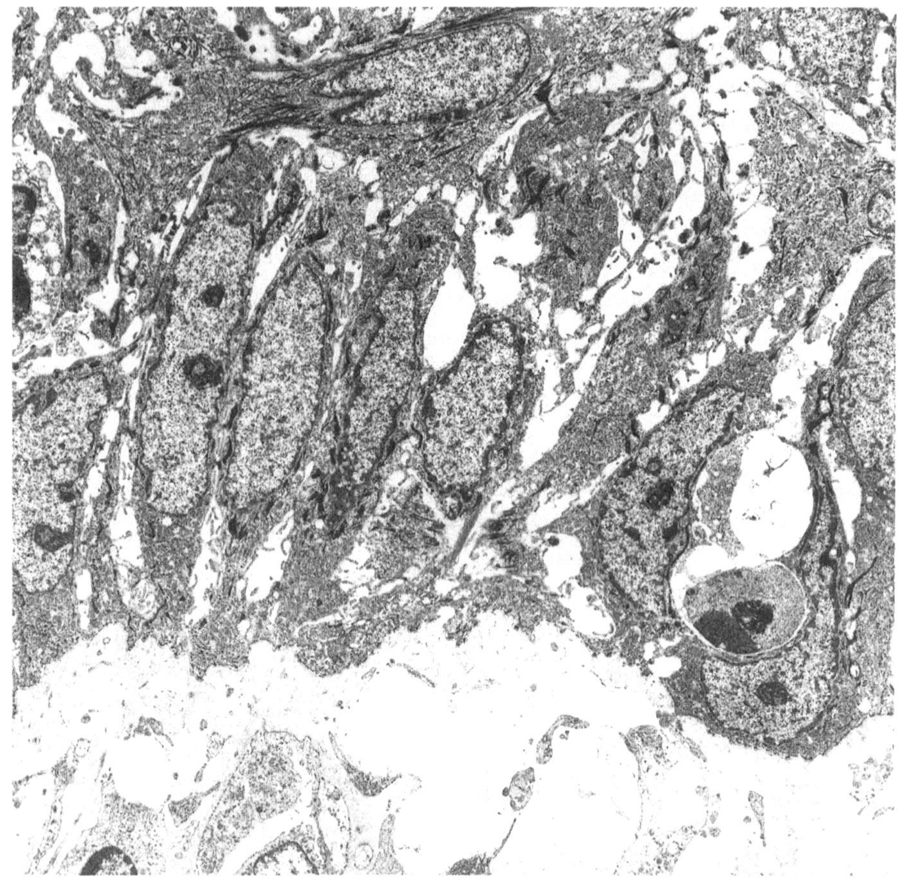

Abb. 62. Ultrastruktur des Zystenepithels der radikulären Zyste: An das Granulationsgewebe anschließend eine Basalzellschicht des Epithels aus zylindrischen Zellen mit Kernen mit lockerem Chromatingerüst. In den weiten Interzellularräumen amorphes, granuläres Material und einzelne Granulozyten. Transmissionselektronenmikroskopische Aufnahme × 1800

großen Zellkerne sind durch ein lockeres Chromatingerüst gekennzeichnet. Sie enthalten ein oder zwei deutlich abgesetzte Nukleoli (Abb. 63).

Das besondere Charakteristikum der zytoplasmatischen Differenzierung dieser Epithelzellen beruht auf der Ausbildung von bündelartig angeordneten Tonofilamenten, wie in dem Oberflächenepithel der Mundschleimhaut, die in die Interzellularbrücken ziehen und in den Desmosomen an den Zellmembranen ansetzen (Abb. 64). Die Weite der Interzellularräume nimmt zur Oberfläche des Epithels und zur Zystenlichtung kontinuierlich zu (Abb. 65). An der Oberfläche angeordnete Zellen werden einzeln oder in Gruppen in das Zystenlumen abgestoßen. Die Interzellularspalten enthalten in unterschiedlich dichter Anordnung Entzündungszellen, die vom Granulationsgewebe ausgehend alle Schichten des Epithels durchwandern und in die Zystenlichtung gelangen können (Abb. 66).

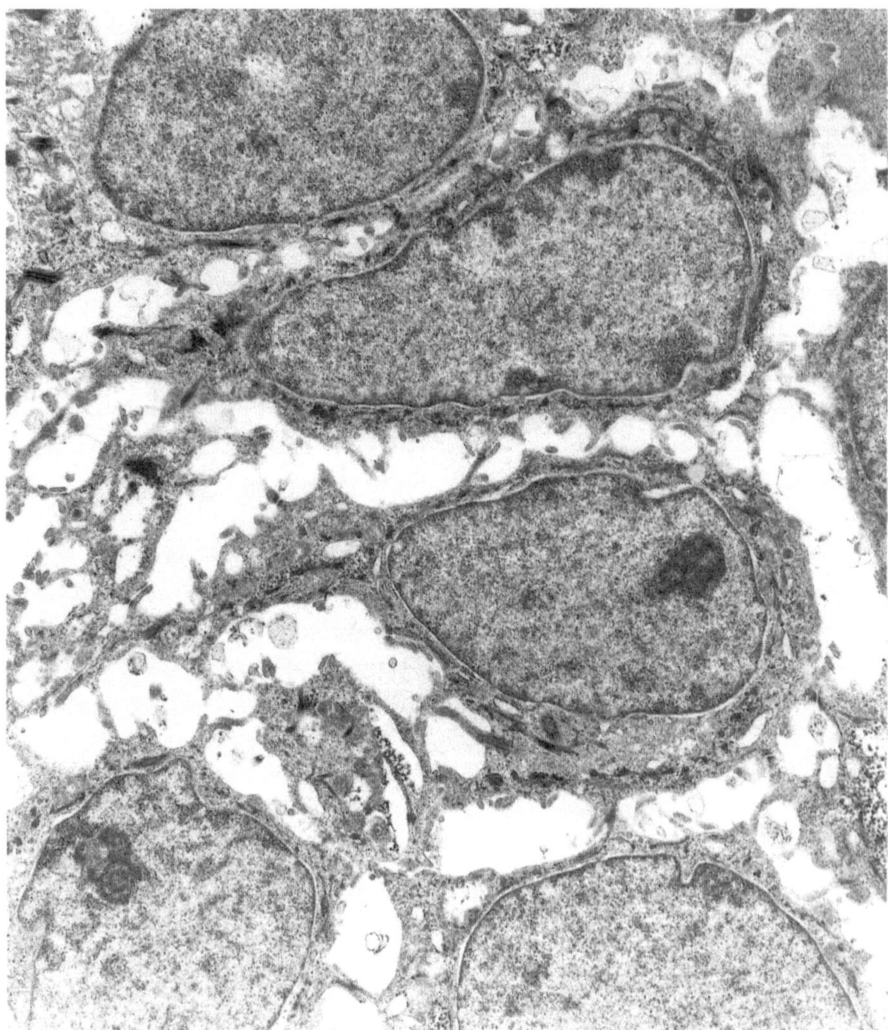

Abb. 63. Ultrastruktur von Plattenepithelzellen in der Basalzellschicht der Zystenwand bei radikulärer Zyste. Auf der Zelloberfläche bestehen gleichmäßig angeordnete Interzellularbrücken, in die Tonofibrillen einmünden. Im Zytoplasma einzelne Mitochondrien, einzelne Zentriolen und um den Zellkern geordnete Tonofibrillen. Große Zellkerne mit einer Verdichtung des Chromatins an der Kernmembran, vereinzelt Nukleoli. Transmissionselektronenmikroskopische Aufnahme × 6200

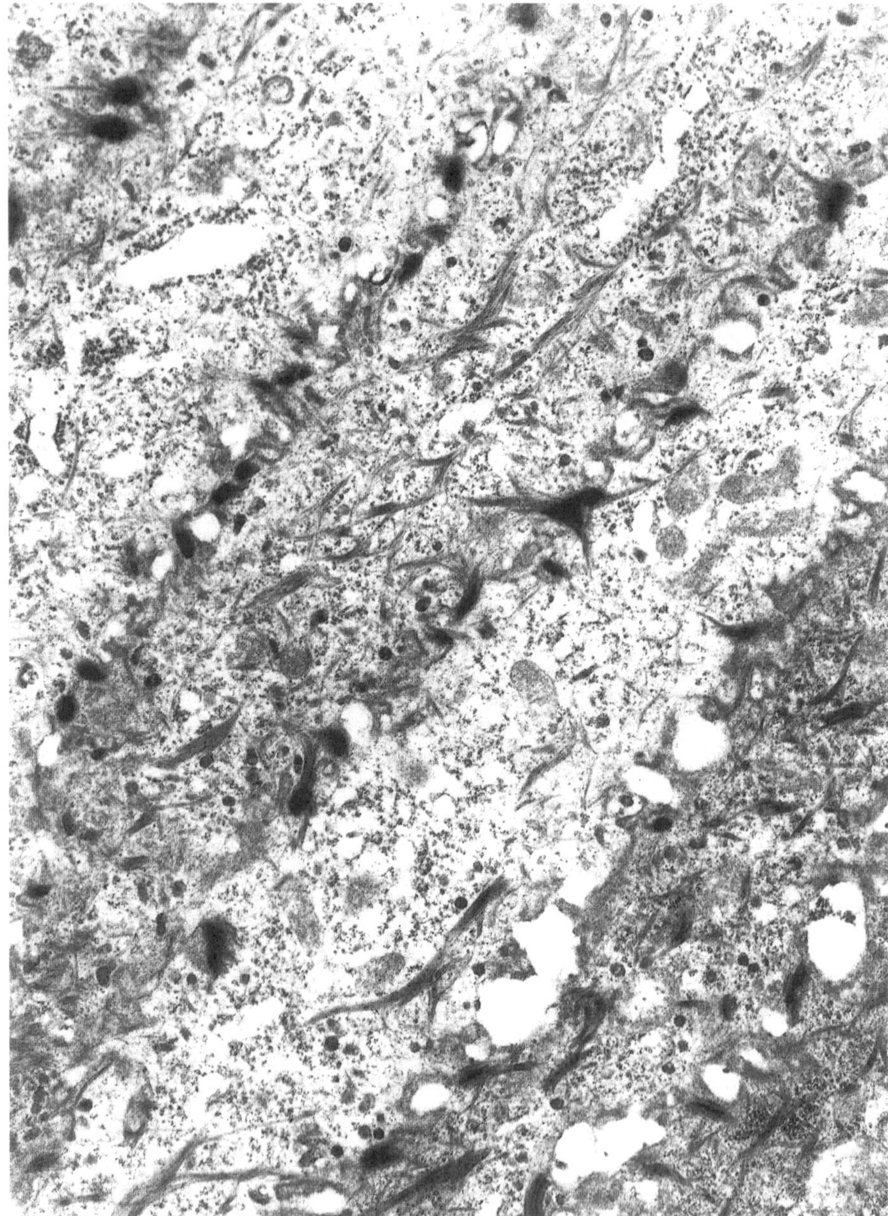

Abb. 64. Ultrastruktur der Plattenepithelzellen in der Spindelzellschicht: In der unterschiedlich dichten, granulären zytoplasmatischen Matrix einzelne sehr kleine Mitochondrien. Daneben ein gitterförmig angeordnetes System aus Tonofibrillen. Transmissionselektronenmikroskopische Aufnahme × 12500

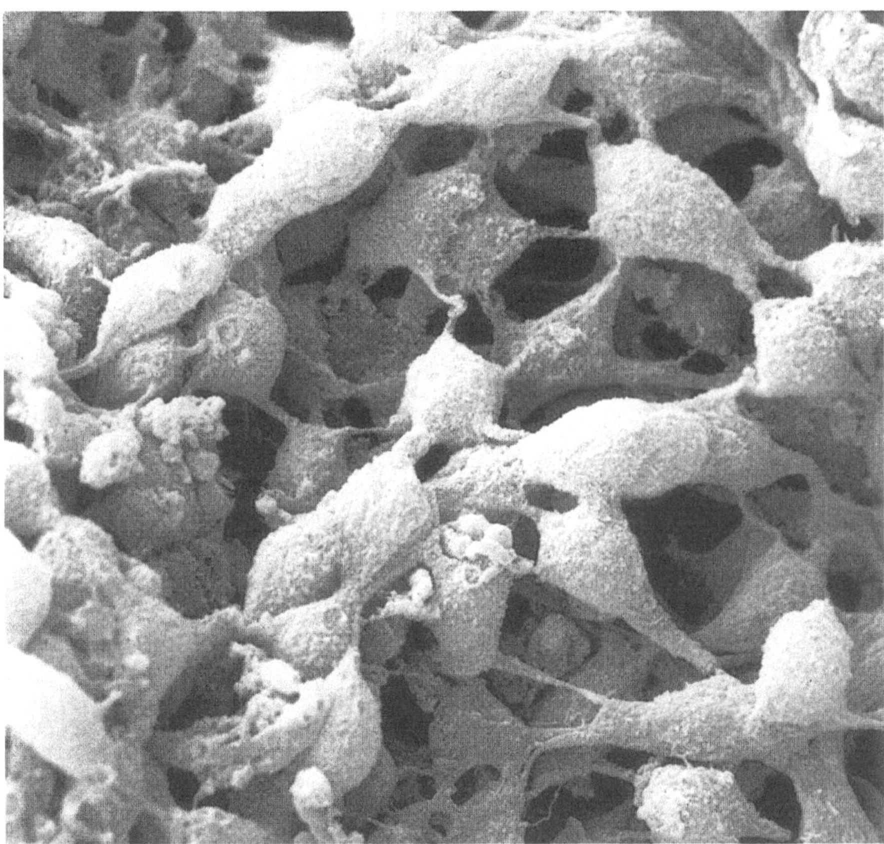

Abb. 65. Räumliche Anordnung der Epithelzellen in der radikulären Zyste in der inneren Epithelschicht: Zwischen den Epithelzellen bestehen weite Spalten, die von schmalen Zellausläufern durchzogen sind. Rasterelektronenmikroskopische Aufnahme × 1000

Das Epithel ist gegen die darunter liegende Granulationsgewebs- und Bindegewebszone durch eine Basallamelle abgegrenzt, die je nach Anschnittsrichtung mehr oder minder deutlich sichtbar wird. In dickeren Epithellagen werden gelegentlich sog. Ballonzellen beobachtet, wie sie auch in der Wangenschleimhaut vorkommen können. Es handelt sich dabei um große polygonale Zellen, deren helles Zytoplasma ödematös aufgelockert ist. Die Zellkerne sind meist pyknotisch. Sie stammen von Spinozyten ab, die sich aus den Basalzellen entwickeln.

Das Epithel der radikulären Zysten zeigt eine Wachstumsform, die als reaktive Epithelproliferation aufzufassen ist. Die direkte topographische Beziehung zwischen Granulationsgewebe und Epithel ist wahrscheinlich für die Aktivität der Proliferation verantwortlich zu machen. Es muß angenommen werden, daß im Zuge der Granulationsgewebsbildung Wachstumsfaktoren für das Epithel freigesetzt werden.

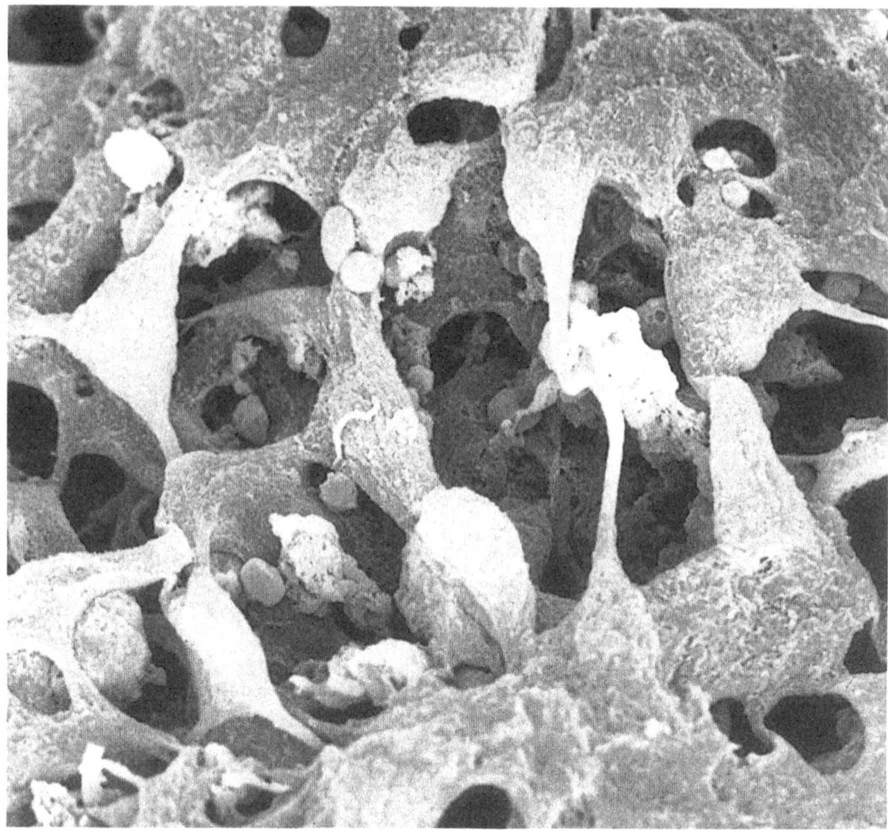

Abb. 66. Entzündungszellen im Zystenepithel der radikulären Zyste: Durch die weiten Interzellularräume des Epithels wandern aus dem Granulationsgewebe Granulozyten, Lymphozyten und Makrophagen in die Zystenlichtung ein. Rasterelektronenmikroskopische Aufnahme × 1000

Die Epithelzellen wachsen zunächst in schmalen Leisten und Strängen radiär in die Tiefe. Sie umwachsen z. T. größere subepithelial gelegene Granulationsgewebsanteile, so daß eine relativ fein gegliederte, arkadenartige Anordnung des Epithels resultiert. Die feinen Faseranteile und die mobilen Entzündungszellen des Granulationsgewebes können dabei bis unmittelbar unter die Basallamelle des Epithels reichen (Abb. 67). Einzelne Epithelkomplexe sprossen von der eigentlichen epithelialen Wandauskleidung ab und können in die Tiefe des angrenzenden Granulationsgewebes und des Bindegewebes verlagert werden.

Es kann beobachtet werden, daß bei Exazerbationen der entzündlichen Reaktion, die durch eine besondere granulozytäre Aktivität im Granulationsgewebe sichtbar wird, die degenerativen Veränderungen im Epithel zunehmen. Auch die sehr deutlich ausgebildete, weitmaschige Grundstruktur (Abb. 68) ist wahrscheinlich durch eine stärkere ödematöse Durchtränkung der Epithelschicht aufgrund einer im Granulationsgewebe verstärkt auftretenden Permea-

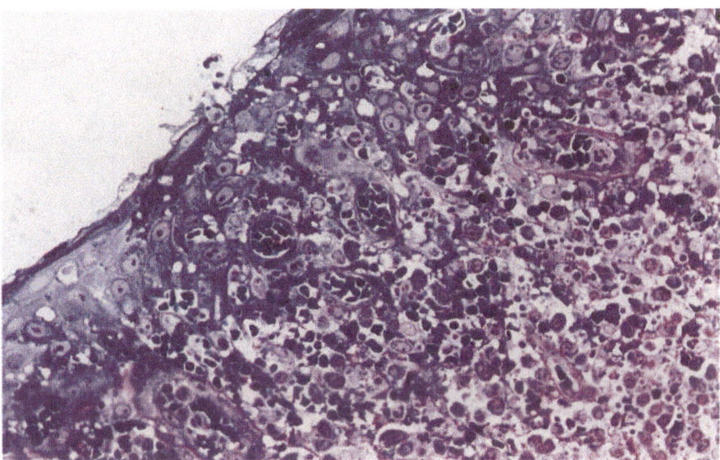

Abb. 67. Beziehung des Zystenwandepithels zum Granulationsgewebe in der radikulären Zyste: Das Granulationsgewebe mit dichter Kapillarisierung reicht bis unmittelbar in die Basalzellschicht des Zystenepithels. Semidünnschnitt. Basisches Fuchsin u. Methylenblau × 580

bilitätsstörung der Gefäßwände aufzufassen. Die morphologischen Befunde sprechen dafür, daß die entzündliche Reaktion in Schüben abläuft und damit auch der für die Expansion des Zystenwachstums bedeutsame Flüssigkeitseinstrom in die Lichtung schubweise erfolgen kann.

In etwa 10% der Fälle von radikulären Zysten sind in den oberen Schichten des Zystenwandepithels geschichtete, hyaline Körper nachzuweisen (Abb. 69). Es handelt sich dabei um innen z.T. polyzyklische und granuläre, runde, elliptische oder haarnadelförmige Gebilde (Abb. 70), die aus zwei Komponenten bestehen. Die äußere, geschichtete Zone ist als Produkt des Epithels aufzufassen, die Innenzone besteht aus endogen oder exogen zugeführtem Fremdmaterial (Rühl et al. 1989). Im Zuge der Epithelmauserung werden die hyalinen Körper wie die oberen Epithelschichten in das Zystenlumen abgestoßen.

Durch rasterelektronenmikroskopische Darstellung verschiedener Vorstufen kann angenommen werden, daß die zentrale Zone entweder aus verkalktem Zelldetritus nach einer Nekrose von Erythrozyten, Makrophagen und Granulozyten oder durch die Verlagerung von Werkstoffen, die bei der Wurzelbehandlung angewandt werden, entsteht (Philippou et al. 1990). Diese Substanzen werden von in Schichten angeordnetem, aus Kalziumphosphaten zusammengesetztem, von den Epithelzellen gebildetem Material, eingeschlossen (Abb. 71a, b).

Die äußere hyaline Zone kann als epitheliales Produkt gedeutet werden, das sich ähnlich wie bei der Bildung des Schmelzoberhäutchens dem Fremdmaterial anlegt. Es wird vermutet, daß es sich dabei um ein dem Hyalin nahestehendes Produkt handelt.

An das Epithel schließt sich eine unterschiedlich breite und wechselnd zellhaltige Granulationsgewebszone mit unterschiedlich dicht angeordneten neugebildeten Kapillaren an. Dabei können am Gefäßendothel knospenartige Pro-

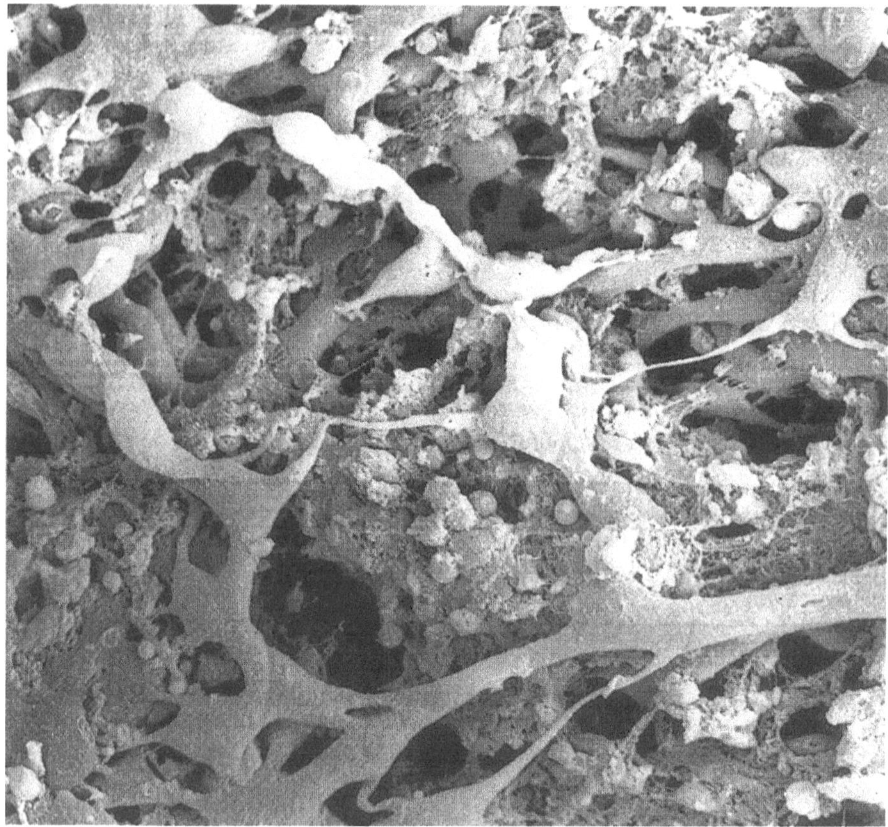

Abb. 68. In weiten Spalten des Zystenepithels angeordnetes Granulationsgewebe. Darüber nur einzelne verzweigte Epithelzellen mit langen schmalen miteinander in Kontakt stehenden Fortsätzen, die ein Maschenwerk über das Granulationsgewebe bilden. Rasterelektronenmikroskopische Aufnahme × 500

liferationszonen beobachtet werden, in denen breite Endothelzellen mit relativ großen, lockeren Zellkernen und ausgeprägter Organellenstruktur angeordnet sind (Abb. 72). Im Bereich der arkadenförmig Epithelformationen sind reiserbesenartig aufgezweigte Kapillaren zu beobachten. In einer lockeren Faserstruktur liegen in unterschiedlich dichter Verteilung Granulozyten, reichlich Plasmazellen, Lymphozyten und Makrophagen. Die Makrophagen enthalten in unterschiedlich dichter Anordnung Einschlußkörper.

In etwa 8% der radikulären Zysten kommen im Granulationsgewebe Komplexe aus großen Makrophagen vor, die ein kleinvakuoliges Zytoplasma aufweisen und die als Schaumzellen bezeichnet werden (Abb. 73). Der Zellkern liegt in der Regel zentral. Er ist im Verhältnis zum Gesamtdurchmesser der Zellen relativ klein. Die Schaumzellen liegen überwiegend in umschriebenen Arealen und in der Regel in den peripheren Abschnitten des Granulationsgewebes oder subepithelial in Bereichen weitgehend zerstörter Epithelzonen. In den Phago-

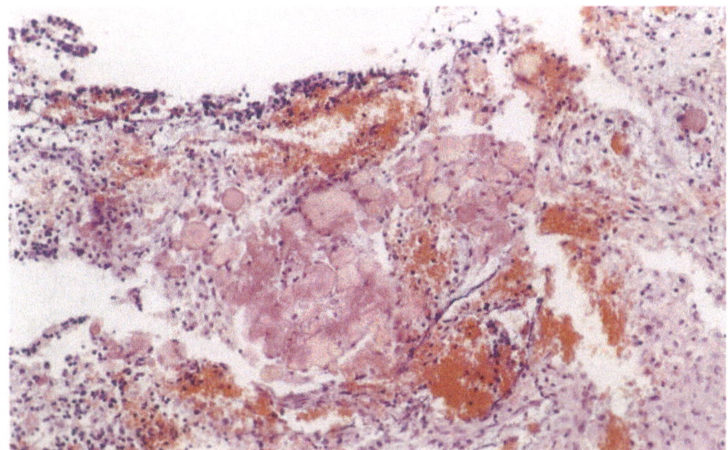

Abb. 69. Hyaline Körper im Epithel der radikulären Zyste: Runde und elliptische, z.T. konzentrisch geschichtete, homogene Gebilde in der inneren Schicht des Zystenepithels. HE × 480

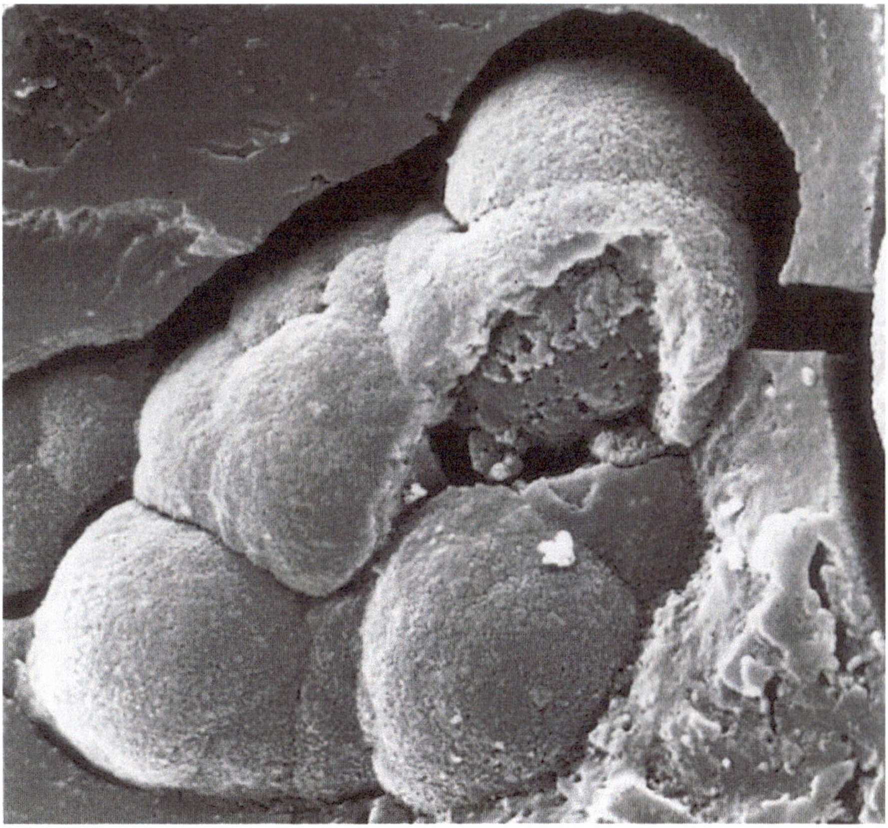

Abb. 70. Hyaline Körper im Zystenepithel: Dicht nebeneinander liegende, kugelige Gebilde mit granulärer Oberfläche zwischen den Epithelzellen. Rasterelektronenmikroskopische Aufnahme × 4500

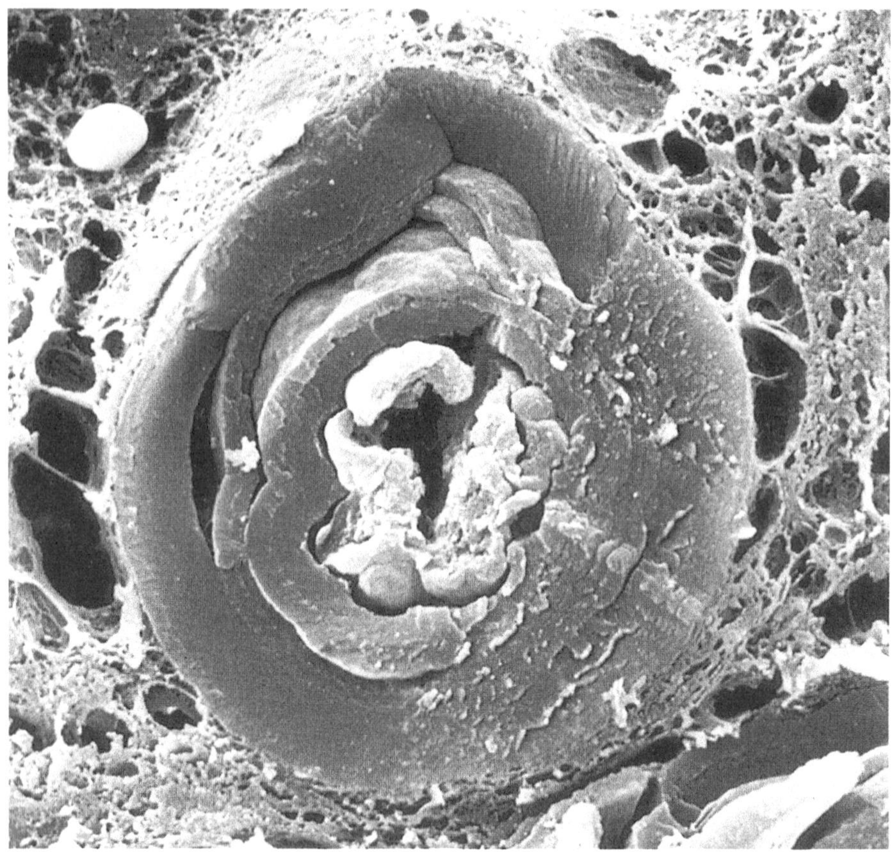

Abb. 71a. Anschnitt eines hyalinen Körpers: Zwiebelschalenartiger und schichtweiser Aufbau. Im Inneren körniges, teils bröckliges Material. Rasterelektronenmikroskopische Aufnahme ×7200

lysosomen finden sich Neutralfetteinlagerungen und Phospholipide, die wahrscheinlich aus Membranbestandteilen zerstörter Zellelemente stammen (Abb. 74). Diese Zerfallsprodukte können wahrscheinlich durch die in der Nachbarschaft angeordneten Lymphbahnen nicht in ausreichendem Maß abtransportiert werden (Abb. 75). In der Umgebung der Schaumzellansammlungen sind häufig in unmittelbarer Nachbarschaft Gruppen von Fremdkörperriesenzellen mit Einschlüssen von Cholesterinkristallen ausgebildet.

In etwa 16% der radikulären Zysten treten in der Zystenwand Cholesterinablagerungen auf (Abb. 76). Es ist in Form von spaltförmigen Hohlräumen im Granulationsgewebe nachzuweisen. Die in diesen Hohlräumen enthaltenen Bestandteile werden in der Regel bei der Präparation durch die verschiedenen Lösungsmittel herausgelöst (Abb. 77). In vielen Fällen entstehen im Bereich der Cholesterinablagerungen durch eine Zusammenlagerung vieler mit diesen Substanzen beladenener Riesenzellen sog. „Cholesteringranulome", die weit in

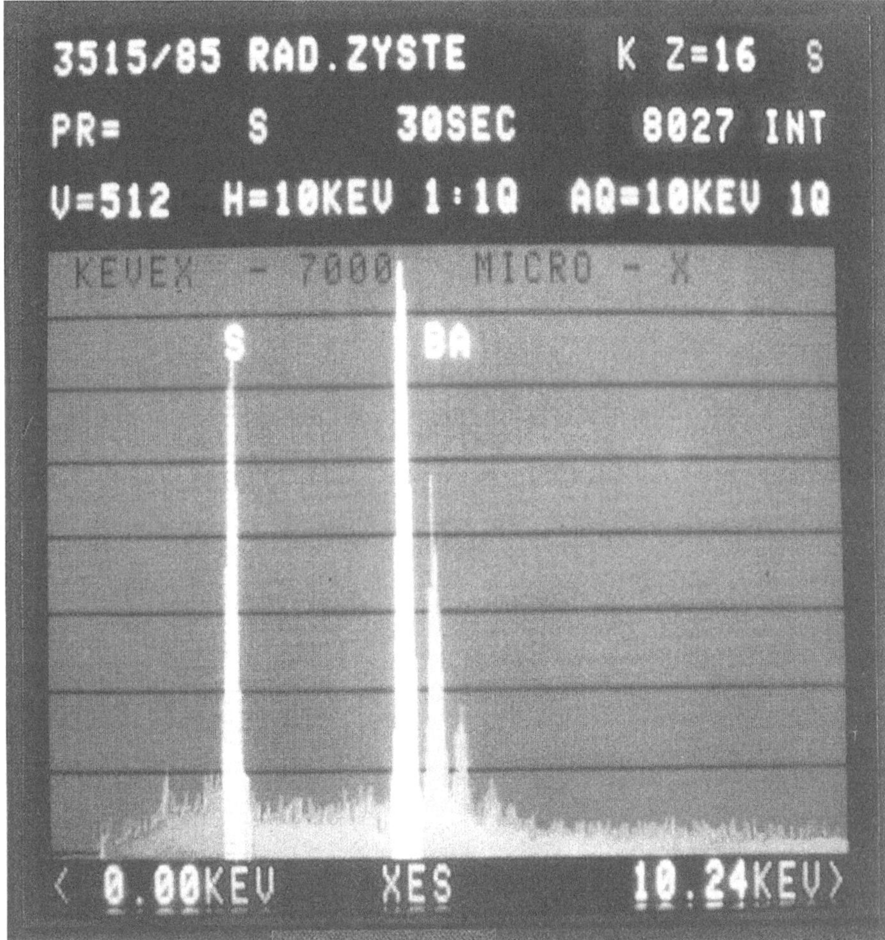

Abb. 71 b. Energiedispersive Röntgenmikroanalyse des im Inneren des hyalinen Körpers angeordneten Materials. Es besteht aus Barium (*Ba*) und Schwefel (*S*)

die Zystenlichtungen hineinragen können und dabei das Zystenepithel durchbrechen (Abb. 78). In einzelnen Fällen kann das gesamte Zystenlumen mit Cholesterinablagerungen ausgefüllt sein. Sehr selten finden sich Cholesterinablagerungen im Epithelverband.

Meistens ist in der Umgebung der Cholesterinablagerungen in den Makrophagen eine Speicherung von Hämosiderin zu beobachten. Die Cholesterinkristalle befinden sich fast ausnahmslos in Fremdkörperriesenzellen. Um die Cholesterintafeln kommen im angrenzenden Granulationsgewebe vermehrt eosinophile Granulozyten vor. Über den Cholesterinansammlungen können unterschiedlich breite Epithelschichten ausgebildet sein. Das Epithel kann dabei degenerative Veränderungen aufweisen.

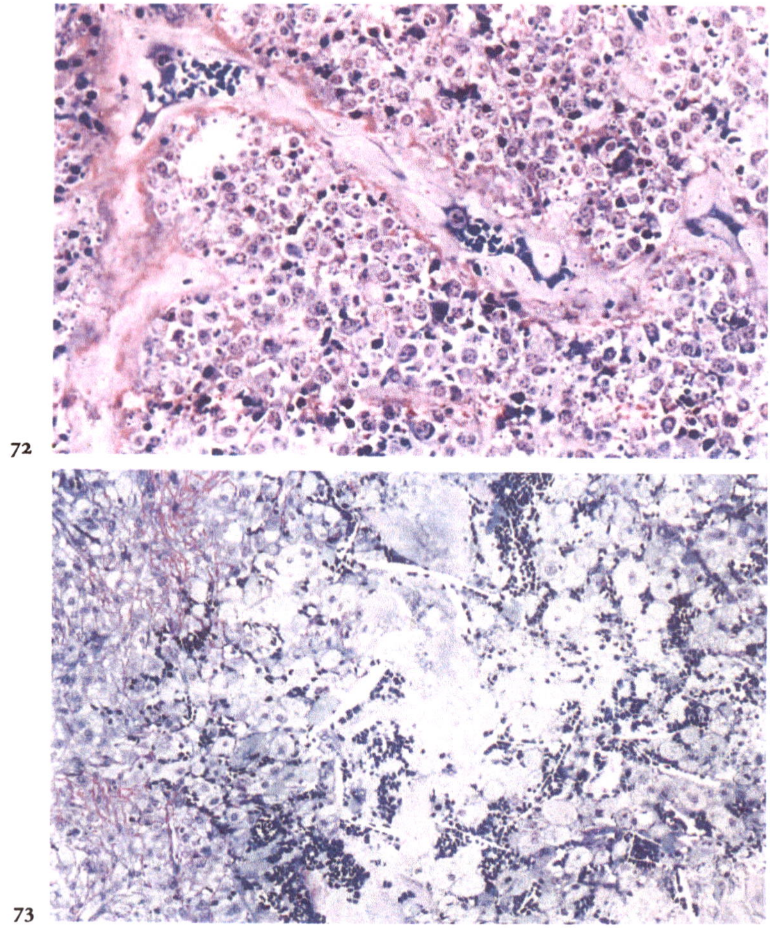

Abb. 72. Granulationsgewebe in der Wand einer radikulären Zyste: In einem weitmaschigen Gerüst aus feinen Kollagenfasern liegen Lymphozyten, Plasmazellen, viele Makrophagen und aufgezweigte Kapillaren mit proliferierenden Endothelzellen. Semidünnschnitt. Basisches Fuchsin u. Methylenblau × 280

Abb. 73. Schaumzellen im Granulationsgewebe in der Wand der radikulären Zyste: Es sind dichte Ansammlungen aus großen Makrophagen ausgebildet, die ein helles, vakuoliges Zytoplasma aufweisen. Dazwischen einzelne Fremkörperriesenzellen mit weiten Spalträumen. Semidünnschnitt. Basisches Fuchsin u. Methylenblau × 320

Die Frage über die Herkunft des Cholesterins ist bisher nicht endgültig geklärt. Es wird diskutiert, daß sich diese Ablagerungen aus einer fettigen Degeneration bindegewebiger und epithelialer Anteile des Zystenbalgs bilden (Thoma u. Goldmann 1960). Es wird außerdem vermutet, daß das Cholesterin einen hämatogenen Ursprung hat (Shear u. Browne 1971). Die Plasmalipide können über die dünnwandigen Gefäßwände in die Gewebsflüssigkeit der Zystenwand gelangen. Die stabilen und auch die weniger stabilen Lipide werden

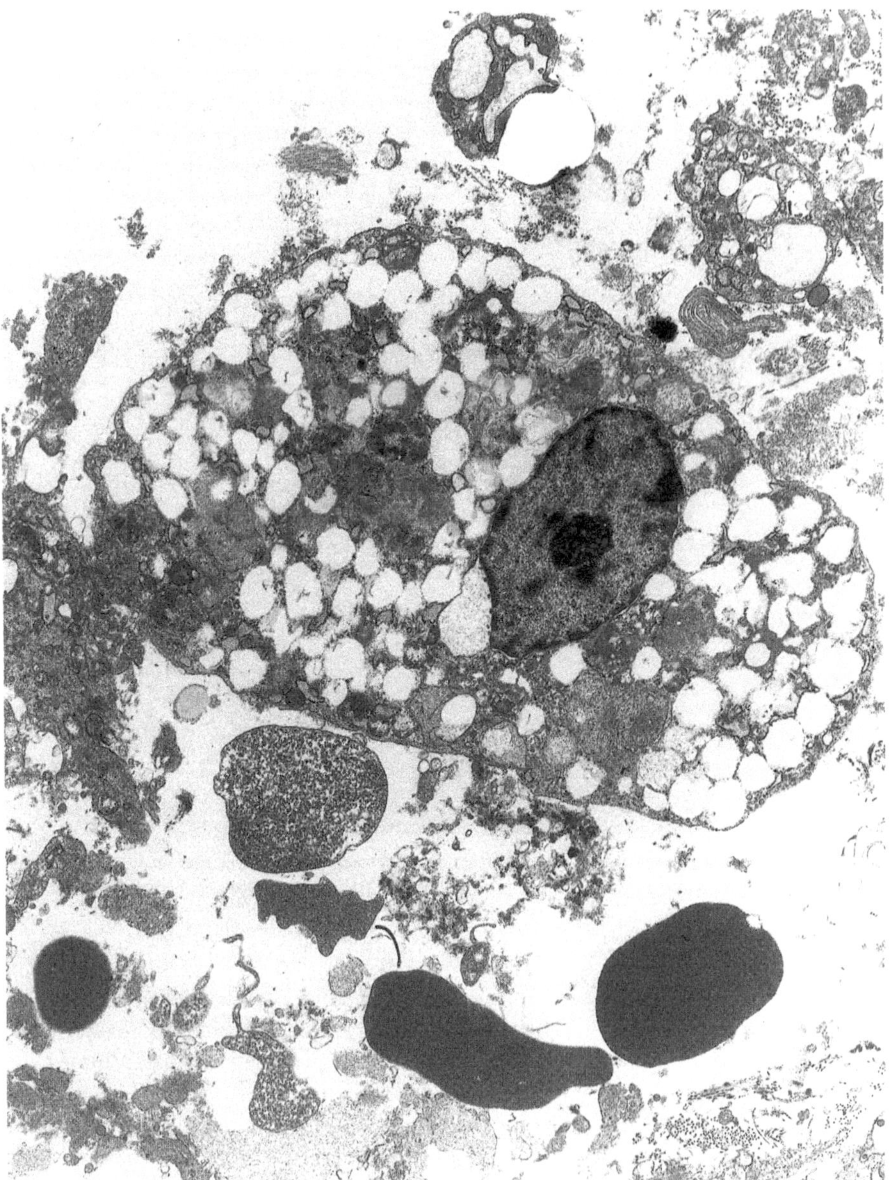

Abb. 74. Ultrastruktur eines Makrophagen aus einer Schaumzellansammlung: Leicht exzentrisch angeordneter Zellkern. Im Zytoplasma gleichmäßig weite Vakuolen, die unterschiedlich dichtes, granuläres Material enthalten. In der Umgebung Zellfragmente nekrotischer Zellen und zerfallende Erythrozyten. Transmissionselektronenmikroskopische Aufnahme × 10 000

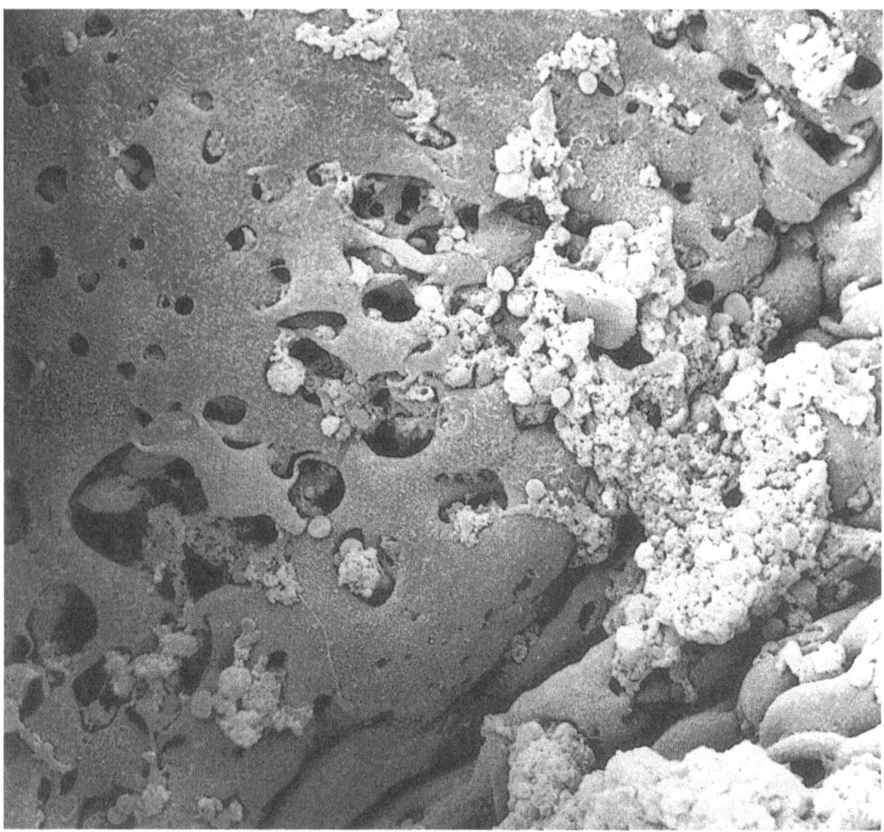

Abb. 75. Inhalt einer radikulären Zyste: Über dem Zystenwandepithel und in weiten Epithelspalten bröckliges Material mit zerfallenden Erythrozyten. Rasterelektronenmikroskopische Aufnahme × 500

von den Lymphgefäßen aufgenommen. Es kann auch vorkommen, daß weniger stabile Lipide selektiv ausgefällt werden und im Bindegewebe der Zystenwand abgelagert werden. Es ist dabei unklar, ob die Ablagerungen die Ausprägung der entzündlichen Reaktion prägen oder ob gerade im Bereich einer stärkeren entzündlichen Reaktion die Ablagerung begünstigt wird. In der entzündeten Zystenwand und in das Zystenlumen hinein ereignen sich wiederholt kleine Blutungen. Die Erythrozyten, die aus den Gefäßen austreten, werden nekrotisch (Browne 1971). Abbauprodukte der Erythrozyten werden in Form von Hämosiderin abgelagert. Wegen der unzureichenden Lymphdrainage sammelt sich zusätzlich Cholesterin an. Die sehr häufig zu beobachtende direkte Korrelation zwischen Hämosiderinablagerungen, Blutungen und Cholesterinablagerungen spricht für diese Annahme. Das Cholesterin kristallisiert aus den Abbauprodukten der Erythrozyten nadelförmig aus. An den als fremd erkannten auskristallisierten Substanzen sammeln sich Makrophagen, die die Substanzen jedoch wegen der fehlenden enzymatischen Ausstattung nicht abbauen können. Die

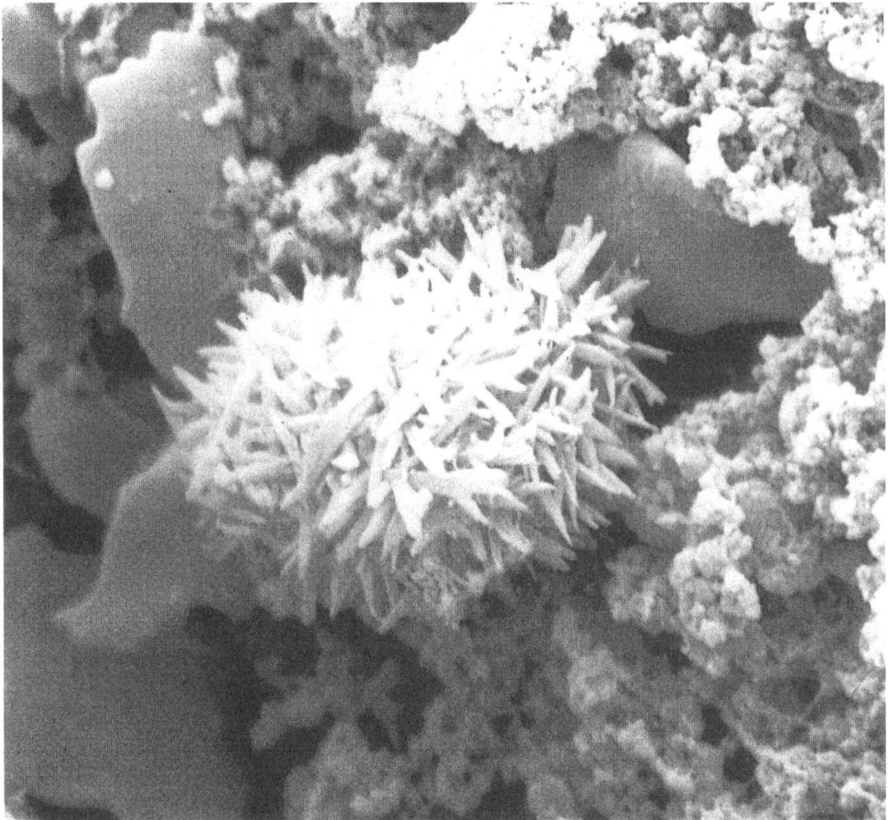

Abb. 76. Bildung von Cholesterinkristallen im Zysteninhalt der radikulären Zyste: Es entstehen aus vielen Kristallen aufgebaute sternförmige Komplexe. Daneben Zelldetritus und zerfallende Erythrozyten. Rasterelektronenmikroskopische Aufnahme × 5000

Makrophagen schließen sich durch Konfluenz zu Fremdkörperriesenzellen zusammen und schließen die kristallinen Strukturen, die wesentlich größer sind als ihr eigener Zelleib, in größere mehrkernige Riesenzellen ein. Einzelne Beobachtungen sprechen dafür, daß die Anzahl der Kristalle sowie der Gesamtcholesteringehalt mit dem Alter der Zysten ansteigt. Diese Annahme wird verständlich, wenn man berücksichtigt, daß durch immer wiederkehrende Entzündungsschübe auch die Ausdehnung des Gewebszerfalls erhöht wird und erneut kleine Blutungen stattfinden können, die wahrscheinlich für die Auskristallisation des Cholesterins verantwortlich sind. Die in jahresring-ähnlicher Form erfolgende Ablagerung von Hämosiderin im Bereich der entzündlichen Reaktion in der Zystenwand sprechen dafür, daß die Wachstumsphasen mit entsprechenden Blutungen in Schüben ablaufen. Bei einer Untersuchung der Zystenflüssigkeit auf ihren Gehalt an Eiweißkörpern ergab einen verminderten Gehalt von Albumin- und Alphaglobulinfraktionen, bei deutlicher Vermehrung von Gammaglobulinen im Vergleich zum Serum bei etwa gleichem Gesamteiweiß-

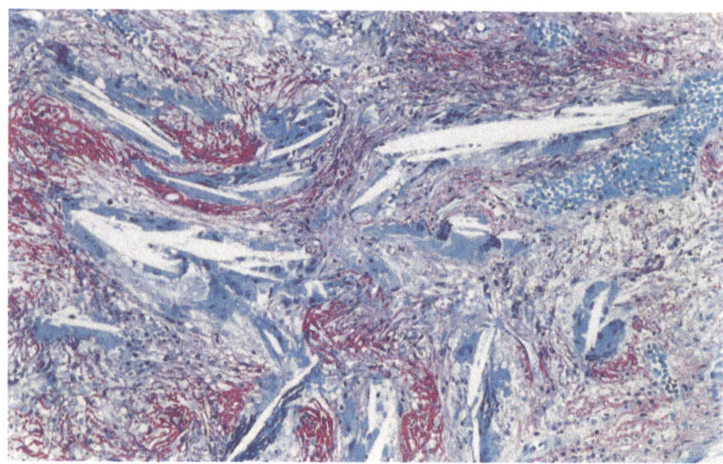

Abb. 77. Fremdkörperreaktion im Bereich eines Einschlusses von Cholesterin in der Wand der radikulären Zyste: Zwischen Kollagenfasern dicht gelagerte Fremdkörperriesenzellen, die z.T. verzweigte unterschiedlich weite Spalten im Zytoplasma zeigen. Das in den Einschlüssen enthaltene Cholesterin ist durch die Präparation herausgelöst. Semidünnschnitt. Basisches Fuchsin u. Methylenblau × 480

gehalt (Browne 1976; Klammt 1976). Dabei entsprechen die steigenden Anteile an Gammaglobulinen einer erhöhten Osmolarität. Der Gehalt an Gammaglobulinen ist um so höher, je ausgeprägter die entzündliche Reaktion ist. Es besteht eine direkte Beziehung zwischen IgG in der Zystenwand und der entzündlichen Zellproliferation sowie zwischen IgM und der reaktiven Epithelproliferation. Es wird angenommen, daß eine kontinuierliche Freisetzung von Immunglobulinen in die Lichtung erfolgt und daß zerfallende Epithelzellen, Granulozyten und Zystenwandbestandteile auf das Eiweißverhalten der Zystenflüssigkeit Einfluß nehmen.

In zahlreichen Untersuchungen wurde ein erhöhter hydrostatischer Druck in den entzündlich veränderten radikulären Zysten gemessen, der den in den Arteriolen herrschenden Werten entsprechen soll (Toller 1978).

Bei der histomorphologischen Untersuchung der Zystenwände ist ein sehr wechselnder Zellgehalt und ein unterschiedlicher Gehalt an Zelltrümmern in den Lichtungen der radikulären Zysten nachzuweisen. Dabei ist zu beobachten, daß die einzelnen Bestandteile des Zysteninhaltes z.T. in den sehr weiten Interzellularspalten der oberen Epithelschichten der Zystenwand eingelagert sind.

6.5.2 Residualzysten

Der Begriff Residualzysten umfaßt odontogene Zysten, die nach einer Zahnextraktion als Residuen zurückgeblieben sind oder die sich aus unvollständig entfernten Zysten entwickelt haben.

Als radiologischer Befund ist häufig eine durchgehend dichte Kompaktalamelle erkennbar. Bei Entzündung oder Expansion treten unscharfe Zysten-

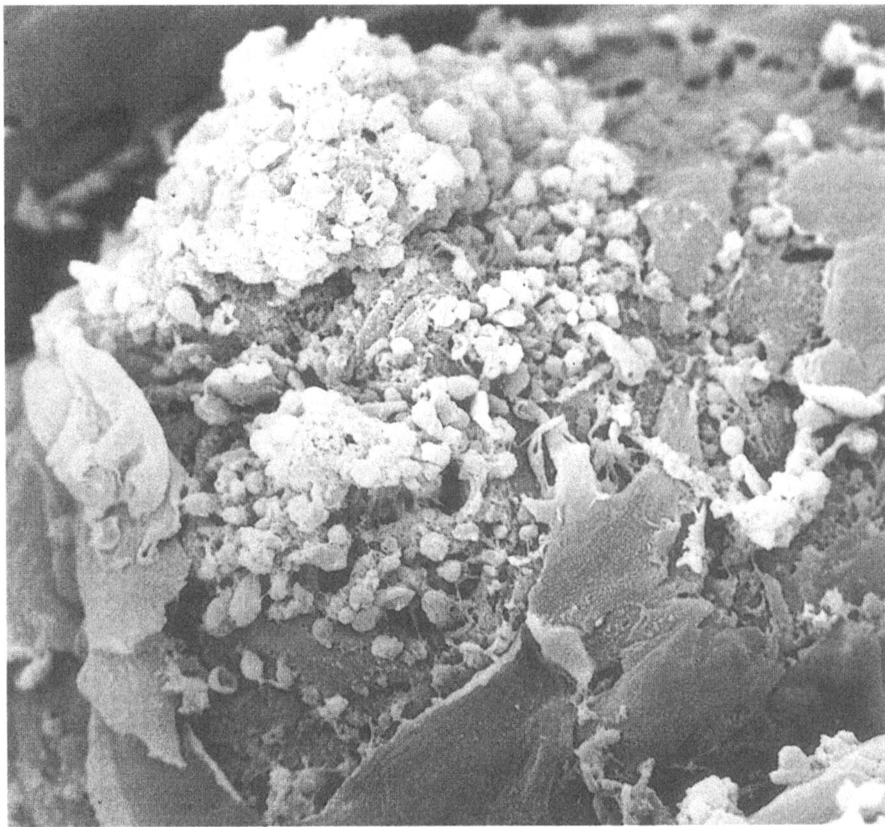

Abb. 78. Eruptionsartig in die Lichtung einer radikulären Zyste eingewachsenes Granulationsgewebe mit vielen Fremdkörperriesenzellen (Cholesteringranulom). Die flachen Epithelzellen der oberen Epithelschichten legen sich lippenartig an den basalen Rand an. Rasterelektronenmikroskopische Aufnahme × 650

begrenzungen auf. Für die Differentialdiagnose sind die anamnestischen Angaben über eine Zahnextraktion oder einer Zystektomie in der betroffenen Region wichtig. Nach einer Extraktion eines Oberkiefermolaren kann sich die Zystenbildung in die Kieferhöhle ausdehnen. Ein solcher pneumatisierter Rezessus kann eine Residual- oder Keratozyste bei der Röntgenuntersuchung vortäuschen (Düker 1984).

Residualzysten zeigen den gleichen Wandaufbau wie radikuläre Zysten. Sie sind deshalb differentialdiagnostisch nach histomorphologischen Kriterien nicht zu unterscheiden. Es besteht eine enge topographische Beziehung zwischen dem Zystenwandepithel und dem sich außen anschließenden Granulationsgewebe. Das Epithel ist durch weite Interzellularräume gekennzeichnet, durch welche die Zellen aus dem Granulationsgewebe in die Zystenlichtung einwandern können.

6.6 Dysontogenetische Zysten

6.6.1 Primordialzysten *(Keratozysten)*

Zysten in zahntragenden Kieferknochen oder im distalen Anteil des 3. Molaren, die aus einem dünnwandigen Zystenbalg bestehen und innen eine Auskleidung mit flachem, mehrschichtigem Plattenepithel ohne Reteleisten aufweisen, werden als Primordial- oder Keratozyten bezeichnet (Kramer et al. 1992).

Der Bildung der Primordialzysten liegt eine primäre Entwicklungsstörung der Zahnleiste zugrunde. Die Zyste bildet sich anstelle eines Zahnes. Gelegentlich können auch extrafollikuläre Zysten lateral eines Zahnkeimes oder eines Zahnes entstehen. Die Primordial- oder Keratozysten entwickeln sich aus der Zahnanlage überzähliger oder regulärer Zähne (Biannon 1977). Sie liegen selten lateral eines Zahnes oder eines Zahnkeimes als extrafollikuläre Zysten. Sie können einzeln oder multipel vorkommen und einen Teilkomplex des sog. Basalzell-Naevus-Syndroms bilden. Es sind einzelne Fälle von Keratozyten beschrieben worden, in deren Wand typisch ausdifferenzierte Ameloblastome entwickelt waren (Lukas 1984).

Primordialzysten machen etwa 4–6% aller Zystenformen aus. Sie bilden nach den radikulären und follikulären Zysten die dritthäufigste Form. Männer sind mit 56% etwas häufiger betroffen als Frauen mit 44%. Die Zysten werden zwischen dem 40. und 50. und dem 60. und 70. Lebensjahr am häufigsten beobachtet (Abb. 79). Sie kommen im Unterkiefer etwa 3mal so häufig vor wie im Oberkiefer und liegen bevorzugt im posterioren Unterkieferbereich.

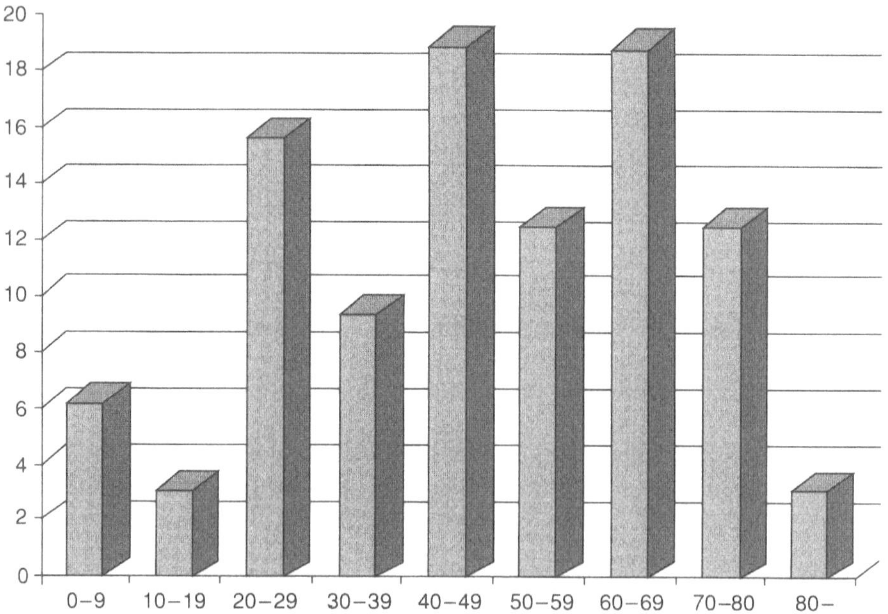

Abb. 79. Altersverteilung der Keratozysten in Prozent in den angegebenen Altersstufen

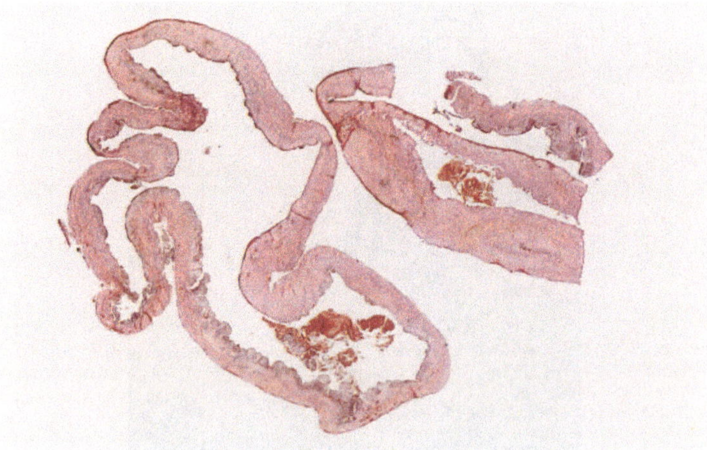

Abb. 80. Keratozyste, Primordialzyste: Weiter Zystenhohlraum mit Auskleidung mit flachem Epithel. Außen eine gleichmäßig breite Bindegewebszone mit nur geringer entzündlicher Reaktion. Van Gieson × 8

Das radiologische Bild ist nicht immer einheitlich. Typisch ist die scharf begrenzte Osteolyse, die mono- oder polyzystisch auftritt und septiert oder wabig strukturiert sein kann. Große mehrkammerige Hohlräume zeigen eine girlandenförmige Begrenzung. Es kommt zur Verdrängung von Zahnwurzeln, aber auch zu Zahnwurzelresorptionen, wobei die Angaben über deren Häufigkeit deutlich schwanken (Struthers u. Shear 1976; Lentroth u. Immenkamp 1971). Meistens ist das Parodontium des Zahnes aber nicht zerstört und die Lamina dura geht kaudal in die kortikale Begrenzung der Zyste über. Die Keratozyste führt bei einer entsprechenden Größe zu einer Verdrängung des Mandibularkanals. Der zystische Hohlraum entwickelt sich meist entlang des normal konfigurierten Kieferknochens, wobei die Kompakta oft ausgedünnt ist. Es kommt nur selten zum Durchbruch der Zyste. Sie erfolgt eher auf der lingualen Seite des Kiefers.

Wegen der relativ hohen Rezidivrate sind postoperativ engmaschige Röntgenkontrollen angezeigt. Multiple Keratozysten können Ausdruck eines Basalzellnaevussyndroms (Gorlin-Golz-Syndroms) sein. Die wichtigste Differentialdiagnose der odontogenen Keratozyste ist das Ameloblastom. Der Tumor ist überwiegend mehrkammerig, zystisch und bewirkt öfter eine Auftreibung des Kieferknochens und eine ausgeprägte Wurzelresorption.

Die Wand der Primordial- oder Keratozysten ist nach dem histologischen Aufbau, vor allem der Epithelstruktur, von den anderen Zystenformen durch bestimmte Charakteristika abzugrenzen (Abb. 80). Die Innenauskleidung wird von flachem, bis in 10 Zellagen angeordnetem Plattenepithel mit gut differenzierter Basalzellschicht gebildet (Abb. 81). Die Mitoserate im Zystenepithel ist etwa gleich hoch wie im Epithel des Ameloblastoms und insgesamt deutlich höher als bei den übrigen Zystenformen (Becker 1973; Klammt 1972).

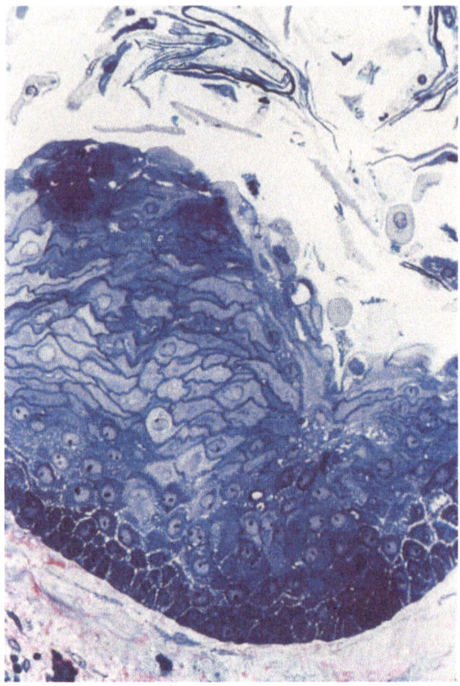

Abb. 81. Epithel der Keratozyste: Gleichmäßig geschichtetes Plattenepithel mit engen Interzellularspalten. Deutlich abgrenzbare Basalzellschicht aus gleichmäßig großen kubischen Zellen mit relativ großen Zellkernen. Breites Stratum spinosum mit gut erkennbaren Interzellularbrücken. Auf der Epitheloberfläche eine unregelmäßige parakeratotische Verhornung. Einzelne Epithelzellen lösen sich ab und werden in die Lichtung frei gesetzt. Semidünnschnitt. Basisches Fuchsin u. Methylenblau × 620

Die Basalzellen zeigen eine palisadenartige Stellung der Zellkerne. Das Epithel zeigt keine Reteleisten. Die Interzellularspalten sind eng (Abb. 82). Das besondere Charakteristikum des Epithels bildet die mehr oder minder ausgeprägte parakeratotische, selten auch orthokeratotische Verhornung (Abb. 83). Die oberen Epithelschichten lösen sich vom Epithel ab. Die Lichtung kann mit lamellär geschichtetem Hornmaterial ausgefüllt sein (Abb. 84, 85).

In einzelnen Zellen sind wie im Epithel der radikulären Zysten hyaline Körper im Epithel angeordnet, die einen geschichteten Aufbau aufweisen. In der subepithelialen Bindegewebszone können kleine Tochterzysten oder solide Epithelkomplexe liegen. Der Epithelaufbau gleicht dem der Zystenwandauskleidung (Abb. 86).

Die äußeren Wandschichten der Zyste werden von faserreichem Bindegewebe gebildet, in dem eine zirkuläre um die Zystenlichtung geschichtete Faserstruktur besteht und in der einzelne Kapillaren verlaufen. Die entzündliche Reaktion ist in der Regel nur gering ausgebildet. Die vereinzelt auftretenden, vor allem perivaskulär ausgebildeten entzündlichen Infiltrate bestehen aus Lymphozyten, Plasmazellen, einzelnen Makrophagen und vereinzelt aus eosinophilen Granulozyten.

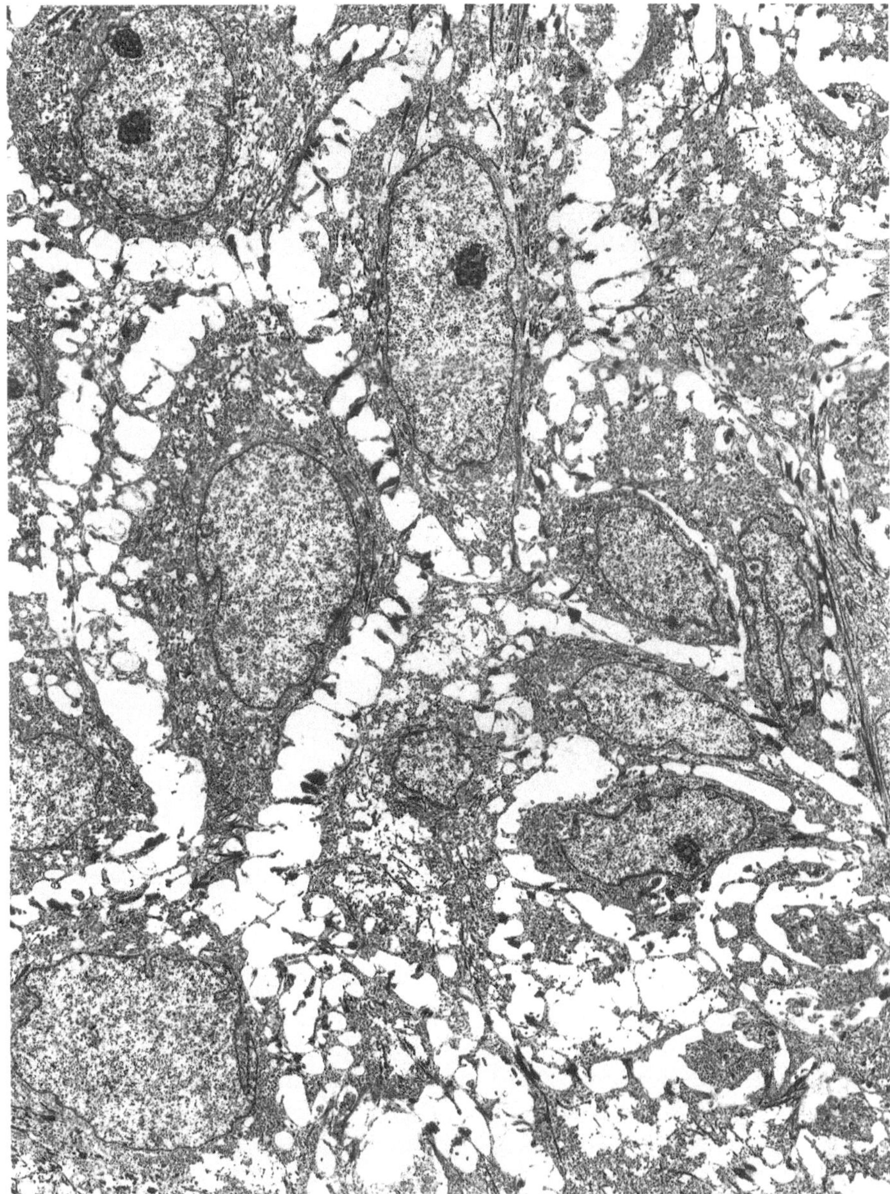

Abb. 82. Ultrastruktur von Plattenepithelzellen aus dem Stratum spinosum einer Keratozyste: Schmale und gleichmäßig ausgebildete Interzellularspalten, die von regelmäßig angeordneten Interzellularbrücken durchzogen sind. An den Interzellularbrücken typische Desmosomen. Im Zytoplasma der Epithelzellen nur einzelne Organellen. Transmissionselektronenmikroskopische Aufnahme × 9500

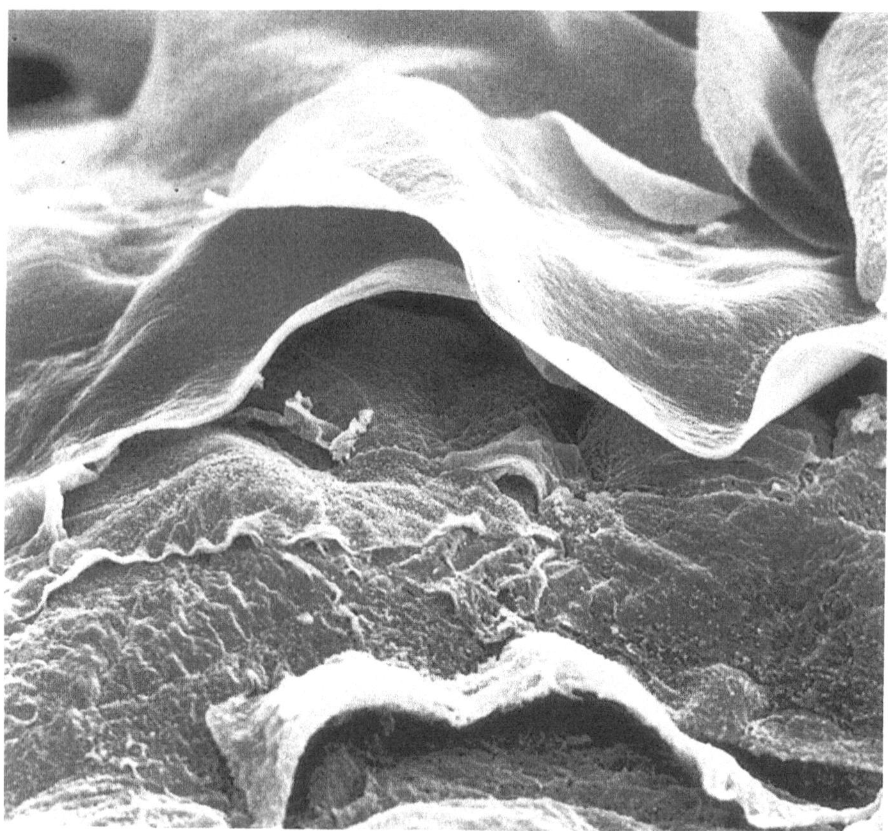

Abb. 83. Ablösung parakeratotisch verhornter Epithelzellen auf der Innenfläche einer Keratozyste. Die Interzellularbrücken lösen sich. Unterschiedlich große Epithelschollen werden in die Lichtung abgestoßen. Rasterelektronenmikroskopische Aufnahme × 1500

Granulationsgewebsbildungen wie bei den radikulären Zysten kommen nur selten vor und sind dann nur in umschriebenen Zonen ausgebildet. Sie können einzelne Fremdkörperriesenzellen mit Cholesterinkristalleinschlüssen aufweisen. Im Epithel können in einzelnen Fällen Mikroverkalkungen beobachtet werden. An einigen Zysten finden sich in den äußeren Bindegewebszonen Epithelkomplexe und Tochterzysten. Das Epithel dieser Komplexe zeigt den gleichen Aufbau wie in der Auskleidung der Hauptzyste.

Die Transformation von Keratozysten in Karzinome oder Ameloblastome kommt äußerst selten vor (Eversole et al. 1975). Andererseits können im Kieferknochen entwickelte Plattenepithelkarzinome oder mukoepidermoide Karzinome mit Zysten assoziiert sein. Für die Prognose der in der Zystenwand entwickelten Ameloblastome gelten die gleichen Gesichtspunkte wie für diesen Tumor ohne Zystenbildung gültig (Lukas 1984). Eine Resektion mit ausreichendem Sicherheitsabstand vom Tumor muß angestrebt werden.

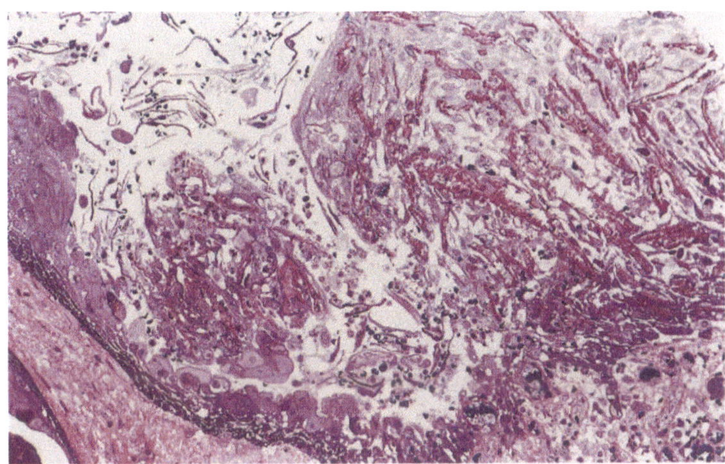

Abb. 84. Lamellär geschichtete Schollen aus abgestoßenen, verhornten Epithelzellen in der Lichtung einer Keratozyste: zwischen erhaltenen Epithelzellen Fragmente zerfallender Zellen und einzelne Erythrozyten. Semidünnschnitt. Basisches Fuchsin u. Methylenblau × 320

Die bisher beobachteten Karzinome hatten eine relativ günstige Prognose (EVERSOLE et al. 1975).

Im Epithel der Keratozysten können dysplastische Epithelveränderungen auftreten, die als präneoplastische Veränderungen aufgefaßt werden (BROWNE u. GOUGH 1972). Sie sind durch Verbreiterung der Basalzellschicht und eine Aufhebung der Differenzierung zum Stratum spinosum gekennzeichnet. Mitosen können hier vermehrt auftreten.

6.6.2 Follikuläre Zysten

Eine Zystenbildung im Schmelzorgan eines nicht durchgebrochenen Zahnes wird als follikuläre Zyste bezeichnet (KRAMER et al. 1992). Die follikulären Zysten entstehen aus dem Epithel der Zahnanlage entweder zwischen der Krone und dem vereinigten inneren und äußeren Schmelzepithel oder zwischen beiden Epithelschichten (Abb. 87). Aus Aussprossungen des Zahnfollikels können sich auch extrafollikuläre Zysten entwickeln.

Eine entzündliche Reaktion in der Umgebung des Zahnfollikels wird als auslösende Ursache für die Bildung des Hohlraums angesehen. Apikale oder marginale Entzündungen an Milchzähnen können auf die benachbarten Follikel der bleibenden Zähne übergreifen. Das im Zuge der entzündlichen Reaktion auftretende Ödem der Schmelzpulpa führt zu einem Aufreißen der Interzellularbrücken und zu einem Auseinanderweichen des äußeren und inneren Schmelzepithels oder zur Ablösung beider Epithelschichten von der Schmelzoberfläche.

Etwa 12% aller Zystenformen machen die follikulären Zysten aus. Männer sind mit 66% etwa doppelt so häufig betroffen wie Frauen mit 34%. Follikuläre Zysten können in jedem Lebensalter auftreten (Abb. 88). Sie sind jedoch vor dem

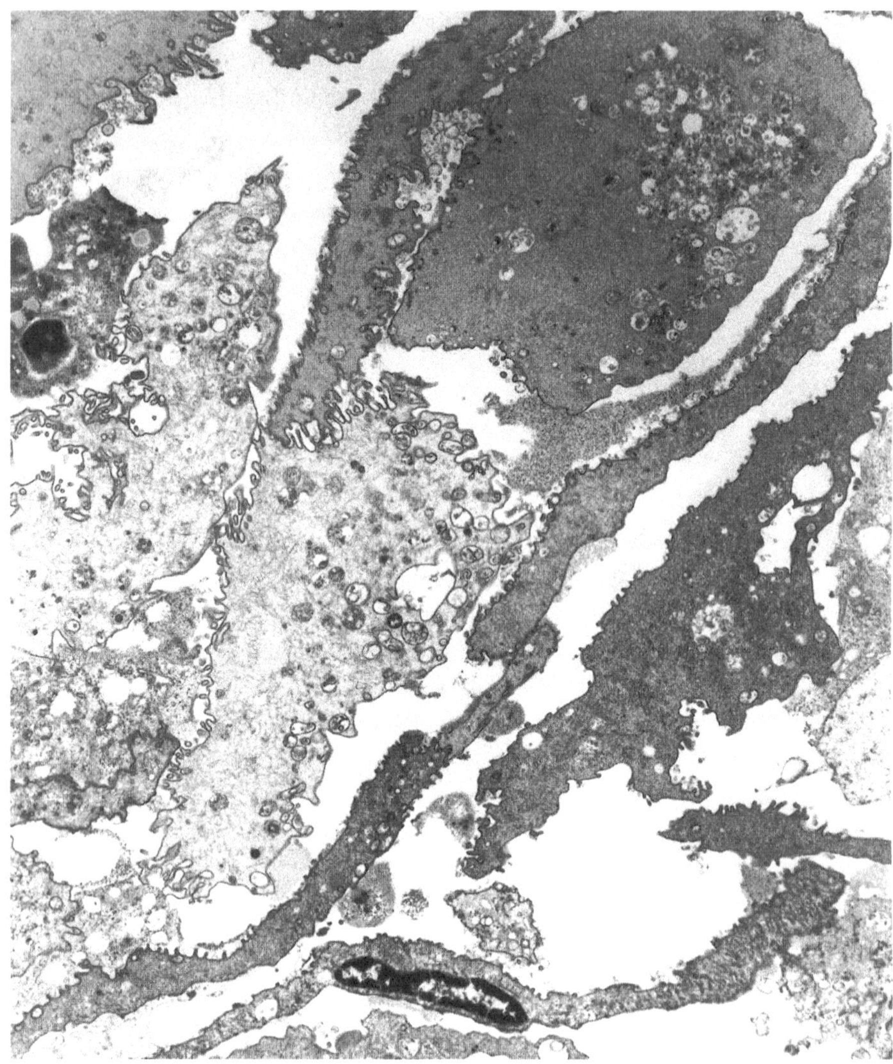

Abb. 85. Ultrastruktur vom abgelösten Epithel in der Lichtung einer Keratozyste: Die Interzellularkontakte sind weitgehend gelöst. Im Zytoplasma eine Homogenisierung und Verdichtung der zytoplasmatischen Matrix. Nur vereinzelt erhaltene Zellkerne. Vesikuläre Umwandlung der Zellorganellen. Transmissionselektronenmikroskopische Aufnahme × 7200

10. und nach dem 60. Lebensjahr selten. Sie werden im 4. und 6. Lebensjahrzehnt am häufigsten beobachtet. Die follikulären Zysten liegen häufiger im Unter- als im Oberkiefer.

Radiologisch sieht man unscharf begrenzte, fast immer einkammerige, Osteolysen, die je nach Lage zum retinierten Zahn in koronale, laterale und periradikulär, zirkumferenzielle, follikuläre Zysten unterschieden werden können.

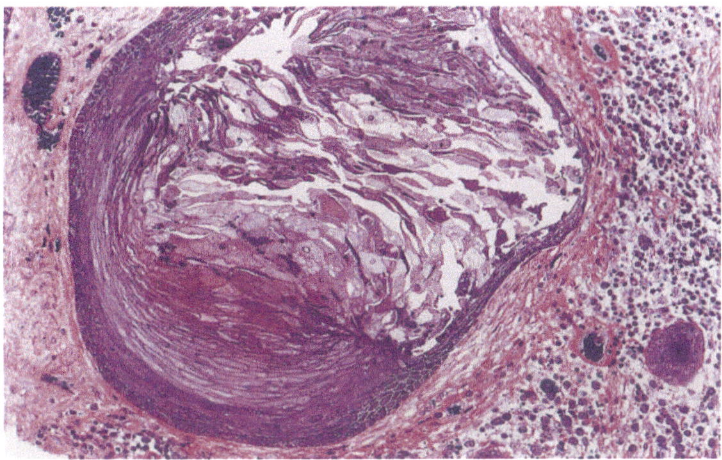

Abb. 86. Tochterzysten in der Umgebung einer größeren Keratozyste: In der größeren Zyste Ausfüllung der Lichtung mit abgelösten Hornschollen. In der Umgebung eine deutlich ausgeprägte entzündliche Reaktion. Semidünnschnitt. Basisches Fuchsin u. Methylenblau ×150

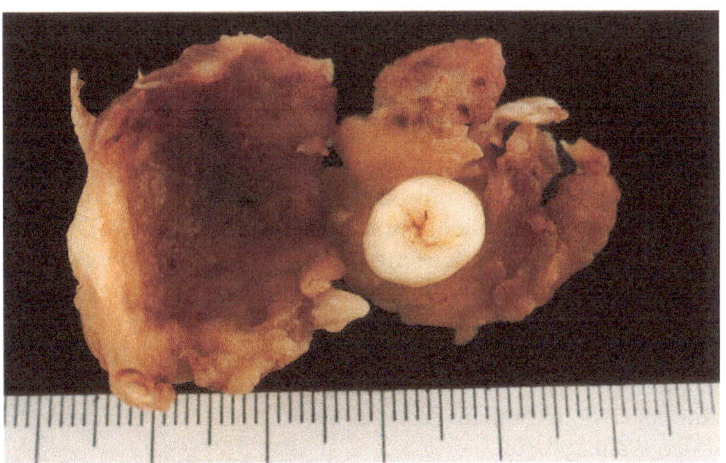

Abb. 87. Eröffnete follikuläre Zyste im Bereich eines Molaren: Unterschiedlich dicke Zystenwand. In der Lichtung bräunliches, bröckeliges Material

Befindet sich der Zahn im Durchbruch, so dehnt sich die Zyste marginal am Kieferknochen oder schon submuköse aus (sog. Durchbruchzyste).

In den seltenen Fällen mit mehrkammerigen Zysten ist differentialdiagnostisch in erster Linie an ein Ameloblastom oder an eine Keratozyste zu denken. Beide Läsionen können aber auch einkammerig vorkommen, so daß die Abgrenzung nicht möglich ist. Bei unscharfer Zystenbegrenzung kommt das gesamte

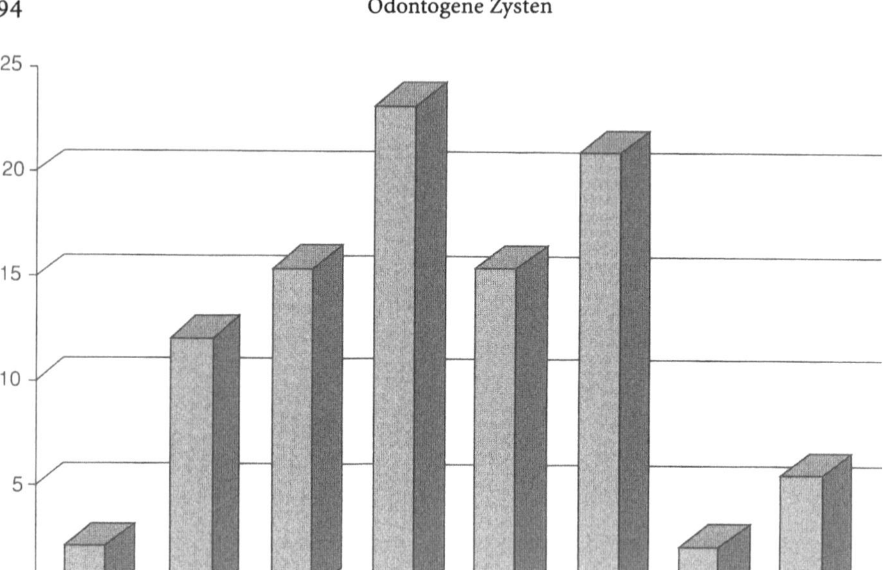

Abb. 88. Altersverteilung der follikulären Zyste in Prozent zwischen der Geburt und dem 80. Lebensjahr in den angegebenen Altersstufen

Spektrum der osteolytischen Kieferknochenläsionen infrage. In diesen Fällen kann erst die histologische Beurteilung die Diagnose endgültig klären.

Da der Entwicklung der radikulären und follikulären Zysten ähnliche histogenetische Mechanismen zugrunde liegen, ist eine differentialdiagnostische, histomorphologische Unterscheidung beider Zystenformen in der Regel nicht möglich. Die Zuordnung der Zystenentwicklung und der einzelnen Zystenformen erfolgt nach der WHO-Klassifikation (Kramer et al. 1992) aufgrund topographischer Beziehungen der Hohlraumbildungen zum Zahn und zum Zahnfollikel (Abb. 87), die allerdings nach der operativen Entnahme des Materials meistens nicht mehr zu ermitteln ist. Die Beziehung zwischen Aktivität der entzündlichen Reaktion in der Zystenwand und der Epithelproliferation bestimmt den Wandaufbau.

Die Schichten der Zystenwand und die Anordnung und Ausprägung des Epithels unterscheidet sich in Arealen mit und ohne Entzündung. In Arealen, in denen die Aktivität der entzündlichen Reaktion nur gering ausgeprägt ist, ist ein flaches, in 3–5 Lagen angeordnetes, nicht verhornendes Plattenepithel als Innenauskleidung des Hohlraumes ausgebildet (Abb. 89). Es handelt sich um wenig ausdifferenzierte Plattenepithelzellen. Unter diesem Epithel liegt in der lockeren Bindegewebszone vereinzelt isoliertes, zweischichtig angeordnetes, gelegentlich aufgezweigtes odontogenes Epithel. Das relativ faserarme und wenig gegliederte Bindegewebe enthält einzelne Kapillaren. Die Fibroblasten zeigen eine deutlich ausgeprägte Aufzweigung des Zytoplasmas.

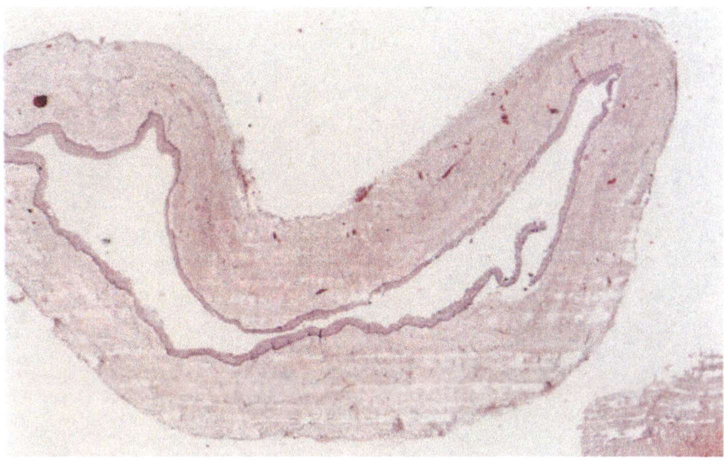

Abb. 89. Follikuläre Zyste: Auskleidung der Zystenlichtung mit flachem Plattenepithel. Außen eine gleichmäßig breite Bindegewebszone ohne entzündliche Reaktion. HE × 10

In Abschnitten mit stark ausgeprägter Aktivität der entzündlichen Reaktion sind breite Zonen aus Granulationsgewebe ausgebildet, das unter dem girlandenartig angeordneten Epithel mit schmalen, aufgezweigten Reteleisten liegt. Am Epithel, das etwas breiter sein kann als in Zonen ohne entzündliche Reaktion, ist eine Durchwanderung mit Entzündungszellen zu beobachten. Im Epithel können Differenzierungen zu respiratorischem Epithel mit Ausbildung von Zilien- und Becherzellen vorkommen. Diese Differenzierung zu Flimmerepithel kann relativ breite Flächen der Zystenwandauskleidung ausmachen. Sie ist nicht nur bei einer Lokalisation der follikulären Zysten im Oberkiefer, sondern auch im Unterkiefer zu beobachten, so daß eine Ableitung dieser epithelialen Auskleidung aus versprengten Anteilen des Kieferhöhlenepithels nicht möglich ist (Abb. 90–92). Die Differenzierung ist wahrscheinlich durch den embryonalen Charakter der Epithelstruktur zu erklären.

Cholesterin- und Hämosiderinablagerungen kommen in den äußeren Bindegewebszonen und vor allem im Bereich der Granulationsgewebsbildungen wie bei den radikulären Zysten vor. Dabei sind Aggregationen von Fremdkörperriesenzellen mit Einschlüssen von Cholesterinkristallen in unterschiedlich breiten Komplexen zu beobachten.

6.6.3 Durchbruchszysten *(Eruptionszysten)*

Die um die Krone eines durchgebrochenen Zahnes angeordnete Eruptionszyste liegt außerhalb des Kieferknochens im Bindegewebe. Sie erscheint klinisch als blutige Schwellung über einem durchbrechenden Zahn.

Der Hohlraum wird innen von nicht verhornendem Plattenepithel ausgekleidet. Die entzündliche Reaktion in der Zystenwand ist Folge eines okklusalen Traumas und führt zur Epithelproliferation mit deutlicher Epithelverbreiterung.

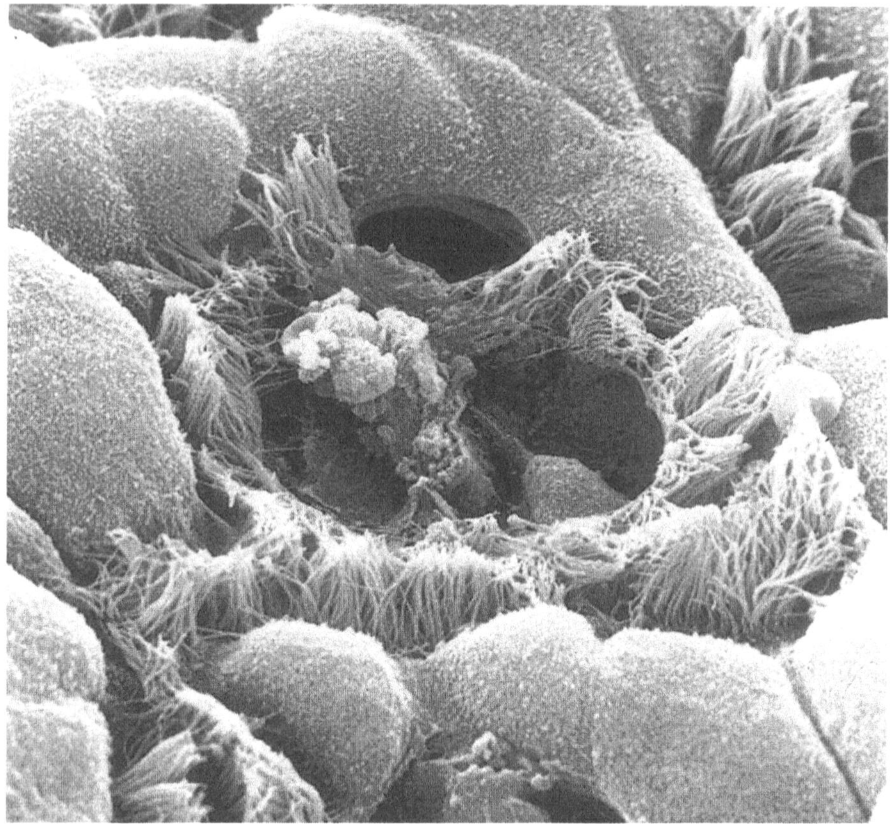

Abb. 90. Differenzierung respiratorischen Epithels in der Auskleidung einer follikulären Zyste: Zwischen breiten Arealen mit plattenepithelialer Differenzierung Komplexe aus Becherzellen und Zilienzellen. Rasterelektronenmikroskopische Aufnahme × 1500

Die Zystenwand ist unter- und oberhalb der Zahnkrone angeordnet. Oberhalb der Zystenwand sind in der Regel Anteile der überkleidenden Gingiva erhalten. Die Wand der Zyste wird innen von mehrschichtigem Plattenepithel ausgekleidet, das unterschiedlich breite, z. T. weit in die benachbarten Bindegewebszonen reichende Zapfen aufweisen kann. Im Bereich entzündlicher Veränderungen in der Wand kann eine Epithelverdickung auftreten.

6.6.4 Gingivale Zysten

Bei Kindern können aus Epithelresten der Mukosa kleine Zysten entstehen. Die Veränderungen bestehen in der Regel bereits bei der Geburt und sind selten nach dem 3. Lebensjahr zu beobachten. Die weißen oder gelblichen, knötchenförmigen Gebilde liegen in der Mukosa des Alveolarkamms. Eine dünne Schicht aus Plattenepithel kleidet den Hohlraum aus. Das Epithel kann parakeratotische

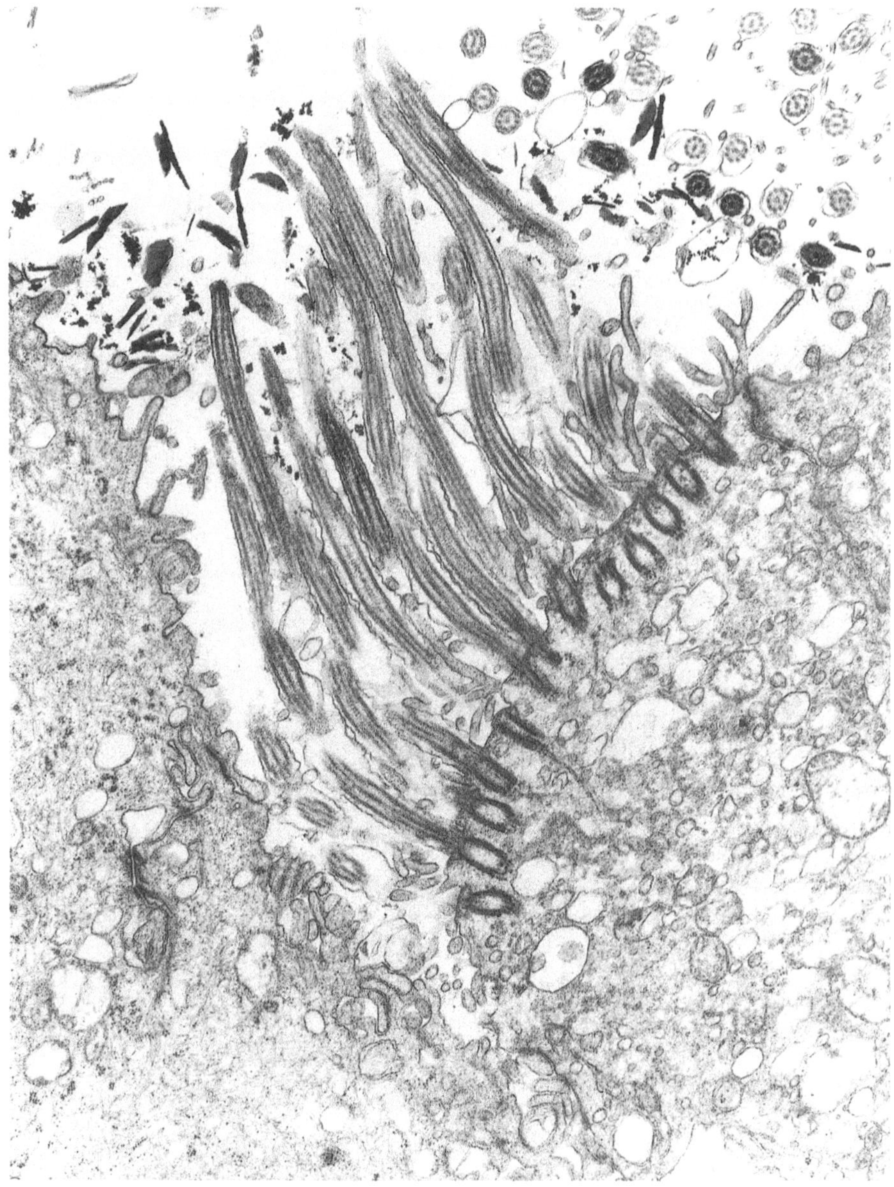

Abb. 91. Ultrastruktur einer angeschnittenen Zilienzelle im Zystenepithel: Die Zilien haben die typische Innenstruktur mit zentralen und peripheren Tubuli. Im apikalen Anteil des Zytoplasmas gleichmäßige Struktur der Basalkörper. Transmissionselektronenmikroskopische Aufnahme × 7000

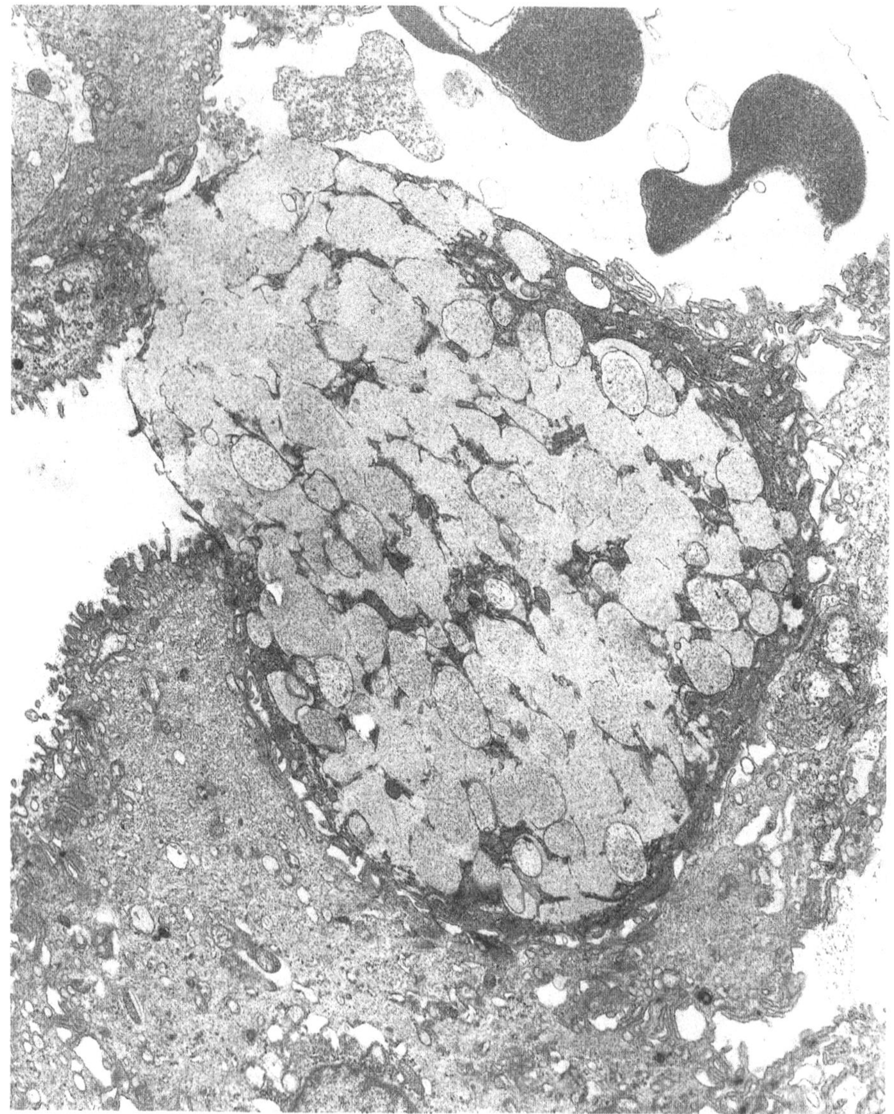

Abb. 92. Anschnitt einer Becherzelle im Zystenepithel: im Zytoplasma typische, in den oberen Abschnitten der Zelle konfluierende Prosekretvesikel. Ausscheidung des Sekretes in die Zystenlichtung. Transmissionselektronenmikroskopische Aufnahme × 3800

Verhornungen aufweisen. Abgeschilferte Epithelzellen füllen die Lichtung des Hohlraums aus.

Die gingivale Zyste bei Erwachsenen entwickelt sich aus persistierendem odontogenem Epithel im Bereich der Attached-Gingiva oder in den Interdentalpapillen auf der fazialen Seite, am häufigsten im Seitenzahn- und Prämoralenbereich des Unterkiefers (BUCHER u. HANSEN 1979).

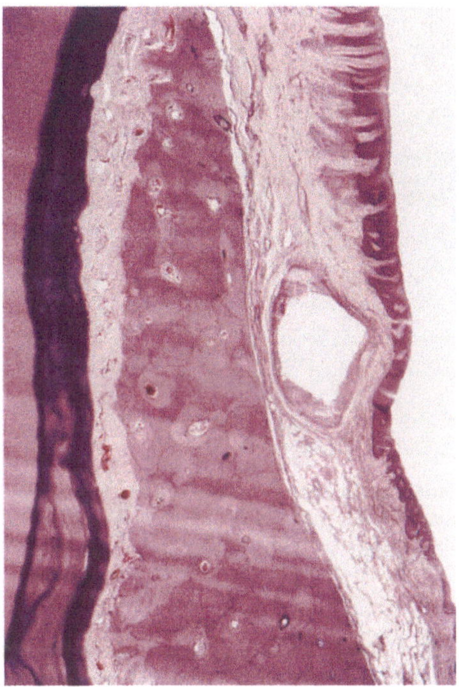

Abb. 93. Gingivale Zyste: Im Bindegewebe unter dem Gingivaepithel angeordnete Zystenbildung. Der Hohlraum ist mit nicht verhornendem Plattenepithel ausgekleidet. HE × 20

Die Zystenwandauskleidung wird von unterschiedlich breitem Plattenepithel oder von kubischem Epithel gebildet, in dem unterschiedlich breite Epithelverdickungen auftreten können (Abb. 93).

6.6.5 Kalzifizierende odontogene Zysten

Gorlin et al. (1962) beschrieben die kalzifizierende odontogene Zyste als eine selten auftretende Sonderform der Zystenbildungen, die sich im Gegensatz zu den übrigen Zysten wie eine echte Neoplasie verhält (s. odontogene Tumoren, Kap. 7.1.9) und die nach dem Aufbau enge Beziehungen zur Keratozyste und zum Ameloblastom aufweist.

Die Veränderung ist durch ein langsames, schmerzloses Wachstum gekennzeichnet. Die überwiegende Zahl der beschriebenen Fälle zeigt eine Ausbreitung im Kieferknochen. In einzelnen Fällen ist eine extraossäre Entstehung und Ausbreitung beobachtet worden. Diese Zystenform kommt bevorzugt vor dem 40. Lebensjahr vor und entwickelt sich überwiegend im Unterkiefer im Bereich des 1. Molaren. Die radiologischen Befunde zeigen meist einkammrige, scharf begrenzte Osteolysen, die in einem Viertel der Fälle im Zusammenhang mit retinierten Zähnen stehen.

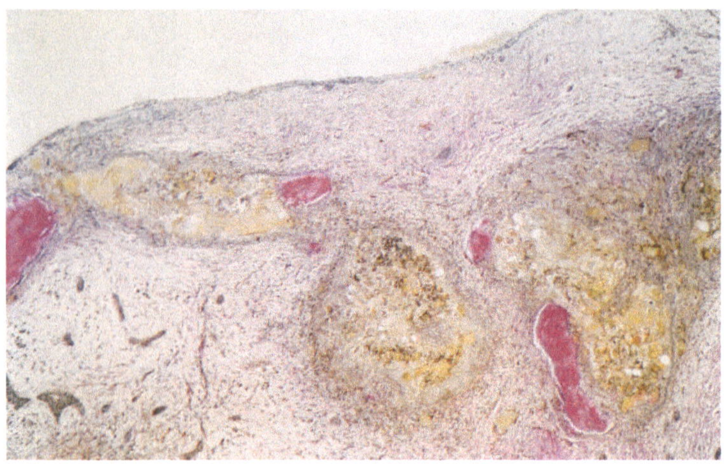

Abb. 94. Kalzifizierende odontogene Zyste: In der Wand der Hohlräume unterschiedlich große Komplexe aus verhornendem Plattenepithel mit unregelmäßigen Verkalkungen. In der Umgebung des Epithels Granulationsgewebe und Bildung von kollagenfaserreichem Bindegewebe. Van Gieson × 80

Im Gegensatz zu den Keratozysten, die gewöhnlich innerhalb des Knochenmarks wachsen, findet sich in der Mehrzahl der Fälle eine Knochenauftreibung. Ein Durchbruch in die Weichteile ist ebenfalls häufiger zu beobachten. Bei entsprechender Größe kommen Verlagerungen des Mandibularkanals und der Zähne oder auch Wurzelresorptionen vor.

Präoperativ werden diese Zysten (Nagao et al. 1983) aufgrund der Symptomatik und der Röntgenveränderungen meistens nicht diagnostiziert. Da sie häufig mit retinierten Zähnen oder Odontomen assoziiert sind, ist eine Abgrenzung zu follikulären Zysten und den Odontomen schwierig. Für die Planung der Therapie ist die Abgrenzung dieser Veränderung zum Ameloblastom besonders bedeutungsvoll. Wegen der ähnlichen röntgenologischen Veränderungen ist die endgültige differentialdiagnostische Abgrenzung nur aufgrund der histologischen Untersuchung nach der Operation möglich.

Es besteht meistens ein Hohlraum mit unterschiedlich breiter Epithelauskleidung. Selten treten solide Gewebsmassen auf (Abb. 94). Das Plattenepithel der Zystenauskleidung zeigt eine deutlich abgrenzbare Basalzellschicht aus zylindrischen, palisadenartig angeordneten Zellen, an die sich eine weitmaschige, retikulär angeordnete Epithelformation mit weiten Interzellularspalten anschließt. Im Epithel sind unterschiedlich große Komplexe aus nur schattenhaft abgrenzbaren, scholligen, verhornten Epithelzellen angeordnet (Abb. 95). Im Epithel kommen in unregelmäßiger Anordnung Verkalkungszonen vor. Sie beruhen auf einer kontinuierlichen Kalkinkrustation der in Verhornung stehenden Plattenepithelzellen. Die Lichtung der Hohlräume kann mit z. T. verkalkten Hornmassen ausgefüllt sein. Dentinähnliche Bildungen von Zahnhartsubstanz kommen vor und vereinzelt können zahnähnliche Strukturen wie beim Odontom beobachtet werden. In der äußeren anschließenden Bindegewebszone ist

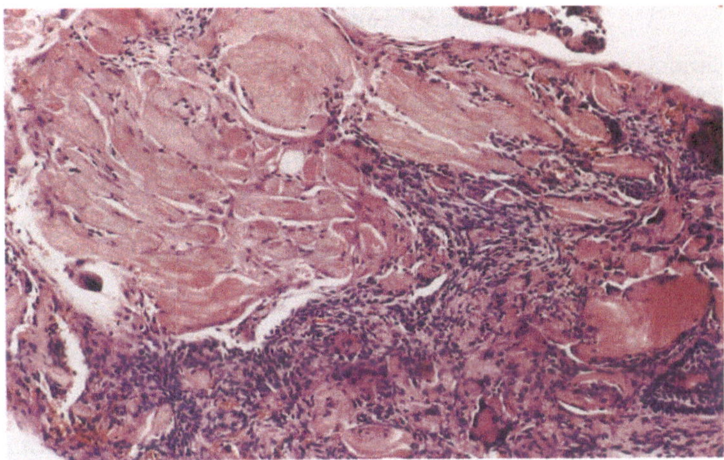

Abb. 95. Schattenzellen „ghost cells" im Zystenepithel der kalzifizierenden odontogenen Zyste: Angeordnete nur schattenhaft erkennbare kernlose Plattenepithelzellen. Dazwischen wechselnd zellreiches Granulationsgewebe. HE × 180

Granulationsgewebe mit unterschiedlich ausgeprägter Fremdkörperreaktion entwickelt.

Es wird angenommen, daß die Zystenbildung eine dysontogenetisch bedingte, von der Zahnanlage ausgehende, neoplastische Veränderung darstellt, die als Sonderform der odontogenen Zysten mit einer besonderen Beziehung zum Ameloblastom aufzufassen ist. Die Veränderung verhält sich klinisch gutartig und zeigt nur eine geringe Rezidivneigung.

6.6.6 Paradentale Zysten

Paradentale Zysten sind selten. Sie entwickeln sich am Zahnhals lateral der Zahnwurzel auf dem Boden von Entzündungen der paradontalen Tasche aus odontogenem Epithel im oberflächlichen Anteil des peridontalen Ligamentes am vitalen Zahn (Craig 1976). Paradentale Zysten finden sich am häufigsten an unvollständig durchgebrochenen Zähnen und am distalen Parodontium der unteren Weisheitszähne, an denen häufig eine perikoronare Entzündung abgelaufen ist. Die Zysten umschließen nicht die gesamte Krone. Sie haben eine enge Beziehung zu den lateralen follikulären Zysten. Ähnliche Zysten, die an der bukkalen Oberfläche der Mandibula des 1. Molaren bei Kindern zwischen dem 6. bis 7. Lebensjahr entstehen, werden als „infektiöse mandibuläre bukkale Zysten" (Kramer et al. 1992) beschrieben.

Die computertomographische Untersuchung der Zysten bietet nach der üblichen radiologischen Diagnostik, die die Lagebeziehung der Hohlraumbildung aufdeckt, keine weitergehende Information der meist kleinen Zystenbildungen.

Der histologische Aufbau der durch Entzündungen bedingten paradontalen Zysten entspricht dem der radikulären Zysten.

6.6.7 Glanduläre odontogene Zysten

Die glanduläre odontogene Zyste bildet eine Veränderung des zahntragenden Kieferknochens, die von kubischem und zylindrischem Epithel gebildet wird. Im Epithel können Zonen vorkommen, in denen drüsenartige Lichtungen bestehen. Die langsam wachsende Läsion, die eine beträchtliche Größe erreichen kann, ist bisher nur in einzelnen Fällen beschrieben worden. Im Epithel der Zystenwandauskleidung sind Zilienzellen und schleimbildende Zellen angeordnet. Im Epithel kommen kryptenartige Vertiefungen und zystische Hohlräume vor.

6.6.8 Zysten im Rahmen von Fehlbildungssyndromen

Auf das gleichzeitige Auftreten von Hautveränderungen und Skelettanomalien mit dysontogenen Kieferzysten wurde erstmals von Gorlin u. Golz (1960) hingewiesen. Inzwischen ist eine große Variationsbreite der Manifestationsformen beschrieben worden (Donatzky et al. 1976). Es treten naevoide Hautveränderungen auf, aber auch multiple, scharf abgesetzte Hauteinsenkungen mit einer Verschmälerung der Epidermis (Abb. 96, 97) und einer Entwicklung von Basalzellepitheliomen (Abb. 98; Morgenroth u. Machtens 1979).

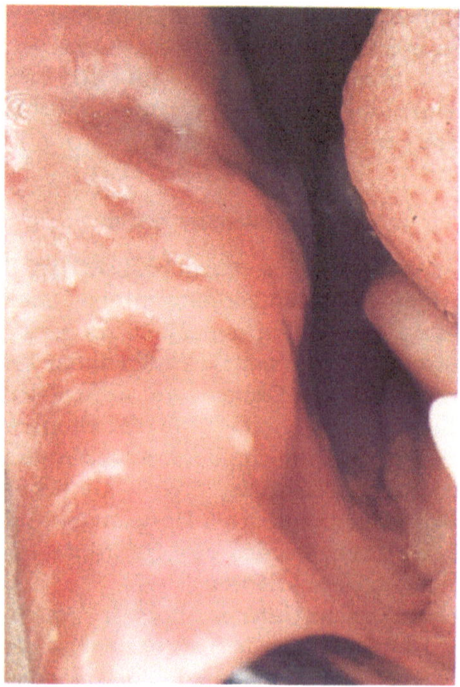

Abb. 96. Symptomkomplex mit Hautveränderungen und multiplen Keratozysten: In der Lippenschleimhaut scharf begrenzte flache Einsenkungen bei einem 9jährigen Jungen

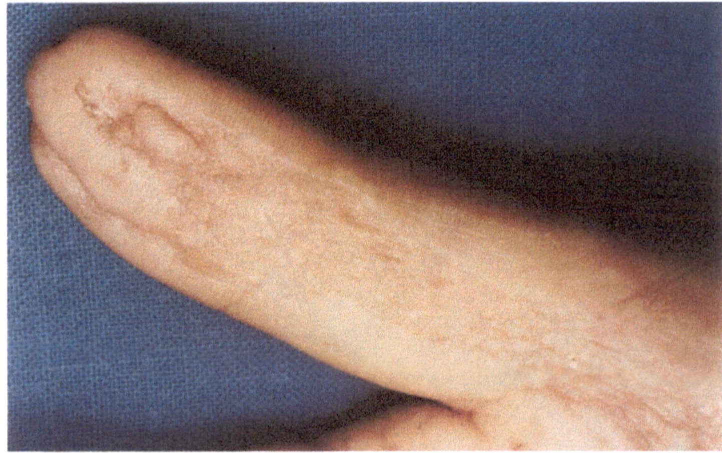

Abb. 97. Hautveränderungen bei einem Symptomkomplex mit Entwicklung multipler Keratozysten: flächenhafte Hauteinsenkungen an der Haut der Extremitäten und des Rumpfes

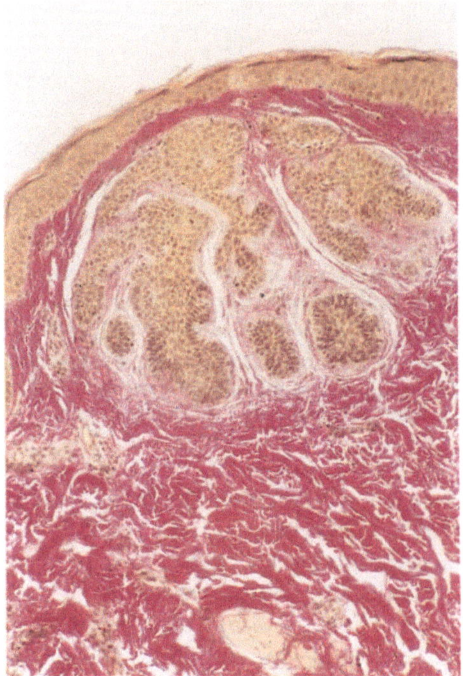

Abb. 98. Hautveränderungen bei einem Symptomkomplex mit multiplen Keratozysten: Rezidivierend Bildung solider Basaliome in der Haut verschiedener Körperregionen im Kindesalter beginnend. Van Gieson × 60

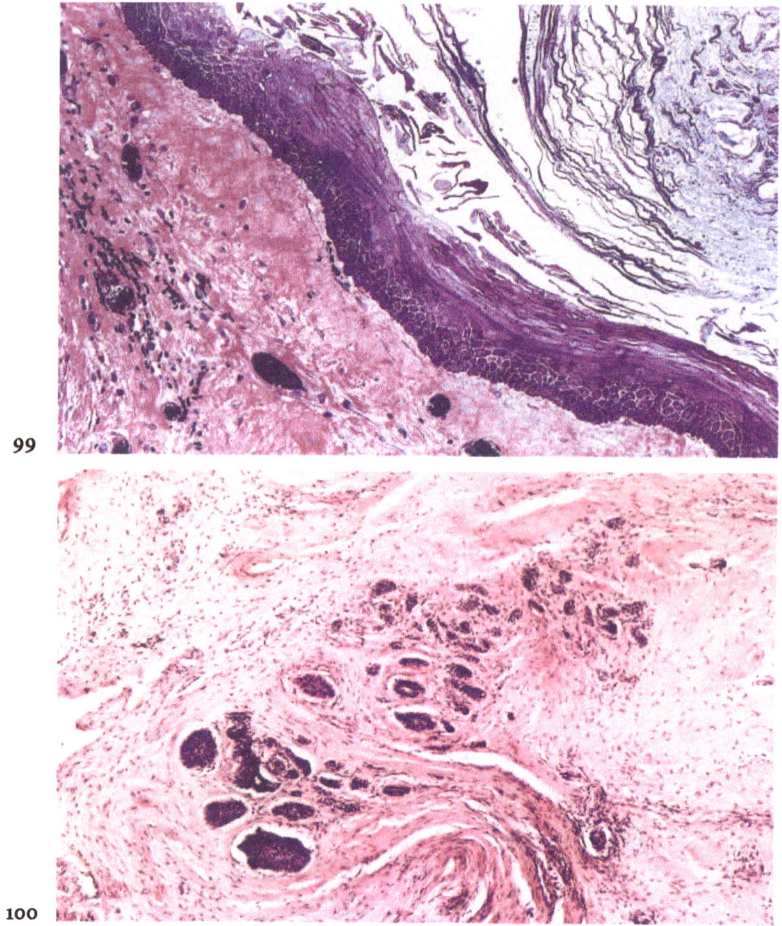

Abb. 99. Keratozyste bei Gorlin-Golz-Syndrom: Typisch ausdifferenziertes parakeratotisch verhornendes Plattenepithel. Außen faserreiche, zellarme Bindegewebszone. Deutlich abgrenzbare Basalzellschicht. Semidünnschnitt. Basisches Fuchsin u. Methylenblau × 280

Abb. 100. Entwicklung eines Basalioms in der Umgebung einer Keratozyste: In der faserreichen Bindegewebszone der Zystenwand aufgezweigte Epithelkomplexe aus Basalzellen, die sich aus der Basalzellschicht des Zystenepithels entwickeln. HE × 120

Die Kieferzysten werden von Plattenepithel ausgekleidet, das eine Differenzierung wie in der embryonalen Haut aufweist (Abb. 99). Im Epithel können mehr oder minder ausgeprägte Verkalkungen ausgebildet sein. In der Umgebung der Zysten können Basaliome auftreten, die die gleiche Struktur wie in der Haut aufweisen (Abb. 100). Die Ausbreitung und Anordnung der Veränderungen läßt den Schluß zu, daß es sich um eine ektodermale Differenzierungsstörung in der Frühphase der embryonalen Entwicklung handeln muß. Exogene Faktoren, die für diesen Prozeß verantwortlich zu machen wären, konnten bisher nicht ermittelt werden.

6.7 Nicht odontogene Kieferzysten

Aus der embryonalen Entwicklung von Gesicht und Kiefer können im Bereich ehemaliger Epithelleisten, Epithelmauern, primärer Gesichtsfurchen und Gesichtsspalten Epithelreste in der Tiefe des Gewebes zurückbleiben. Diese Epithelanteile können – durch spätere Entzündungsreize zur Proliferation – angeregt Ausgangsgewebe für Zysten bilden. Diese Zysten werden nach ihrer Lokalisation unterschieden: radikuläre Zysten, follikuläre Zysten, Primordialzysten, desmodontale Zysten, Gingivazysten.

Nasopalatinale Zysten entstehen aus Resten der Hochstetter-Grenzplatte bzw. Resten des Tractus naso-palatinus, die sich an den Nahtstellen des sekundären Gaumens nicht vollständig zurückgebildet haben. Die Epithelauskleidung kann aus Plattenepithel oder aus Flimmerepithel bestehen.

7 Odontogene Tumoren

Die Geschwülste des Kieferbereiches sind insgesamt selten. Sie können von dem ektodermalen und vom mesenchymalen Anteil der Zahnanlage ausgehen. Unter ihnen überwiegen die mesodermalen Formen bei weitem. In der Regel enthalten sie beide Komponenten, wobei im epithelialen Tumor neben den epithelialen Anteilen auch immer eine mesenchymale Komponente enthalten ist (Tabelle 5).

7.1 Gutartige odontogene Tumoren

Wie bei den Geschwülsten anderer Körperregionen wird die Einteilung der odontogenen Tumoren in gutartige und bösartige Tumorformen vorgenommen.

Der überwiegende Anteil der odontogenen Tumoren verhält sich klinisch gutartig. Sie können aber eine örtlich infiltrierende Ausbreitung und eine gewisse Neigung zu Rezidiven zeigen. Diese Gesichtspunkte müssen bei der Planung der operativen Therapie dieser Erkrankungen berücksichtigt werden. In seltenen Fällen kann eine bösartige Transformation auftreten, die sich in einer metastatischen Tumorausbreitung zeigen kann, ohne daß an dem Primärtumor die allgemein gültigen Kriterien für das maligne Tumorwachstum ermittelt werden können. In anderen Fällen sind diese Charakteristika jedoch auch erkennbar und für die prognostische Beurteilung zu verwerten.

7.1.1 Ameloblastom

Das Ameloblastom ist ein gutartiger, aber lokal invasiv wachsender Tumor, der aus proliferierendem odontogenem Epithel mit einem fibrösen Stroma besteht (Gorlin 1970; Lentrodt u. Gundlach 1978; Lucas 1984; Reichart 1979; Schmidseder u. Hausamen 1975).

Die Geschwulst stellt etwa 1% aller Tumoren und Zysten der Kieferknochen. Sie ist jedoch der häufigste epitheliale odontogene Tumor.

Das Ameloblastom kommt in allen Lebensaltersstufen, bevorzugt jedoch im jüngeren und mittleren Erwachsenenalter vor. Der Altersgipfel liegt zwischen dem 3. und 5. Lebensjahrzehnt, im Durchschnitt im 36. Lebensjahr (Reichart et al. 1995).

Männer sind etwas häufiger betroffen als Frauen. In manchen Teilen Afrikas ist das Ameloblastom besonders häufig. Es sind vor allem jüngere Frauen betroffen.

Tabelle 5. Klassifikation der odontogenen Geschwülste nach WHO (Kramer et al. 1992)

Gutartige odontogene Tumoren	Bösartige odontogene Tumoren
Tumoren aus odontogenem Epithel ohne odontogenes Ektomesenchym	*Odontogene Karzinome*
Ameloblastom Plattenepithelialer odontogener Tumor Kalzifizierender odontogener Tumor (Pindborg-Tumor) Odontogener Klarzelltumor	Malignes Ameloblastom Primäres intraossäres Karzinom Maligne Varianten anderer odontogener epithelialer Tumoren Maligne Tumoren in odontogenen Zysten
Odontogene epitheliale Tumoren mit odontogenem Ektomesenchym	
mit oder ohne Zahnhartsubstanzbildung Ameloblastisches Fibrom Ameloblastisches Fibrodentinom (Dentinom) Odontoameloblastom Adenomatoider odontogener Tumor Kalzifizierende odontogene Zyste Komplexes Odontom Compoundodontom	
Odontogene ektomesenchymale Tumoren mit oder ohne Einschluß von odontogenem Epithel	*Odontogene Sarkome*
Odontogenes Fibrom Myxom (odontogenes Myxom, Myxofibrom) Gutartiges Zementoblastom (Zementoblastom, echtes Zementom)	Ameloblastisches Fibrosarkom (ameloblastisches Sarkom) Ameloblastisches Fibrodentinosarkom und ameloblastisches Fibroodontoblastom Odontogenes Karzinosarkom

Beim peripheren Ameloblastom konnte eine HPV 16/18-Infektion nachgewiesen werden (Kahn 1992). Eine Geschlechtsprädisposition, außer in Afrika, ist nicht zu beobachten (El-Mofty et al. 1991). Auch das unizystische Ameloblastom tritt gleich häufig bei beiden Geschlechtern auf. Der Altersgipfel liegt zwischen der 2. und 3. Lebensdekade (Haug et al. 1990).

Über 80% der Tumoren entwickeln sich im Unterkiefer. Hier liegen die Tumoren zu 70% im Molarenbereich und im aufsteigenden Ast des Unterkiefers, in 20% im prämolaren Bereich und in 10% im Bereich der Schneidezähne. 18% der Ameloblastome treten in der Maxilla auf und können aufgrund des infiltrierenden Wachstums lebensbedrohlich sein. Bei 2% der Tumoren handelt es sich um ein peripheres Ameloblastom. Diese Ameloblastome sind extraossär lokalisiert und kommen überwiegend im Bereich der mandibulären und maxillären lingualen Gingiva (Monson et al. 1990) vor. Das unizystische Amelo-

101 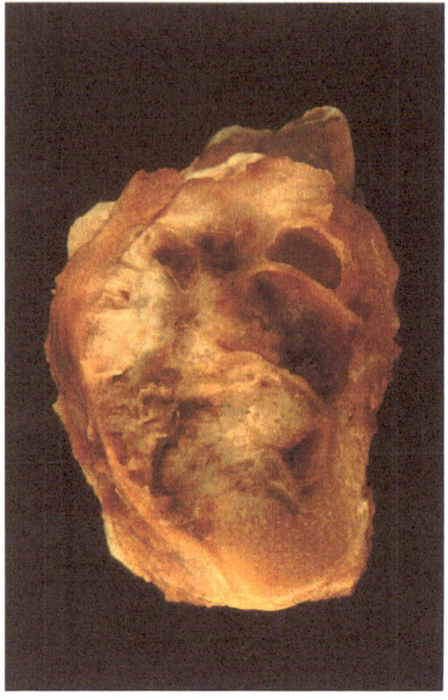

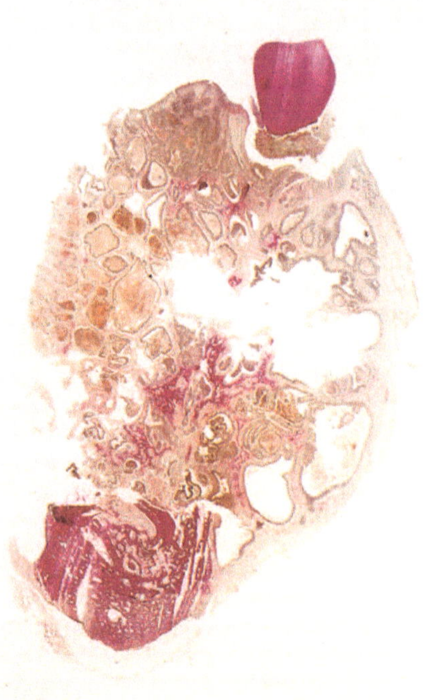 102

Abb. 101. Im Unterkiefer und im Bereich des aufsteigenden Astes entwickeltes Ameloblastom, das den größten Anteil des Knochenquerschnittes einnimmt. An der Basis nur geringer Rest des Knochengewebes

Abb. 102. Ausbreitung des Ameloblastoms mit weitgehender Zerstörung des Kieferknochens. Am Rand des Tumors Ausbildung einzelner Zysten. Van Gieson × 2

blastom ist am häufigsten im Bereich der posterioren Mandibula lokalisiert und ist in der Regel asymptomatisch (Haug et al. 1990).

Makroskopisch liegt das Ameloblastom meist als zentrale Kiefergeschwulst im Knocheninnern (Abb. 101). Der Tumor hat eine grau-weiße oder grau-gelbe Schnittfläche. Es können zahlreiche Zysten bis zu einem Durchmesser von 2 cm ausgebildet sein. Daneben kommen breite solide Tumorabschnitte vor. Die innen glatten Zysten enthalten gelatinöses Material (Abb. 102). Der Tumor entwickelt sich nicht selten im Bereich retinierter Zähne. Das periphere Ameloblastom bildet sich als asymptomatischer, pink-roter fester Knoten, der sekundär den darunter liegenden Knochen infiltriert (Monson et al. 1990).

Histologisch zeigen das primär intraossär wachsende und das periphere Ameloblastom den gleichen histologischen Aufbau.

Mikroskopisch kann die epitheliale Komponente verschiedene Differenzierungen aufweisen. Danach werden folgende Formen des Tumors unterschieden:

Follikuläres Ameloblastom: Die follikuläre Variante macht etwa $^1/_3$ der Ameloblastome aus (Reichart et al. 1995). Das Epithel ist in unterschiedlich großen

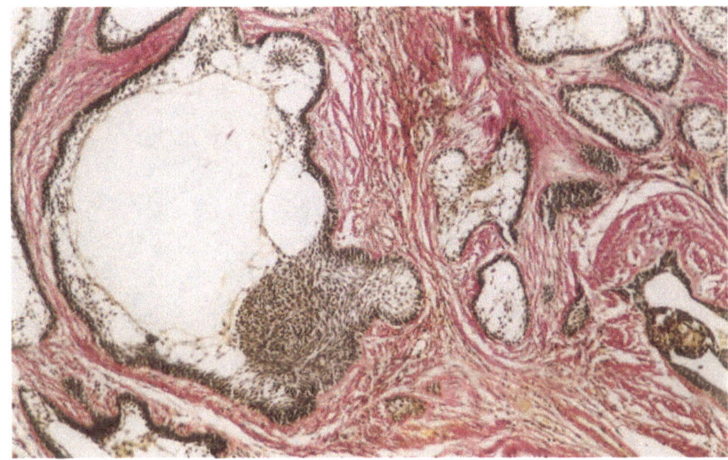

Abb. 103. Follikuläres Ameloblastom: Unterschiedlich breite Epithelkomplexe und Epithelinseln mit einer gleichmäßigen aus zylindrischen und kubischen Zellen aufgebauten Basalzellschicht. Im Inneren eine netzförmig angeordnete Epithelfomation aus verzweigten retikulär angeordneten Epithelzellen. Van Gieson × 80

Inseln angeordnet. In den Epithelsträngen liegt eine Innenzone mit einem Netzwerk sternförmig verzweigter Zellen, das der Schmelzpulpa entspricht (Abb. 103). Außen schließt sich eine Lage aus geordneten Epithelzellen an, die eine kubische bis zylindrische Form aufweisen und chromatinreiche, ovale, meist basal angeordnete Zellkerne enthalten. Gewöhnlich treten in den Epithelsträngen Zystenbildungen auf.

Plexiformes Ameloblastom: Etwa 1/3 der Ameloblastome zeigen ein plexiformes Wachstumsmuster (Reichart et al. 1995). Das Epithel des Tumors ist in unregelmäßigen Arealen oder einem Netzwerk von Epithelsträngen geordnet (Abb. 104). Jeder Strang besteht aus kubischen bis zylindrischen Zellreihen mit einer nur gering ausgebildeten Innenzone aus sternförmig verzweigten Zellen, die geringer ausgebildet ist als beim follikulären Ameloblastom. Zystenbildungen können vorkommen. Sie sind aber eher als zystische Degeneration des Stromas und nicht als zystische Umwandlung der epithelialen Komponente aufzufassen.

Das *akanthotische Ameloblastom* ist durch die Differenzierung von Plattenepithel z.T. mit Verhornungen in den Epithelkomplexen gekennzeichnet. Der Aufbau entspricht sonst dem des follikulären Ameloblastoms (Abb. 105).

Im *Basalzelltyp des Ameloblastoms* kann eine große Ähnlichkeit mit dem Basaliom der Haut beobachtet werden. Die differentialdiagnostische Abgrenzung zum intraossären adenozystischen Karzinom kann schwierig sein.

Der *Granularzelltyp des Ameloblastoms* macht etwa 3–5% (Siar et al. 1990) der Ameloblastome aus und zeigt eine granuläre Transformation der Epithelzellen. Gelegentlich kommen Tumoren vor, die nur aus solchen granulär transformierten Epithelzellen bestehen. Die Zellen sind groß, kubisch oder rund.

104

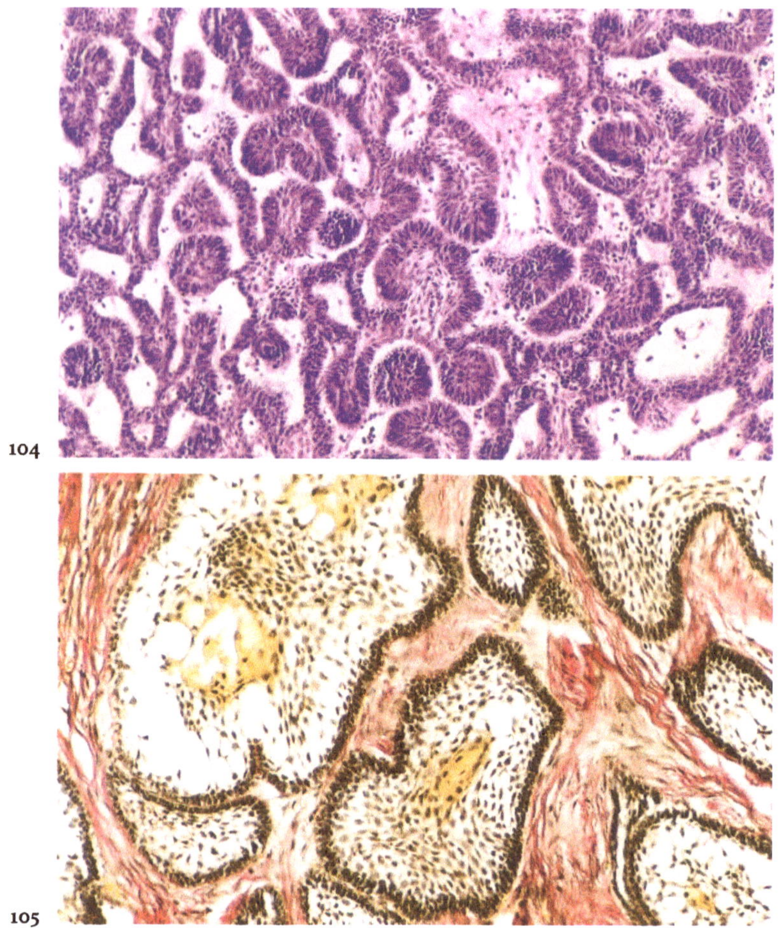

105

Abb. 104. Plexiformes Ameloblastom: Verzweigte relativ gleichmäßig breite Epithelstränge. Breite Basalzellschicht aus kubischen und zylindrischen Zellen. Schmale Innenschicht aus gleichmäßig großen aufgezweigten Epithelzellen. HE × 140

Abb. 105. Akanthotisches Ameloblastom: In den Epitlhelsträngen plattenepitheliale Differenzierung mit einzelnen Verhornungen. Sonst typisch ausgebildete Innenzone. Van Gieson × 280

Ihr breiter Zytoplasmaanteil ist mit azidophilen Granula gefüllt (Abb. 106). Immunhistochemisch weisen diese Zellen eine positive Reaktion gegenüber Zytokeratin und S-100-Protein auf, während die Reaktionen gegenüber Desmin und Vimentin negativ sind (Siar u. Ng-Kh 1993a).

Zu den seltenen Varianten gehört das *Hämangioameloblastom* (angiomatöse Ameloblastome), das zahlreiche weite Blutgefäße enthält. Der Bindegewebsanteil zwischen Epithel und den Bluträumen kann nur gering ausgebildet sein. Die Endothelauskleidung der Blutgefäße kann fehlen, so daß ihre Begrenzung durch das Epithel des Tumors erfolgt.

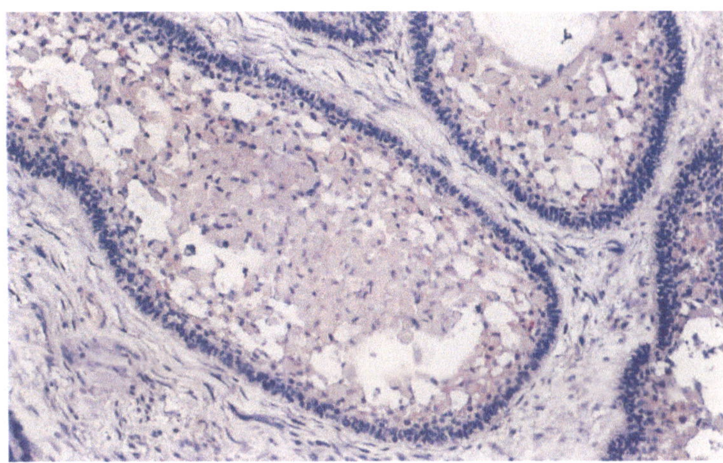

Abb. 106. Granularzelltyp des Ameloblastoms: Granuläre Transformation der Epithelzellen in der Innenzone. Typisch ausdifferenzierte Basalzellschicht aus kubischen und zylindrischen Epithelzellen. Zwischen den Epithelkomplexen gleichmäßig angeordnetes Stroma. Van Gieson × 520

Sehr selten kann ein Ameloblastom mit einem Neurom kombiniert sein. Große, primär intraossär wachsende Ameloblastome können Verbindungen zu Oberflächenepithel bekommen. Ameloblastome können als echte neoplastische Bildungen in der Wand primär nichtneoplastischer odontogener Neubildungen auftreten.

Immunhistochemisch ist in der Basalmembran der Ameloblastome Tenascin und Fibronectin nachweisbar (Nagai et al. 1994). Die epitheliale Zellkomplexe zeigen eine positive Reaktion gegenüber Zytokeratin (Abb. 107), S-100-Protein und Desmin. Die Reaktion gegenüber Vimentin ist negativ (Siar u. Ng-Kh 1993a, b). Auch eine Expression von α1-Antitrypsin, α1-Antichymotrypsin, Transferritin und Ferritin liegt vor (Takahashi et al. 1995). Eine Amelogeninexpression kann ebenfalls beobachtet werden (Mori et al. 1991; Snead et al. 1992).

Unterschiedliche Zytokeratinsequenzen können in den Epithelzellen nachgewiesen werden. Die neoplastischen Zellen des Ameloblastoms weisen eine positive Reaktion gegenüber Zytokeratin 5 und 14 auf. Zentral im retikulären Bereich der Epithelkomplexe besteht eine Koexpression von Zytokeratin 8, 18 und 19. Bei plattenepithelialen Differenzierungen mit und ohne Verhornung konnten die Zytokeratine 1 und 10 nachgewiesen werden (Vigneswaran et al. 1993).

Bei der Reaktion auf S-100-Protein können in unregelmäßiger Verteilung einzelne positive Zellen und Zellgruppen nachgewiesen werden (Abb. 108). Die Zellen sind aufgezweigt. Die Zellfortsätze sind zwischen den übrigen Epithelzellen angeordnet und berühren sich teilweise.

Involucrin, Bindungsstellen für Ulex europeaus agglutinin I (UEA I) sowie b2-Microglobulin sind negativ (Vigneswaran et al. 1993). Beim Vorliegen von dif-

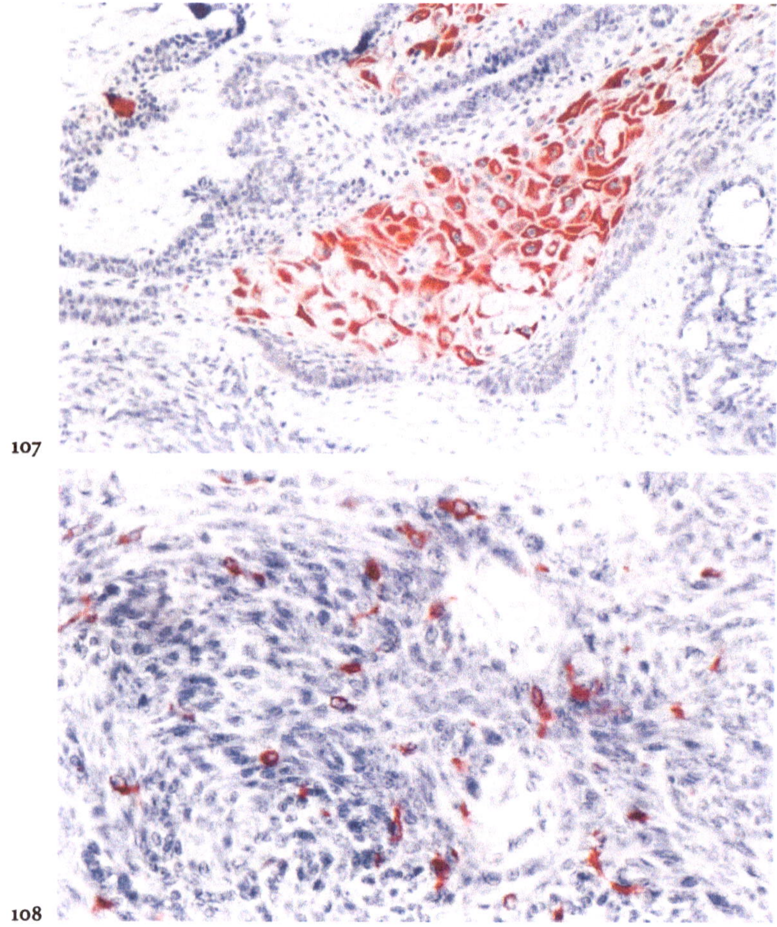

Abb. 107. Follikuläres Ameloblastom: Immunhistochemische Reaktion auf Zytokeratin 19. Nur die innen angeordneten aufgezweigten Zellen zeigen eine positive Reaktion. ABC-Methode ×520

Abb. 108. Immunhistochemische Reaktion auf S-100-Protein am Epithel eines Ameloblastoms. Nur einzelne im Inneren der Epithelstränge angeordnete Zellen mit schmalen Zytoplasmaausläufern eines plexiformen Ameloblastoms reagieren positiv. ABC-Methode ×720

ferenzierten, keratinisierten Zellen kann im einzelnen Fall eine schwach positive Reaktion von Bindungsstellen für UEA I beobachtet werden (Saku et al. 1991).

Bei der Tumorgenese scheint die Akkumulation des Tumorsuppressorgens p53 eine besondere Rolle zu spielen (Slootweg 1995). Auch eine Überexpression des Proto-onkogen-Proteins p21 ras konnte bei den Ameloblastomen nachgewiesen werden (Sandros et al. 1991).

Bei der Entwicklung der Ameloblastome kommt dem „epidermal growth factor receptor" (EGFR) eine Bedeutung zu. Bei den zentral im retikulären Bereich der epithelialen Komplexen liegenden Zellen wurde eine stärkere Expression des EGFR als in den palisadenartig angeordneten Zellen demonstriert. Die Expressionsstärke war bei den palisadenartig angeordneten Zellen unabhängig vom Wachstumsmuster des Ameloblastoms. Die zentralen epithelialen Zellen wiesen bei den follikulären Ameloblastomen eine stärkere Expression des EGFR auf (UENO et al. 1994).

Mit der In-situ-Hybridisierung konnte ermittelt werden, daß in den epithelialen Zellen „bone morphometric protein" (BMP) enthalten ist. Das BMP steht in Relation zur Bildung von Knochengewebe und Dentin (GAO u. YANG 1994).

Flowzytometrisch sind etwa 82% der Ameloblastome diploid. Aneuploidie ist häufiger beim ameloblastischen Karzinom (80%) als beim Ameloblastom zu beobachten und wird als Indikator für eine maligne Potenz angesehen (MULLER et al. 1993).

Ameloblastome sind gutartige Geschwülste. Eine segmentale Resektion der Mandibula oder eine partielle Maxillektomie sind angebracht. Eine Rezidivneigung bis zu 30% ist zu beobachten. Die postoperative Kontrolle der Patienten ist entscheidend, da 50% der Rezidive innerhalb der ersten 5 Jahre postoperativ entstehen.

Die follikulären Ameloblastome rezidivieren häufiger als die plexiformen, wobei unizystische Ameloblastome eine deutlich niedrigere Rezidivrate aufweisen als die multizystischen. Unizystische Ameloblastome können deshalb bei intraoperativ gut zu überblickenden Zystenlumen durch Enukleation oder Kurettage behandelt werden. Auch beim peripheren Ameloblastom ist die Rezidivneigung geringer, so daß eine lokale Exzision im Gesunden als ausreichend angesehen wird (NAUTA et al. 1992).

In seltenen Fällen kann es Jahre nach einer Ameloblastomentfernung zur Entwicklung von Tumormetastasen kommen. In der Regel handelt es sich um eine pulmonale Metastasierung (SHEPPARD et al. 1993; s. Kap. 7.2.1). Bei einem Fall ist eine Metastasierung ins zentrale Nervensystem beschrieben worden (PHILLIPS et al. 1992).

Da Erfahrungen über eine effektive Chemotherapie oder Bestrahlung in diesen seltenen Fällen nicht vorliegen, ist eine chirurgische Metastasenentfernung die Therapie der Wahl (SHEPPARD et al. 1993).

7.1.2 Odontogener plattenepithelialer Tumor

Der plattenepitheliale odontogene Tumor ist eine gutartige lokal invasiv wachsende Geschwulst, die aus Komplexen aus ausdifferenziertem Plattenepithel besteht, die in einem fibrösen Stroma angeordnet sind. Im Epithel kann eine zentrale zystische Degeneration ausgebildet sein.

Der Tumor entwickelt sich von der 2. bis 7., besonders in der 3. Lebensdekade. Eine Geschlechtsbevorzugung besteht nicht. Ober- und Unterkiefer sind gleich häufig befallen. Die meisten Tumoren entwickeln sich unilokulär.

Der wahrscheinlich von Resten der Zahnleiste oder den Malassez-Epithelresten ausgehende Tumor besteht aus Inseln aus ausgereiftem Plattenepithel, die in einem gleichmäßigen bindegewebigen Stroma liegen. In den Epithelkomplexen ist meistens eine äußere basale Zellschicht aus kubischen Zellen wie beim

Ameloblastom angeordnet. Zystenbildungen, degenerative Veränderungen und Verkalkungen werden in etwa der Hälfte der Fälle beobachtet.

7.1.3 Kalzifizierender epithelialer odontogener Tumor *(Pindborg-Tumor)*

Der kalzifizierende epitheliale odontogene Tumor ist ein lokal invasiv wachsender, epithelialer Tumor mit der Bildung intraepithelialer, amyloidähnlicher Substanzen, die verkalken können (Krolls u. Pindborg 1974).

Der seltene Tumor wird mit relativ gleichmäßiger Häufigkeit zwischen dem 20. und 60. Lebensjahr beobachtet. Er tritt bei Männern und bei Frauen gleich häufig auf. Er macht etwa 1% aller odontogenen Tumoren aus (Califano et al. 1993; Hicks et al. 1994). 60% der Tumoren kommen im Unterkiefer vor. 30% werden im Oberkiefer beobachtet, am häufigsten sind sie in der Region der Prämolaren angeordnet. Es bestehen enge Beziehungen zur Krone retinierter Zähne. Der Tumor kann auch in seltenen Fällen außerhalb des Kieferknochens auftreten.

Makroskopisch hat der Tumor eine ähnliche Struktur wie das Ameloblastom. Er entwickelt sich meistens im Bereich retinierter Zähne. Mikroskopisch besteht er aus polygonalen epithelialen Zellen, oft mit sehr deutlich ausgebildeten Interzellularbrücken. Das Epithel ist in unterschiedlich großen Arealen in einem bindegewebigen Stroma angeordnet, das degenerative Veränderungen aufweisen kann. Die Epithelzellen sind gelegentlich mehrkernig und manchmal deutlich polymorph (Abb. 109). Mitosen sind aber selten. Zwischen den einzelnen Epithelzellen können bei einzelnen Tumoren Zellen mit klarem Zytoplasma nachgewiesen werden, deren Struktur Langerhans-Zellen entspricht. Im Einzelfall kann der Tumor überwiegend aus Zellen mit klarem Zytoplasma bestehen

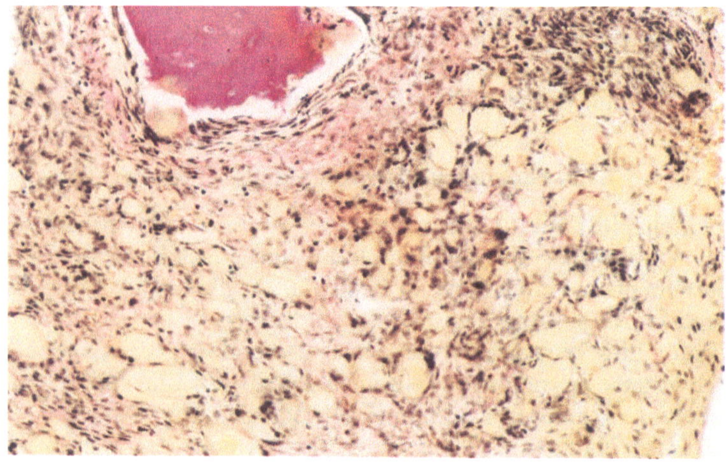

Abb. 109. Kalzifizierender epithelialer odontogener Tumor: Unterschiedlich große homogene Komplexe mit umgebender Fremdkörperreaktion und Bildung von Granulationsgewebe. Van Gieson ×140

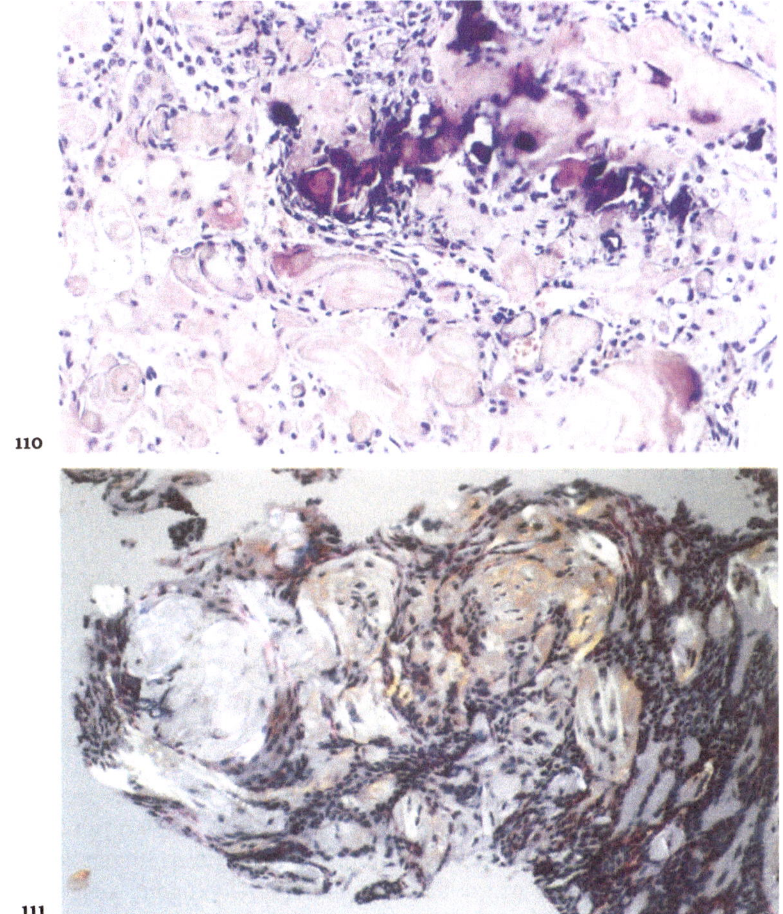

110

111

Abb. 110. Komplexe aus Schattenzellen in einem kalzifizierenden epithelialen odontogenen Tumor: Kernlose, schattenhaft abgrenzbare Schollen mit homogener Grundstruktur, die z. T. verkalken, mit umgebendem Granulationsgewebe. HE × 210

Abb. 111. Nachweis von Amyloid im kalzifizierenden epithelialen odontogenen Tumor in der Kongo-Rot-Färbung und im polarisierten Licht. Die Ablagerungen leuchten hellgrün auf. × 210

(HICKS et al. 1994). Im Tumorgewebe liegen runde, azidophile, homogene Gebilde, die gewöhnlich verkalken (Abb. 110). Sie bestehen aus Amyloid und sind mit Methylviolett und Thioflavin anfärbbar (Abb. 111). Die diese Partikel umgebenden Epithelzellen können zugrundegehen, wodurch die azidophilen und verkalkten Massen freigesetzt werden. Im Stroma können basophile unregelmäßig begrenzte Körperchen vorkommen, die gelegentlich zu größeren Komplexen konfluieren (VICKERS et al. 1965).

Am Rand der Amyloidablagerungen mit Verkalkungen kann es zur Proliferation von Fibroblasten mit Ausbildung vom kollagenen Bindegewebe kommen, das fokal ebenfalls verkalken kann. Diese Abschnitte sehen wie Zement aus (El-Labban 1990; Colella et al. 1995).

Die epithelialen Zellen können eine positive Reaktion gegenüber Amelogenin und Enamelin aufweisen (Saku et al. 1992). Die vereinzelt nachweisbaren, klaren Zellen sind positiv gegenüber S-100-Protein, MT 1, LN 3 und OKT 6. Die Reaktion gegenüber Zytokeratin fällt bei diesen Zellen negativ aus (Asano et al. 1990). Differentialdiagnostisch sind odontogene Fibrome mit proliferierendem odontogenem Epithel abzugrenzen, die einen ähnlichen Aufbau zeigen können und deshalb gelegentlich nur schwer von diesem Tumor zu unterscheiden sind.

Der Tumor verhält sich klinisch gutartig, zeigt jedoch ein lokal aggressives Wachstum. Die Rezidivneigung ist gering und beträgt 14% (Hicks et al. 1993). Aufgrund des lokalen infiltrierenden Wachstums ist eine Resektion mit Tumorfreiheit der Resektionsränder und eine regelmäßige Nachkontrolle der Patienten angebracht.

7.1.4 Odontogener Klarzelltumor

Der odontogene Klarzelltumor ist ein seltener lokal invasiv wachsender odontogener Tumor aus Bändern und Inseln aus gleichförmigen, vakuolisierten Zellen mit hellem Zytoplasma.

Der Tumor tritt am häufigsten in der 5.–7. Lebensdekade auf. Es besteht eine Prädilektion des weiblichen Geschlechtes (Eversole et al. 1995).

70% der odontogenen Klarzelltumoren sind im Bereich der Mandibula lokalisiert (Eversole et al. 1995).

Der Tumor besteht aus unterschiedlich großen Komplexen aus inselartig oder bandartig angeordneten gleichförmigen vakuolisierten Zellen mit hellem Zytoplasma, die eine Differenzierung zu glandulären Strukturen zeigen können. Einige Tumorzellen enthalten granulär angeordnetes Glykogen. Ausgereiftes fibröses Stroma ist nur spärlich entwickelt. Amyloideinlagerungen und Verkalkungen kommen nicht vor. Der Tumor zeigt einen ähnlichen Aufbau wie das Klarzelladenom.

Der Tumor zeigt eine lokal höhere Wachstumsaggressivität als das Ameloblastom. Es besteht eine hohe Rezidivrate. Im einzelnen Fall können lokale sowie Fernmetastasen beobachtet werden (Eversole et al. 1995).

Die Therapie der Wahl ist wie beim Ameloblastom eine segmentale Resektion und eine lange postoperative Nachkontrolle.

7.1.5 Ameloblastisches Fibrom

Das ameloblastische Fibrom besteht aus proliferierendem odontogenem Epithel ohne Odontoblasten, das dem der Zahnleiste ähnelt.

Der Tumor kommt in der Regel bei jüngeren männlichen Patienten (Schmidt-Westhausen et al. 1991) vor dem 20. Lebensjahr vor. Selten wird er im 4. und 5. Lebensjahr beobachtet. Er ist außerordentlich selten (Gorlin et al. 1961; Gorlin 1970; Shaffer 1995).

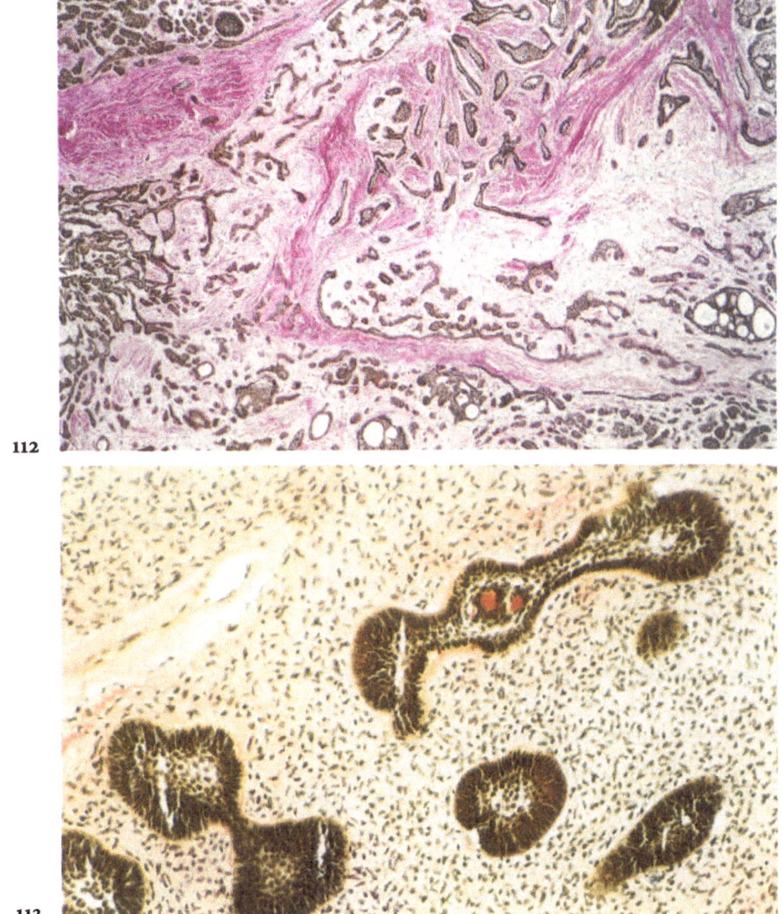

112

113

Abb. 112. Ameloblastisches Fibrom: Wucherung zellreichen Bindegewebes mit wechselndem Gehalt an Kollagenfasern mit proliferierendem odontogenem Epithel. Van Gieson × 40

Abb. 113. Ameloblastisches Fibrom: Wucherung spindeliger, z. T. aufgezweigter Bindegewebszellen mit in Strängen angeordnetem, zweischichtigem, odontogenem Epithel. Van Gieson × 420

Das ameloblastische Fibrom liegt üblicherweise im Unterkiefer, und zwar im prämolaren Bereich. Es tritt bei retinierten Zähnen oder bei einer Zahnagenesie auf (Schmidt-Westhausen 1991).

Makroskopisch zeigt der Tumor eine lobuläre grauweiße Schnittfläche. Gelegentlich kommen multilokuläre Formen vor. Der Tumor kann in der Nachbarschaft retinierter Zähne liegen. Mikroskopisch ist die epitheliale Komponente des Tumors in Bändern oder Inseln angeordnet (Abb. 112), die äußere Zellschicht besteht aus kubischen bis zylindrischen Zellen. In der Innenzone liegt ein Retikulum aus sternförmig aufgezweigten Zellen (Abb. 113). Zystenbildungen im Epithel können in seltenen Fällen vorkommen (Meyers et al. 1991).

Die bindegewebige Komponente des Tumors ist zellreicher als beim Ameloblastom. Die Zellen sind rund oder aufgezweigt. Kollagenfasern sind spärlich, eine herdförmige Hyalinisierung kann vorkommen.

Die Epithelzellen sind positiv gegenüber dem KL-1 Antikörper (Yamamoto et al. 1995). Weiterhin konnten in der In-situ- und Northern-Hybridisierung mRNA der Zytokeratinsequenzen 8, 18 und 19 nachgewiesen werden (Heikinheimo et al. 1991). Ferner zeigen die Epithelzellen eine Expression von Amelogenin (Mori et al. 1991). In der Basalmembran der epithelialen Zellkomplexe besteht eine positive Reaktion gegenüber Tenascin (Heikinheimo et al. 1991; Nagai et al. 1994; Yamamoto et al. 1995).

Das ektomesenchymale Tumorstroma ist immunhistochemisch kräftig positiv gegenüber dem Kollagen VI, während das Kollagen I und das Prokollagen II schwächer positiv ausfallen. Dieser Befund erleichtert das Identifizieren von epithelialen Tumorzellen des ameloblastischen Fibroms, die außerhalb des ektomesenchymalen Stromas entwickelt sind (Becker et al. 1992). In den ektomesenchymalen Zellen konnten mit der In-situ- und Northern-Hybridisierung neben Vim mRNA geringe Mengen an mRNA der Zytokeratinsequenzen 8, 18 und 19 nachgewiesen werden (Heikinheimo et al. 1991).

Die Produktion einer Extradomaine, sequenze-A-enthaltene Form, des zellulären Fibronectins (EDA-cFn) konnte fokal gezeigt werden, während eine onkofetale Domäne des zellulären Fibronectins (Onc-cFn), die fokal in Karzinomen und Ameloblastomen vorliegt, in den ameloblastischen Fibromen nicht vorkommt (Heikinheimo et al. 1991).

Da das ameloblastische Fibrom odontogenes Epithel und Bindegewebe enthält wie in der Zahnleiste, kann im Frühstadium des komplexen Odontoms, in der die Bildung der Hartsubstanz noch nicht eingetreten ist, ein sehr ähnliches, morphologisches Bild ausgebildet sein.

44% der ameloblastischen Fibrosarkome entwickeln sich in einem ameloblastischen Fibrom, so daß die Therapie der Wahl die komplette chirurgische Exzision und nicht die Kurettage oder Enukleation ist. Eine lange postoperative Beobachtung ist angebracht (Muller et al. 1995).

7.1.6 Ameloblastisches Fibrodentinom *(Dentinom und ameloblastisches Fibroodontom)*

Der dem ameloblastischen Fibrom ähnliche Tumor geht mit der Bildung von Dentin und Schmelz beim ameloblastischen Fibroodontom einher. Er entwickelt sich vor allem im Kieferknochen, manchmal aber auch außerhalb, wobei das Epithel eine direkte Verbindung zum Oberflächenepithel der Mundschleimhaut aufweisen kann.

Der Tumor besteht histologisch aus Strängen aus zweischichtigem Epithel. Es sind runde und kubische Zellen, die von reichlich Stroma umgeben werden (Abb. 114). Daneben sind unterschiedlich große Komplexe aus wenig differenziertem und mineralisiertem Dentin ausgebildet, die dem Epithel dicht anliegen (Abb. 115).

Das ameloblastische Fibroodontom zeigt den gleichen Aufbau. In dem zellreichen Stroma sind neben dem Dentinanteil auch Schmelz ausgebildet.

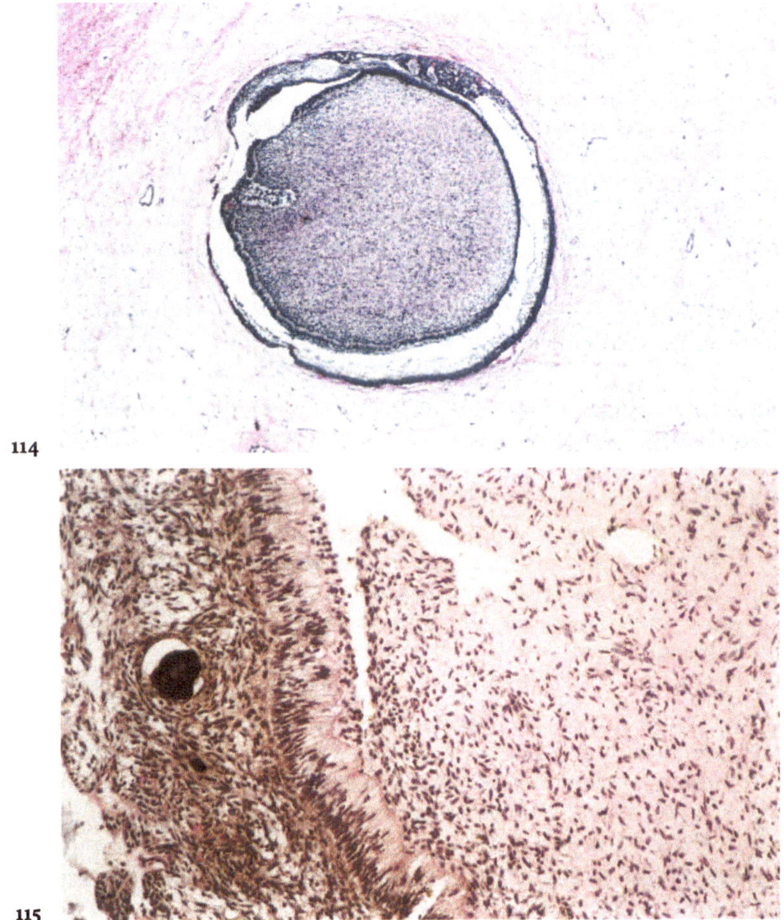

114

115

Abb. 114. Ameloblastisches Fibrodentinom: Aus odontogenem Ektomesenchym mit gering ausgebildeten Epithelkomplexen, die einen Aufbau wie im Ameloblastom aufweisen. HE × 140

Abb. 115. Kubisches und zylindrisches odontogenes Epithel in einem gleichmäßigen Stroma bei einem ameloblastischen Fibrodentinom mit Bildung unreifen Dentins. HE × 520

Alle epithelialen Zellkomplexe zeigen bei diesen Tumoren eine Koexpression vom Vimentin und der Zytokeratinsequenzen 8, 13, 14, 16, 18 und 19 (Miyauchi et al. 1996).

7.1.7 Odontoameloblastom

Das Odontoameloblastom ist ein seltener gutartiger Tumor, der aus odontogenem Ektomesenchym mit Einschluß von odontogenem Epithel besteht, das im Verhalten und der Struktur dem Epithel des Ameloblastoms gleicht. Im odontogenen Ektomesenchym wird die Bildung von Dentin und Schmelz in Teilen des Tumors angeregt.

7.1.8 Adenomatoider odontogener Tumor

Der adenomatoide odontogene Tumor ist eine Neoplasie des odontogenen Epithels mit Bildung gangartiger Strukturen.

Männer sind häufiger betroffen als Frauen. Er tritt meistens zwischen dem 10. und 20. Lebensjahr auf (PECHEUR 1992). Zwei Drittel der Geschwülste liegen im Oberkiefer, 1/3 im Unterkiefer, bevorzugt in der Eckzahnregion. In 75 % der Fälle besteht eine Verbindung zu einem nicht durchgebrochenen Zahn (COURTNEY u. KERR 1975; GORLIN et al. 1961; HABEL et al. 1978; WINTER u. WIEHECKE 1980). Die Tumorgenese aus Resten des zahnbildenden Epithels erscheint gesichert (GORLIN et al. 1961).

Makroskopisch tritt der Tumor gewöhnlich im Bereich eines retinierten Zahnes auf und erscheint als unterschiedlich großes, zystisches Gebilde mit soliden Anteilen. Der Durchmesser liegt in der Regel zwischen 1,5 und 5 cm (LAYTON 1992). Topographisch kann eine periphere und eine zentrale Form unterschieden werden, wobei die zentrale Form weiter in einen follikulären (mit eingebettetem Zahn) und einen extrafollikulären (ohne eingebetteten Zahn) Typ unterteilt wird (PHILIPSEN et al. 1992).

Mikroskopisch ist das Epithel in Form von Bändern, Streifen oder Wirbeln angeordnet. Ringförmig angeordnete zylindrische Zellen bilden gangartige Strukturen, die aber nur spärlich ausgebildet sein können. Die Epithelzellen können in einzelnen Fällen im Zytoplasma Melanin enthalten (ALDRED u. GRAY 1990). Zwischen den zylinderzelligen Anteilen ist häufig azidophiles, gewöhnlich PAS-positives Material abgelagert. Dieses hyaline Material erscheint als nichtmineralisiertes, dysplastisches Dentin, gelegentlich mit tubulären Strukturen. Es ist heterogen und weist transmissionselektronenmikroskopisch drei verschiedene Typen von Fibrillen auf. Es finden sich dünne, elektronendichte Fibrillen, die wahrscheinlich aus degenerierten kollagenen Mikrofibrillen entstehen. Daneben sind Amyloidfibrillen mit oder ohne kollagenen Fibrillen, die normal oder degeneriert sein können. Zusätzlich sind kollagene und feine Fibrillen nachweisbar, die um die Blutgefäße geschichtet sind (EL-LABBAN 1992). Verkalkungen können überwiegend im Bereich des Amyloids vorkommen. Der Tumor ist meistens abgekapselt.

Die epithelialen Zellen weisen eine positive Reaktion gegenüber Keratin auf. Die Schmelzbestandteile Amelogenin und Enamelin können sowohl im hyalinen Material als auch in den Epithelzellen nachgewiesen werden (SAKU et al. 1992).

Der Tumor ist gutartig. Er zeigt ein langsames, expansives Wachstum mit deutlicher Abgrenzung. Es besteht keine Rezidivneigung nach vollständiger operativer Entfernung.

7.1.9 Kalzifizierende odontogene Zyste

Es handelt sich um eine von Plattenepithel ausgekleidete Zyste mit zylindrischer basaler Zellschicht und breiten aus vielen Schichten bestehenden Epithel und Ausbildung von Schattenzellen im Epithel und im fibrösen Stroma (PINDBORG 1958). Die Schattenzellen können verkalken. In der Zystenwand können Bildungen von Zahnhartsubstanz wie im komplexen und Compound-Odontom auftreten.

Die Veränderung tritt bei beiden Geschlechtern gleich häufig meistens im 2. Lebensjahrzehnt auf. Sie macht weniger als 2% der odontogenen Tumoren aus (KREIDLER et al. 1993; OLIVEIRA et al. 1995). In etwa 24% der Fälle mit einer kalzifizierenden odontogenen Zyste liegt gleichzeitig ein Odontom vor. Bei diesen Patienten sind Frauen zweimal häufiger betroffen als Männer. Das Durchschnittsalter liegt hier beim 16. Lebensjahr (HIRSHBERG et al. 1994).

Die kalzifizierende odontogene Zyste kommt gleich häufig im Unter- oder Oberkiefer vor und kann im Bereich eines nicht retinierten Zahnes auftreten (BUCHNER et al. 1990). Bei der Kombination mit einem Odontom ist die Maxilla mit 61,5% am häufigsten betroffen (HIRSCHBERG et al. 1994).

Makroskopisch handelt es sich überwiegend um einen unizystischen Prozeß. Jedoch können auch sog. „Satelliten-Zysten“ sowie solide Anteile entwickelt sein (BUCHNER et al. 1990; TAKEDA et al. 1990). Die im Knochen oder im Bindegewebe des Kiefers angeordnete Zyste zeigt eine Auskleidung mit breitem Plattenepithel, in dem Zonen mit ausgeprägter Proliferation bestehen können. Es kann eine unterschiedlich stark ausgeprägte Bildung von Zahnhartsubstanz bestehen. Daneben können Areale auftreten, die Ähnlichkeiten mit der Struktur des Ameloblastoms aufweisen. Im Zystenepithel kommen Schattenzellen „ghost cells“ in unterschiedlich großen Komplexen vor, die verkalken können. Diese Zellen zeigen die gleiche Struktur wie die Schattenzellen im Pilomatrixom. Es kommen Varianten des Tumors vor, in denen im Epithel Melanin gebildet wird (KRAMER et al. 1992).

In den epithelialen Zellen und im hyalinisierten und verkalkten Material ist immunhistochemisch Amelogenin und Enamelin nachweisbar (SAKU et al. 1992).

In der Regel zeigt die Veränderung kein neoplastisches Verhalten. Ein expansives und invasives Wachstum tritt dann auf, wenn in der Zystenwand Anteile mit einer Differenzierung wie beim Ameloblastom vorkommen.

Die Therapie der Wahl besteht in einer vollständigen Exzision und einer langen postoperativen Beobachtungszeit (BUCHNER et al. 1990).

Bei einem Fall konnte nach Exzision einer kalzifizierenden odontogenen Zyste ein Karzinom (TANAKA et al. 1993) nachgewiesen werden. Weiterhin ist ein adenomatoider odontogener Tumor (ZEITOUN et al. 1996) und ein Ameloblastom (TAJIMA et al. 1992) in einer kalzifizierenden odontogenen Zyste beschrieben worden. Auch über eine maligne kalzifizierende odontogene Zyste wurde berichtet (DUBIEL-BIGAJ et al. 1993).

7.1.10 Komplexes Odontom

Das komplexe Odontom ist eine Neubildung, die alle Bestandteile des Zahnes aufweist. Die einzelnen Gewebskomponenten sind weitgehend ausgereift, erscheinen aber mehr oder minder ungeordnet.

Der Tumor wird in der Regel bis zum 20. Lebensjahr beobachtet, seltene Fälle treten im Erwachsenenalter auf. Aktive Wachstumsphasen werden während der Dentition beobachtet. Der Tumor liegt in der Regel in der Region der Prämolaren oder Molaren, gewöhnlich im Bereich eines fehlenden Zahnes.

Makroskopisch ist der Tumor gut abgegrenzt und hart (Abb. 116, 117). Er hat eine grauweiße Schnittfläche. Mikroskopisch besteht er aus einer ungeordneten Mischung des Zahngewebes, gelegentlich mit Bildung farnähnlicher Strukturen (Abb. 118).

Der Tumor ist gutartig. Rezidive können auftreten, wenn bei der operativen Entfernung Reste des odontogenen Epithels zurückbleiben. In der Wachstumsphase ist dieser Tumor nur schwer vom ameloblastischen Fibrom oder vom Fibroodontom abzugrenzen.

7.1.11 Zusammengesetzes Odontom *(Compound odontoma)*

Der Tumor zeigt eine geordnetere Differenzierung des Zahngewebes als das komplexe Odontom. Er besteht aus vielen kleinen, zahnähnlichen Gebilden, die sich im Aufbau nur wenig von normalen Zähnen unterscheiden (Hitchin u. Mason 1958; Gorlin et al. 1961; Gorlin 1970).

Er kommt in den ersten beiden Lebensjahrzehnten vor. Es besteht keine Geschlechts- oder Rassenprädilektion (Owens et al. 1995).

116 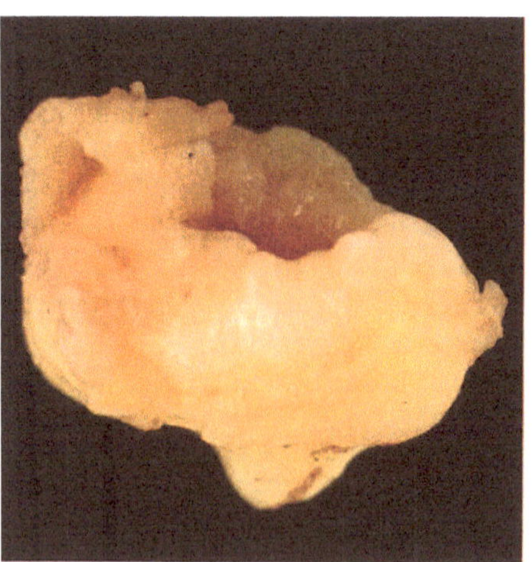

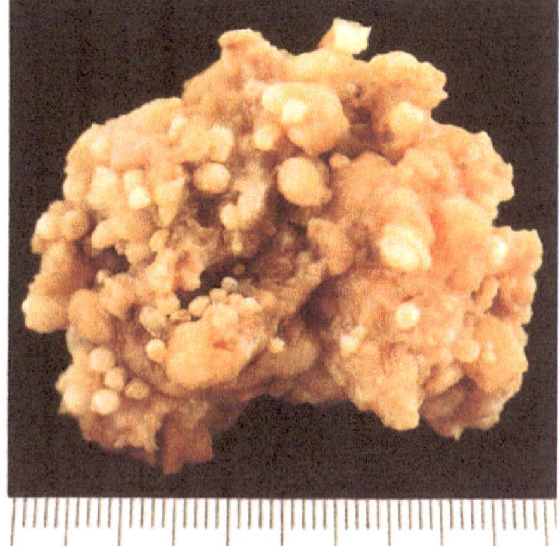 117

Abb. 116. Komplexes Odontom: Unregelmäßig angeordnete, größere, abgegrenzte Komplexe aus Zahnhartsubstanz mit wenig dazwischen angeordnetem bindegewebigem Stroma

Abb. 117. Komplexes Odontom: Kleinere in ein bindegewebiges Stroma eingebettete unregelmäßig angeordnete Komplexe aus Zahnhartsubstanz

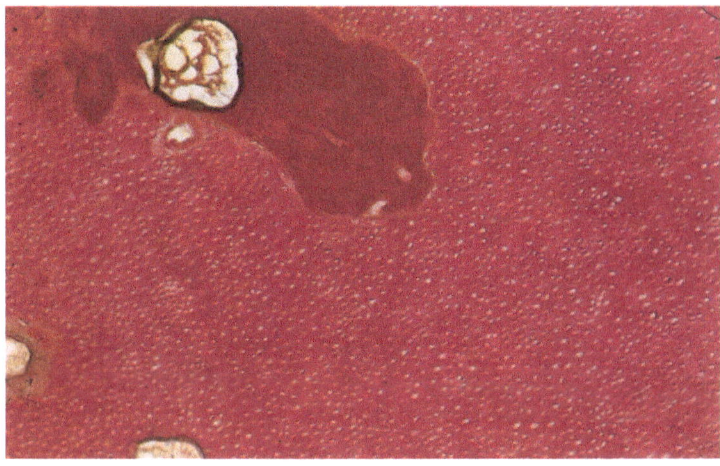

Abb. 118. Histologische Struktur des komplexen Odontoms: Ungeordnete Mischung aus Dentin mit Zementanteilen und Bildung von Hohlräumen mit pulpenähnlicher Bindegewebsstruktur. Van Gieson × 140

Die zahnähnlichen Gebilde im Tumor zeigen den gleichen Aufbau wie in ausgereiften Zähnen (Abb. 119). Jeder einzelne Komplex besteht aus Schmelz, Dentin und Zement. Im Innern ist eine Pulpa ausgebildet (Abb. 120). Immunhistochemisch zeigen die Ameloblasten eine Amelogeninexpression (Mori et al. 1991).

Eine scharfe Abgrenzung zwischen zusammengesetztem und komplexem Odontom besteht nicht. Die Diagnose des zusammengesetzten Odontoms wird nach dem Überwiegen der ausdifferenzierten Dentikel gestellt.

7.1.12 Odontogenes Fibrom *(Fibrom des Kiefers)*

Nach dem Entstehungsort können zwei Typen unterschieden werden:

a) das zentrale, im Kieferknochen entstanden und
b) das seltenere periphere, extraossär in der Gingiva auftretende odontogene Fibrom.

Das zentrale odontogene Fibrom kommt am häufigsten bei Frauen vor (Handlers et al. 1991). Nach einer Studie aus den USA an 30 Fällen gehörten 93% der Patienten der schwarzen Bevölkerung an. Das männliche Geschlecht war leicht häufiger betroffen und das Patientenalter lag zwischen 11 und 76 Jahren (De-Villiers-Slabbert u. Altini 1991).

Das zentrale odontogene Fibrom kommt in 55% der Fälle in der Mandibula und in 45% der Fälle in der Maxilla vor. In der Maxilla ist der anteriore Bereich und in der Mandibula die prämolare und molare Region betroffen (Kaffe u. Buchner 1994). Bei der peripheren Form war nach der Studie aus den USA die Gingiva der Maxilla und der Mandibula gleich häufig betroffen (De-Villiers-

119

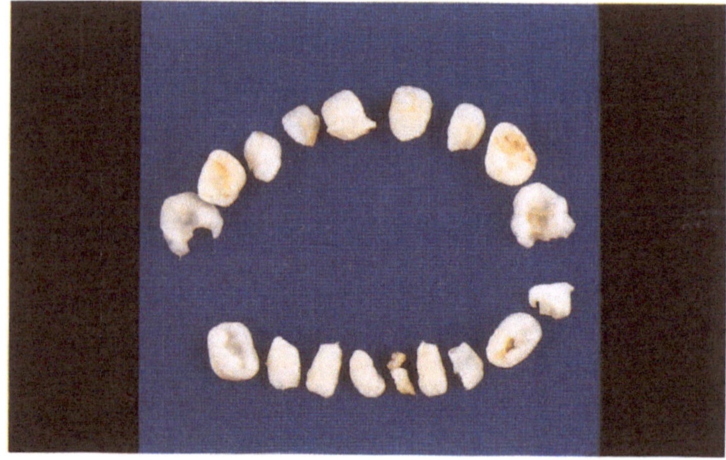

120

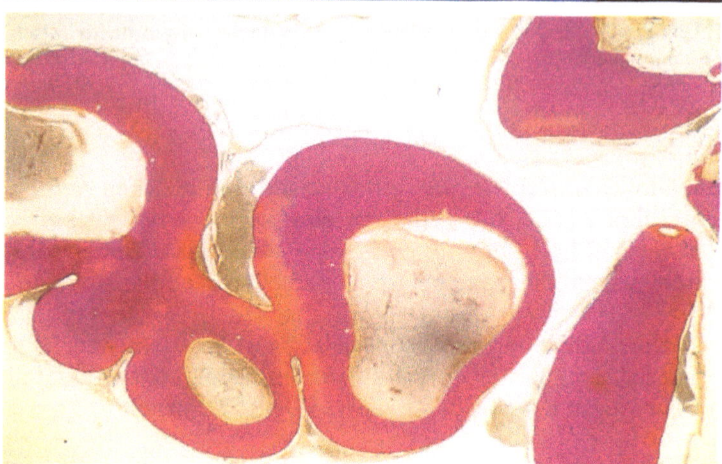

Abb. 119. Zusammengesetztes Odontom: Viele einzelne ausdifferenzierte zahnähnliche Gebilde, die aus dem bindegewebigen Stroma herausgelöst werden können

Abb. 120. Histologischer Aufbau des zusammengesetzten Odontoms: Die einzelnen zahnähnlichen Gebilde enthalten im Inneren eine Pulpenhöhle mit typisch ausdifferenziertem Bindegewebe. Es schließt sich eine gleichmäßig breite Zone aus ausgereiftem Dentin an. Außen entweder Schmelz oder Zement. Van Gieson × 80

SLABBERT u. ALTINI 1991). Der Tumor kommt am häufigsten unilokulär vor. Ein multilokuläres sowie ein diffuses Auftreten sind jedoch möglich (KAFFE u. BUCHNER 1994).

Er besteht aus schmalen, häufig aufgezweigten Bändern odontogenen Epithels in einem zellreichen bindegewebigen Stroma. Inseln von Osteoid und zementähnlichen Bildungen können innerhalb des Epithels vorkommen.

Eine Kapsel ist nicht ausgebildet. Es können Granularzellen vorkommen, die elektronenmikroskopisch zahlreiche Lysosomen, Autophagolysosomen sowie mit kollagenen Fibrillen ausgefüllte Phagolysosomen aufweisen (CHEN 1991). Diese Zellen sind immunhistochemisch positiv gegenüber Aktin und OKT 6, so daß angenommen werden kann, daß sie aus den Langerhans-Zellen stammen könnten (CHEN 1991). Die Proliferation des odontogenen Epithels kann so ausgeprägt sein, daß die Abgrenzung zum peripheren Ameloblastom nur schwer möglich ist. Auch der kalzifizierende epitheliale odontogene Tumor kann dem odontogenen Fibrom ähneln.

Beim peripheren odontogenen Fibrom besteht ein polypös-exophytisches Wachstum im Bereich der Gingiva, wobei auf der Oberfläche eine intakte Plattenepithelschleimhaut vorliegt (MICHAELIDES 1992).

Die Ameloblasten zeigen eine Expression von Amelogenin (MORRI et al. 1991).

Die Therapie der Wahl besteht in einer vollständigen Exzision. Die Rezidivrate ist sehr gering.

7.1.13 Myxom *(odontogenes Myxom, Myxofibrom)*

Das Myxom ist ein lokal invasiv wachsender Tumor aus aufgezweigten Zellen in einem lockeren myxoiden Stroma. Es kommen im Gesichtsbereich odontogene und dermale Myxome vor, wobei die dermalen von kleinen Nervenfasern ausgehen.

Der Tumor ist selten (ca. 1% aller Knochentumoren). Er liegt überwiegend im Kieferknochen, wobei der Unterkiefer, außer dessen vorderem Drittel, bevorzugt befallen ist. Die meisten Fälle betreffen Jugendliche und jüngere Erwachsene mit einem Altersgipfel um das 30. Lebensjahr. Eine Geschlechtsdisposition ist nicht bekannt.

Der Tumor zeigt eine unscharfe Begrenzung und kann aus dem Knochen direkt in das extraossäre Bindegewebe einwachsen. Plötzlich auftretende Wachstumsphasen beruhen wahrscheinlich auf einer Zunahme der myxoiden Grundsubstanz. Die meisten odontogenen Myxome enthalten nur wenige Kollagenfasern, oft in hyalinen Bändern. Manche Tumoren zeigen zerstreut Anteile odontogenen Epithels (Abb. 121), die von hyalinen Zonen umgeben sind. Die Differenzierung zwischen Myxom, odontogenem Fibrom und hyperplastischem Zahnfollikel kann schwierig sein.

Immunhistochemisch weisen die Tumorzellen eine positive Reaktion gegenüber Vimentin und Aktin auf (MOSHIRI et al. 1992). Die Ergebnisse der immunhistochemischen Untersuchungen in Kombination mit den ultrastrukturellen Befunden der Tumorzellen sprechen für einen myo-fibroblastären Ursprung (MOSHIRI et al. 1992).

Ein kleiner Anteil der odontogenen Myxome kann eine S-100-Protein-Expression aufweisen, so daß eine differentialdiagnostische Abgrenzung zum myxoiden Nervenscheidentumor (Schwannom) schwierig sein kann (LOMBARDI et al. 1995). Das normale Zahnmesenchym und der hyperplastische Zahnfollikel sind negativ gegenüber dem S-100-Protein (LOMBARDI et al. 1992). Die odontogenen Epithelkomplexe zeigen eine positive Reaktion gegenüber dem Zytokeratin 19 (LOMBARDI et al. 1995). Weiterhin sind die Tumorzellen positiv gegenüber Transferrin, Ferritin, α1-Antitrypsin und α1-Antichymotrypsin (TAKAHASHI et al. 1991).

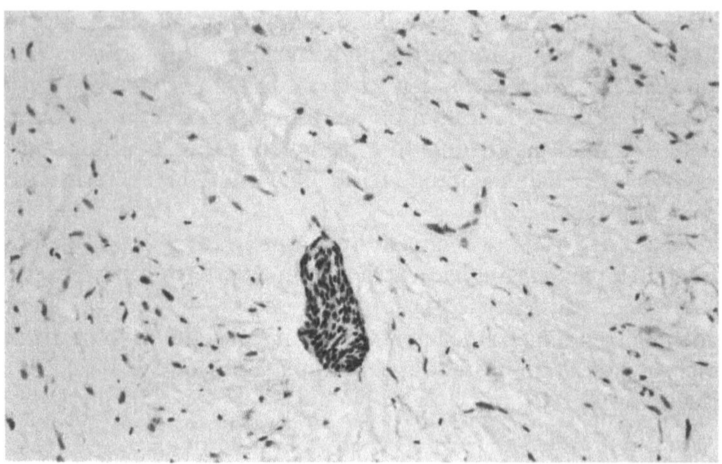

Abb. 121. Odontogenes Myxom: In einem myxoiden Stroma sternförmig verzweigte Zellen mit gleichmäßiger Kernstruktur. Eingelagert einzelne Stränge aus odontogenem Epithel. HE × 260

Der langsam wachsende Tumor kann zu einer erheblichen Knochendestruktion führen. Rezidive sind möglich, wenn der Tumor nicht im Gesunden entfernt wurde, dabei müssen gelegentlich große Operationsdefekte hingenommen werden. Über eine mögliche Transformation in ein Myxosarkom mit foudroyantem Verlauf wird gelegentlich berichtet.

7.1.14 Gutartiges Zementoblastom *(Zementoblastom, echtes Zementom)*

Das Zementom ist ein mesenchymaler Tumor, in dem in unterschiedlich großen Komplexen zementähnliches Material gebildet wird, das in den peripheren Anteilen und in aktiven Wachstumszonen nicht mineralisiert ist.

Folgende Formen des Zementoms werden unterschieden (Zigarelli u. Zinskin 1943; Lucas 1984):

- Echtes Zementom,
- Zemento-ossifizierendes Fibrom.

7.1.14.1 *Echtes Zementom*

Diese Variante tritt vor allem bei Frauen vor dem 30. Lebensjahr auf (Ulmansky et al. 1994). Sie liegt gewöhnlich im Unterkiefer und zwar stets an der Wurzel eines Molaren oder Prämolaren. Es hat seinen Ursprung aus dem periodontalen Ligament (Schneider u. Bise 1990).

Mikroskopisch enthält sie in den ausgereiften Abschnitten zementähnliche Substanz mit zahlreichen basophilen Kittlinien, ähnlich einem M. Paget. In der Tumorperipherie und in aktiven Wachstumszonen tritt unmineralisierte Grundsubstanz auf. Das Stroma enthält Gefäße, Osteoklasten und große einkernige Zellen, die sich stark anfärben. Der Tumor ist gutartig, ähnelt jedoch histologisch einem atypischen Osteosarkom bzw. einem Osteoid-Osteom oder Osteoblastom.

7.1.14.2 *Zemento-ossifizierendes Fibrom*

Das zemento-ossifizierende Fibrom ist eine gutartige, scharf abgegrenzte, in seltenen Fällen auch abgekapselte Neoplasie, die aus einem proliferierten, zellreichen, fibrösen Stroma besteht und unterschiedliche Mengen aus teils mineralisiertem Material mit Zement- und/oder Knochenstruktur enthält. Sie nimmt ihren Ursprung aus dem periodontalen Ligament (HAMNER u. PIZER 1968; WALDRON u. GIANSANTI 1973).

Diese Läsion kommt überwiegend bei Frauen in der 3. und 4. Lebensdekade vor (PREIN et al. 1985). Es soll eine Prädilektion für die schwarze Rasse bestehen. Der Unterkiefer und insbesondere die prämolare und molare Region ist am häufigsten betroffen (WENIG et al. 1984). Im einzelnen Fall kann eine multifokale Entstehung beobachtet werden (TAKEDA u. FUJIOKA 1987).

Histologisch besteht eine Proliferation von Fibroblasten mit Entwicklung vom kollagenen Bindegewebe (Abb. 122). Dazwischen finden sich dünnwandige Blutgefäße und unterschiedliche Mengen von basophilen Zementlamellen sowie Knochenanteile.

Die Differentialdiagnose gegenüber einer fibrösen Dysplasie kann schwierig sein. Die exakte Zuordnung erfolgt durch die scharfe Abgrenzung und in seltenen Fällen durch die Entwicklung einer Kapsel beim zemento-ossifizierenden Fibrom.

Die Enukleation des Tumors ist ausreichend. Die Rezidivrate ist sehr gering.

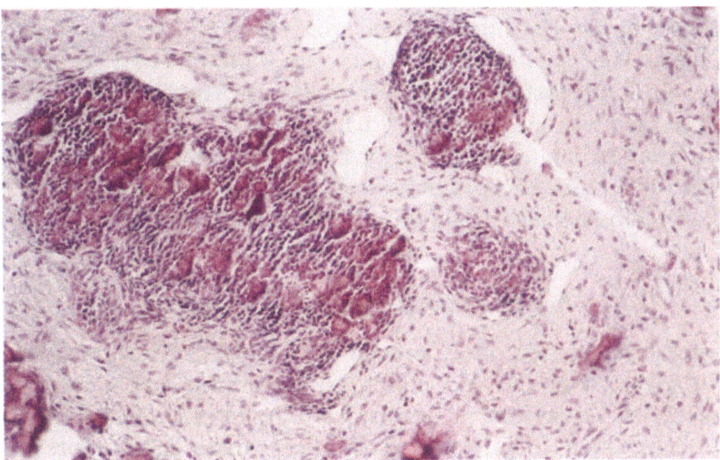

Abb. 122. Zemento-ossifizierendes Fibrom: Proliferierendes, zellreiches Stroma mit unterschiedlich großen Komplexen aus Zement und Knochen, die in unterschiedlich ausgedehnten Anteilen vorkommen. HE × 120

7.2 Bösartige odontogene Tumoren

7.2.1 Odontogene Karzinome

7.2.1.1 *Bösartiges Ameloblastom*

Ameloblastome, bei denen zytologische Kriterien des bösartigen Wachstums ermittelt werden können und/oder bei denen Metastasen auftreten, sind als bösartige Ameloblastome aufzufassen. Sie sind sehr selten (Rühl u. Jaspers 1987; Lee et al. 1990; Bruce u. Jackson 1991; Ueda et al. 1992; Houston et al. 1993; Sharma et al. 1993; Lolachi et al. 1995; Newman et al. 1995; Ingram et al. 1996).

Der Tumor besteht aus für das Ameloblastom typischen Epithelformationen. Kleine Verkalkungen können vorkommen. Mikrozystische Veränderungen und Verhornungen sind zu beobachten. Es sind Tumorabschnitte mit deutlich ausgeprägter Zell- und Kernpolymorphie ausgebildet. Es besteht eine wechselnd stark ausgeprägte mitotische Aktivität. Nekrosezonen können ausgebildet sein (Abb. 123). Metastasen können jedoch auch bei Tumoren auftreten, die keine zytologischen Kennzeichen des bösartigen Wachstums im Primärtumor aufweisen (Abb. 124).

Während das maligne Ameloblastom histologisch die klassischen Strukturen des Ameloblastoms aufweist und erst durch sein Metastasierungsverhalten seinen malignen Charakter zeigt, sind im ameloblastischen Karzinom im Primärtumor neben den typischen Strukturelementen des Ameloblastoms polymorphzellige und mitosereiche Areale ausgebildet (Andersen u. Bang 1986; Slootweg u. Müller 1984).

Sowohl maligne Ameloblastome als auch ameloblastische Karzinome können in allen Altersgruppen auftreten. Vorwiegend ist der Unterkiefer betroffen.

Metastasen des Tumors kommen in den regionären Lymphknoten vor. Daneben sind Metastasen in der Lunge, in der Leber, in der Milz, im Skelett, in der Niere und in der Haut beschrieben worden (Putzke 1994; Slootweg u. Müller 1984). Die stark erhöhte zelluläre Proliferationsrate der Zellen kann durch den immunhistochemischen Nachweis von Ki-67-Antigen in mehr als 40 % der Tumorzellen belegt werden (Putzke 1994).

Die differentialdiagnostische Abgrenzung des malignen Ameloblastoms zu ähnlich differenzierten Speicheldrüsentumoren und zum primären intraossären Karzinom kann schwierig sein (Rühl u. Jaspers 1987).

7.2.1.2 *Primäres intraossäres Karzinom*

Das im Kieferknochen ohne Kontakt zum Oberflächenepithel entwickelte Plattenepithelkarzinom, das von odontogenem Epithel aus Resten der Zahnleiste ausgeht, wird als primäres intraossäres Karzinom bezeichnet.

Da für die differentialdiagnostische Abgrenzung des Tumors die topografischen Verhältnisse entscheidend sind, kann die Diagnose nur mit ausführlichen klinischen Angaben und mit Kenntnis des Röntgenbefundes gestellt werden.

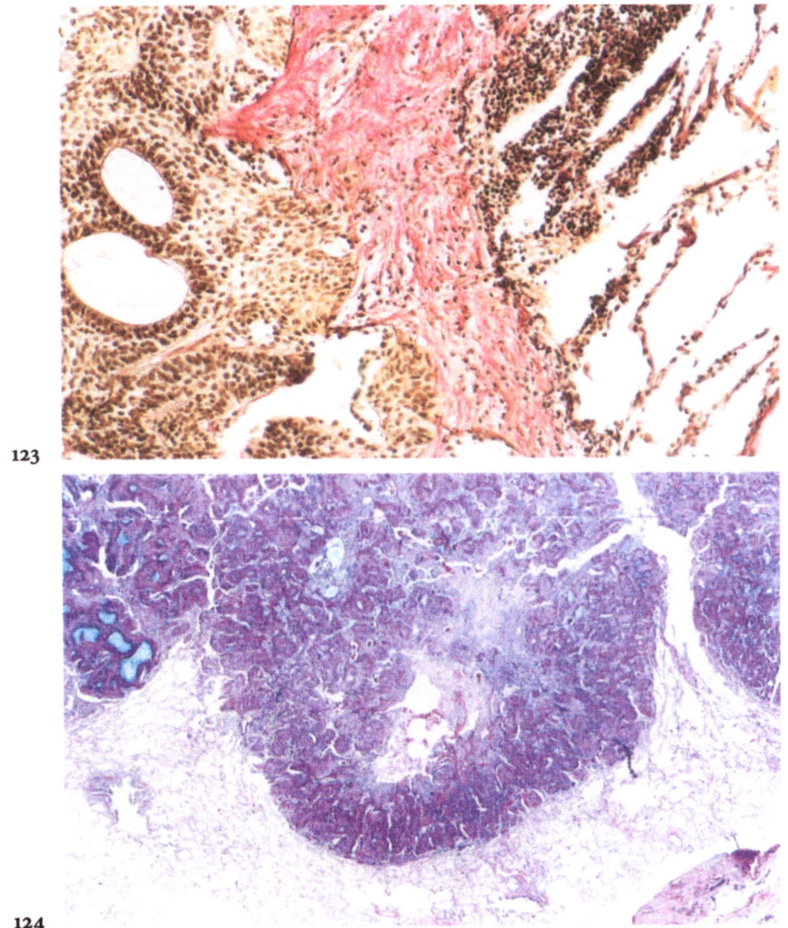

Abb. 123. Bösartiges Ameloblastom: In den strangförmig angeordneten Epitelkomplexen unterschiedlich zellreiche Formationen, in denen die Zellen eine Kernpolymorphie aufweisen. Van Gieson × 120

Abb. 124. Lungenmetastasen eines bösartigen Ameloblastoms 10 Jahre nach Entfernung des Primärtumors im Unterkiefer einer 46jährigen Frau. Der Tumor zeigt den gleichen histologischen Aufbau wie der Primärtumor ohne zytologische Zeichen des bösartigen Wachstums. PAS-Reaktion × 40

Der Tumor zeigt einen Aufbau wie das vom Oberflächenepithel ausgehende Plattenepithelkarzinom. In manchen Geschwülsten treten Formationen mit odontogenem Epithel mit Ausbildung einer typischen Basalzellschicht aus zylindrischen Zellen und einer plexiformen Struktur auf. Die Verhornungstendenz ist in den Tumoren sehr unterschiedlich stark ausgeprägt. Die Differentialdiagnose zum Ameloblastom, vor allem zur bösartigen Variante, kann sehr schwierig sein (Rühl u. Jaspers 1987).

7.2.1.3 *Bösartige Varianten anderer odontogener epithelialer Tumoren*

Neben dem malignen Ameloblastom und dem primären intraossären Karzinom können im Kieferknochen plattenepithelial differenzierte Tumoren auftreten, in denen Schattenzellen „ghost cells“ vorkommen, unterschiedlich ausgeprägte zytologische Kennzeichen des bösartigen Wachstums ausgebildet sind und die ein invasives Wachstum zeigen. Der kalzifizierende odontogene Tumor zeigt üblicherweise einen gewissen Grad an Polymorphie, wobei dies jedoch nicht als Malignitätskriterium zu werten ist.

7.2.1.4 *Bösartige Tumoren in odontogenen Zysten*

Bösartige Tumoren in odontogenen Zysten sind außerordentlich selten. Sie können wahrscheinlich in allen Zystenformen, insbesondere jedoch in Residualzysten, vorkommen und sich aus Dysplasien des Zystenepithels entwickeln (Abb. 125).

7.2.2 Odontogenes Sarkom

7.2.2.1 *Ameloblastisches Fibrosarkom (Ameloblastisches Sarkom)*

Tumoren, die einen Aufbau wie das ameloblastische Fibrom zeigen und in der ektomesenchymalen Komponente sarkomatös differenzierte Anteile aufweisen, werden als ameloblastische Sarkome bezeichnet (PINDBORG 1960). Die Tumorform ist sehr selten (SHINODA et al. 1992; PARK et al. 1995) und entsteht in 44% der Fälle in einem ameloblastischen Fibrom (MULLER et al. 1995). Beide Geschlechter sind gleich häufig betroffen. Das Durchschnittsalter beträgt 27,5 Jahre, wobei alle bisher 50 beschriebene Fälle unter 40 Jahre alt waren. Am häufigsten tritt das ameloblastische Fibrosarkom im Bereich des posterioren

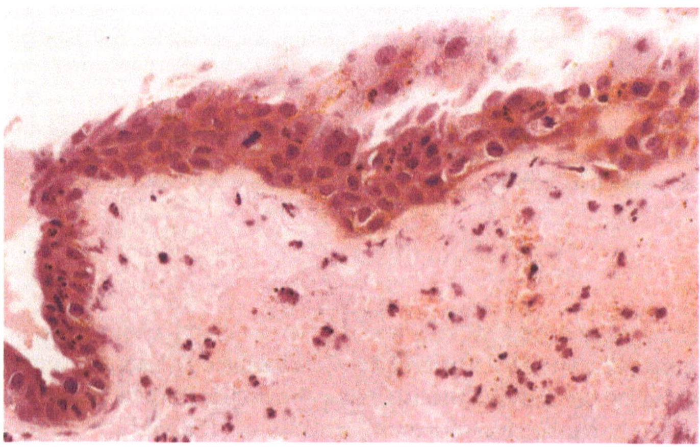

Abb. 125. Dysplasie des Zystenwandepithels: Aufhebung der Epithelschichtung. Vermehrte mitotische Aktivität des Epithels. Fehlende Differenzierung des Stratum spinosum. Irreguläre Struktur des Zellkernes. HE × 520

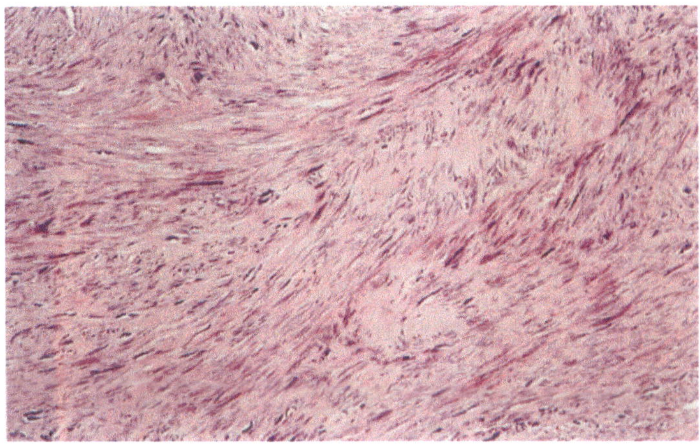

Abb. 126. Ameloblastisches Fibrosarkom: Zellreiche Wucherung ektomesenchymalen Gewebes. In den spindeligen Zellen eine deutlich ausgeprägte Kernpolymorphie und wechselnde mitotische Aktivität. HE × 140

Unterkiefers auf. Metastasen kommen sehr selten vor. MULLER et al. (1995) haben einen Fall mit Metastasen in der Lunge, in der Pleura, in der Leber und in mediastinalen Lymphknoten beschrieben.

Histologisch finden sich schmale Zellstränge und kleine Verbände aus odontogenem Epithel. Um die Epithelzellkomplexe herum kann ein eosinophiles, basalmembranähnliches Band entwickelt sein. Zwischen dem epithelialen Anteil besteht ein zellreiches, mesenchymales Stroma mit unterschiedlich stark pleomorphen und hyperchromatischen Zellkernen. Es finden sich Mitosen in wechselnder Verteilung (Abb. 126). Es können Zonen mit einem ähnlichen Muster, wie beim malignen fibrösen Histiozytom oder beim Osteosarkom, ausgebildet sein (DALLERA et al. 1994).

7.2.2.2 *Ameloblastisches Fibrodentinosarkom (Ameloblastisches Fibroodontosarkom)*

Der Tumor zeigt einen ähnlichen Aufbau wie das ameloblastische Fibrosarkom, es wird jedoch dysplastisches Dentin und im ameloblastischen Fibroodontosarkom Schmelz gebildet. Die epitheliale Komponente der Geschwülste besitzt die Fähigkeit zur Bildung der Zahnhartsubstanz, während in dem ektomesenchymalen Anteil eine sarkomatöse Differenzierung besteht.

7.2.2.3 *Odontogenes Karzinosarkom*

Der außerordentlich seltene Tumor (SHEAR 1994) ist wie das ameloblastische Fibrosarkom aufgebaut, zeigt jedoch neben der sarkomatösen Differenzierung des ektomesenchymalen Anteils eine karzinomatöse Struktur in der epithelialen Tumorkomponente.

8 Erkrankungen des Kieferknochens

8.1 Osteomyelitis

Bei der Osteomyelitis handelt es sich um eine Entzündung des Knochenmarkes.

Sie entsteht meistens im Rahmen einer odontogenen Infektion. In einer Reihe von Untersuchungen wird der Anteil der im Rahmen einer odontogenen Infektion entstandenen Osteomyelitiden mit 56,1–91% angegeben (Herrmann 1957; Spiessl 1959; Trauner 1964; Gattinger u. Mossböck 1984; Müller u. Neumann 1988). Zu den sogenannten nichtodontogenen Ursachen gehören mit 3–5% die Kieferfrakturen (Schilli 1981; Härtel 1983), die Knochenschäden nach Bestrahlung und zu einem geringen Anteil die hämatogene Bakterienverschleppung.

Bei der akut eitrigen Osteomyelitis konnten Staphylococcus aureus und albus, Streptokokken sowie Mischinfektionen nachgewiesen werden.

Weiterhin kommen Infektionen mit Aktinomyces israelii sowie Syphilis und Tuberkulose in Betracht (Bhaskar 1973; Shafer et al. 1983; Mittermeyer 1993). Der klinische Verlauf ist von der Entstehungsursache abhängig.

Nach dem zeitlichen Ablauf der entzündlichen Reaktion werden akute, subakute und chronische Osteomyelitiden unterschieden.

8.1.1 Akute, eitrige Osteomyelitis

Die eitrige Entzündung geht mit einer Destruktion des Knochengewebes und des Knochenmarkes einher. Sie ist das Resultat eines erhöhten Druckes im Knochengewebe mit Abnahme der Vaskularisation (Morin u. Morais 1993). Die Infektion breitet sich über die Havers-Kanälchen zur Kortikalis und zum Periost aus. Es kommt zu einer zusätzlichen Abnahme der Vaskularisation des Knochengewebes. Folge der lokalen Ischämie ist eine irreversible Knochennekrose.

Sie entsteht als Folge einer apikalen Entzündung, deren Ursache in der Regel eine Pulpitis und seltener eine Parodontitis ist. Prädisponierende Faktoren sind eine starke Virulenz der Bakterien, eine verminderte Vaskularisation des Knochengewebes und eine herabgesetzte Immunabwehr.

Alle Zahnregionen sowohl der Maxilla als auch der Mandibula können betroffen sein, wobei die Entzündung lokalisiert oder diffus auftreten kann. Im Bereich der Maxilla handelt es sich um einen lokalisierten Prozeß, während im Bereich der Mandibula die Tendenz zur diffusen Ausbreitung besteht. In der

Mandibula tritt die akut-eitrige Osteomyelitis sechsmal häufiger auf als in der Maxilla. Der Grund dafür liegt in der geringeren Vaskularisation der Mandibula (Bernier et al. 1995). In 83% der Fälle war der Unterkieferkörper betroffen, während der anteriore Unterkiefer in 20%, der Unterkieferwinkel in 18%, der Ramus in 7%, der Kondylus in 2% und die Maxilla in weniger als 1% befallen waren (Calhoun et al. 1988). Die Erkrankung kann in jedem Lebensalter auftreten.

Im Säuglings- und Kleinkindalter tritt eine besondere Form im Bereich des Oberkiefers auf, die einen rapiden Verlauf aufweist (Cavanagh 1960; Norgaard u. Pindborg 1959). Die Kinder sind schwer krank und der Ausgang kann letal sein. Diese Form der Osteomyelitis ist Dank der Antibiotikatherapie sehr selten geworden.

Ätiologisch kommt einer lokalen, oralen Infektion nach kleinen Schleimhautverletzungen eine große Bedeutung zu (Andrä 1991). Die hämatogene Keimverschleppung, die in manchen Fällen angenommen wurde (Shafer et al. 1983), wird angezweifelt (Schilli 1981).

Klinisch bietet die Osteomyelitis am Anfangstadium eine uncharakteristische Symptomatik. Das Allgemeinbefinden des Patienten ist gestört. Es besteht Fieber, eine Leukozytose, und die Blutsenkungsgeschwindigkeit ist stark erhöht. Im Bereich des Alveolarfortsatzes entwickelt sich ein unklarer Schmerz und eine Perkussionsempfindlichkeit der Zähne. Der betroffene Zahn ist gelockert und schmerzhaft. Wenn der Mandibularkanal mitbetroffen ist, entwickelt sich häufig aufgrund der Beteiligung des N. mentalis eine Parästhesie und Anästhesie der Lippe. Die regionären Lymphknoten sind angeschwollen. Es kann zu eitriger Exsudation aus parodontalen Taschen kommen. Erst wenn die entzündliche Reaktion auch das Periost infiltriert (Periostitis), erscheint die Mukosa und die Haut rot und angeschwollen. Aufgrund der raschen Entwicklung der Entzündung ist röntgenologisch in den ersten 1–2 Wochen sehr wenig im Bereich des Kiefers zu sehen. Zu diesem Zeitpunkt werden diffuse lytische Knochenveränderungen nachweisbar.

Mikroskopisch ist das Knochenmark durch ein dichtes entzündliches Infiltrat durchsetzt. Es besteht aus neutrophilen Granulozyten (Abb. 127). Überwiegend am Rand können vermehrt Lymphozyten und Plasmazellen auftreten. Die Osteoblasten im Bereich der dazwischen und am Rand liegenden Knochenbälkchen sind zerstört, und es finden sich optisch leere Lakunen. Ab der 1.–2. Woche beginnt der Knochenabbau mit Ausbildung von Resorptionslakunen. Die Knochenresorption findet sehr langsam statt. Die dabei entstandenen nekrotischen Knochenfragmente grenzen an vitales Knochengewebe und werden als Sequester bezeichnet. Wird der Sequester vom vitalen Knochengewebe umgeben, spricht man von einem Involucrum. Kleine Sequester können durch die Mukosa oder durch die Haut spontan abgestoßen werden, während bei größeren Sequester die chirurgische Entfernung notwendig ist.

Entscheidend für den weiteren Verlauf und die Therapie ist die frühe Diagnosestellung (3–4 Tage nach dem Krankheitsanfang). Eine medikamentöse und chirurgische Therapie sind indiziert. Bei einer Schwellung und Fluktuation ist die Inzision und Drainage zu empfehlen. Der betroffene Zahn oder die betrof-

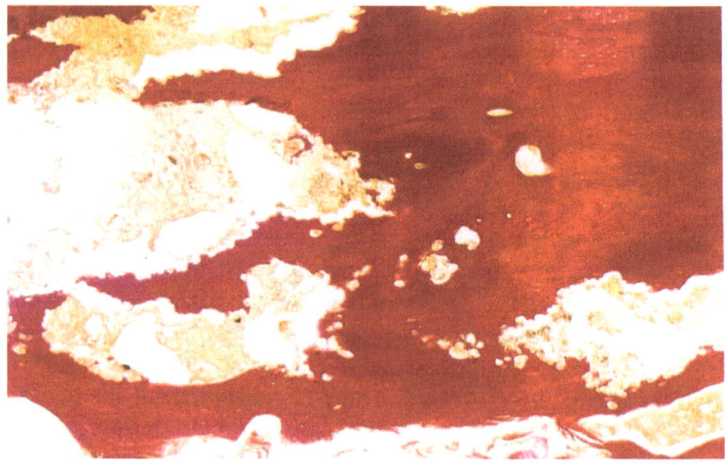

Abb. 127. Chronische, eitrige Osteomyelitis: Herdförmige Marknekrosen und unregelmäßiger Abbau nekrotischen Knochengewebes. Entwicklung von Granulationsgewebe und unterschiedliche Infiltration mit neutrophilen Granulozyten. Van Gieson × 120

fenen Zähne müssen extrahiert werden. Bakterienkulturen sollten angelegt und je nach den Ergebnissen des Antibiogramms sollte schnell eine intravenöse Antibiotikatherapie eingeleitet werden (Bernier et al. 1995).

8.1.2 Chronische, eitrige Osteomyelitis

Bei einer akut-eitrigen Osteomyelitis kann die Ausheilung ausbleiben, so daß eine chronische Verlaufsform entsteht (sekundär-chronische Osteomyelitis nach Spiessl 1959). Diese chronisch-eitrige Osteomyelitis kann jedoch auch von einer dentogenen Infektion direkt ohne Entwicklung einer akut-eitrigen Osteomylitis entstehen (Shafer et al. 1983).

Die klinische Symptomatik ist schleichend und ähnlich wie bei der akuten, eitrigen Osteomyelitis, jedoch hier in deutlich milderer Form ausgeprägt. Der lokale Schmerz ist gering, es besteht eine leichte Temperaturerhöhung und eine Leukozytose. Der betroffene Zahn muß nicht gelockert sein. Die Erkrankung ist durch einen chronisch-rezidivierenden Verlauf charakterisiert. Es wechseln sich symptomarme und symptomfreie Intervalle ab. Bei akuten Exazerbationen kann das Vollbild einer akut-eitrigen Osteomyelitis vorliegen. Durch die eitrige Entzündung können Knochenperforationen und Fistelbildungen zur Mukosa und zur Haut auftreten. Makroskopisch kommen Knocheneinschmelzungen mit grau-weißlichem, teils deutlich hartem Rand sowie die Bildung von Fistelgängen vor.

Mikroskopisch sind als Folge einer Thrombosierung der Markgefäße durch die Wirkung der bakteriellen Toxine herdförmige Marknekrosen zu erkennen. Nekrotische Knochenanteile (Sequester) werden langsam resorbiert oder abgestoßen. Im Vordergrund steht die Entwicklung von Granulationsgewebe mit unterschiedlich dichten Infiltraten aus Lymphozyten und Plasmazellen. Dazwischen finden sich auch wenige neutrophile Granulozyten, die jedoch überwiegend perivaskulär angeordnet sind. Am Rand besteht ein ausgeprägter Knochenumbau.

Die Therapie ist die gleiche wie bei der akut-eitrigen Osteomyelitis.

8.1.3 Chronische, fokal-sklerosierende Osteomyelitis

Bei der chronischen, fokal-sklerosierenden Osteomyelitis liegt eine ungewöhnliche Reaktion des Knochengewebes auf eine Infektion des Knochenmarkes vor. Sie stellt eine überschießende reaktive Osteosklerose dar und ist in der Regel im Bereich eines Zahnes lokalisiert.

Sie entsteht bei Personen mit einer hohen immunologischen Reaktionsbereitschaft und einer hohen Resistenz des Knochengewebes oder bei schwacher, bakterieller Infektion als Folge einer Karies mit Beteiligung der Pulpa oder bei periapikaler Entzündung. Vereinzelt konnte sie auch im Bereich einer alten Extraktionszone beobachtet werden.

Am häufigsten ist die chronische, fokal-sklerosierende Osteomyelitis im Bereich des ersten Molaren der Mandibula entwickelt. Es sind fast ausschließlich junge Personen bis zum 20. Lebensjahr betroffen.

Klinisch ist die Erkrankung häufig asymptomatisch. Bei den übrigen Fällen beginnt sie mit dumpfen, nicht genau lokalisierbaren Schmerzen von unterschiedlicher Intensität. Über den erkrankten Knochenbezirk treten umschriebene oder diffuse Weichteilschwellungen auf. Abszesse oder Fisteln kommen nicht vor. Wenn der Canalis mandibularis mit in den Prozeß einbezogen wird, treten Innervationsstörungen im Versorgungsbereich des N. mentalis mit Verstärkung der Schmerzsymptomatik auf.

Histologisch bestehen breite Knochentrabekel mit ausgeprägter Einengung der Markräume. Nur in wenigen Fällen ist eine deutliche Osteoblastenaktivität nachweisbar. Meistens sind die Osteoblasten zum Zeitpunkt der histologischen Untersuchung flach. In den eingeengten Markräumen finden sich Fibrosierungen und lockere lymphozytäre, entzündliche Infiltrate.

Die Therapie beschränkt sich auf die Zahnsanierung oder die Zahnextraktion. Eine Entfernung des veränderten Knochengewebes ist nicht notwendig.

8.1.4 Chronische, diffus-sklerosierende Osteomyelitis

Wie bei der chronischen, fokal-sklerosierenden Osteomyelitis handelt es sich bei der chronischen, diffus-sklerosierenden Osteomyelitis um eine proliferative Reaktion des Knochengewebes auf eine Infektion des Knochenmarkes. Die überschießende, reaktive Knochenneubildung ist hier im Bereich von mehreren benachbarten Zähnen ausgebildet (Shafer 1957; Bell 1959).

Sie entsteht genauso wie die chronische, fokal-sklerosierende Osteomyelits bei Personen mit einer hohen immunologischen Reaktionsbereitschaft und einer hohen Resistenz des Knochengewebes oder bei schwacher, bakterieller Infektion (Shafer et al. 1983). Eine immunologische Reaktion auf Bakterientoxine (HOPPE et al. 1969), eine Infektion (TURLINGTON 1973), eine endogene bakterielle Infektion (JACOBSSON u. HOLLENDER 1980) und eine überschießende immunologische Reaktion (MALMSTRÖM et al. 1983) wurden als pathogenetische Faktoren diskutiert. Aufgrund der Arbeit von VAN MERKESTEYN et al. (1990) wird angenommen, daß ein entscheidender ätiologischer Faktor zur Entstehung der chronischen, diffus-sklerosierenden Osteomyelitis eine Tendoperiostitis der Muskeln masseter und digastricus bildet.

Im Gegensatz zu der fokalen Form kann die diffuse Form bei allen Altersgruppen und allen Populationen auftreten, wobei gewöhnlich ältere Menschen betroffen sind. Die meisten beschriebenen Fälle sind bei älteren, farbigen Frauen entwickelt (SHAFER et al. 1983). Die Veränderung kommt häufiger im Unterkiefer als im Oberkiefer vor. Ein Befall sowohl des Unter- als auch des Oberkiefers kann im einzelnen Fall beobachtet werden. Eine scharfe Abgrenzung zwischen dem sklerosierten und dem nichtsklerosierten Kieferanteil besteht nicht. Die chronische, diffus-sklerosierende Osteomyelitis entsteht in vielen Fällen als Folge einer diffusen Parodontitis und hat keine Beziehung zu einem kariösen Zahn.

Der klinische Verlauf ist inapparent. Rezidivierende Schmerzen und Schwellungen können auftreten. Es kann zu akuten Exazerbationen mit Entwicklung einer eitrigen Entzündung und Fistelbildung zur Mundschleimhaut kommen. Die Patienten klagen dann über nicht genau zu lokalisierenden Schmerz und einen schlechten Geschmack im Mund.

Histologisch besteht eine deutlich irreguläre Struktur des spongiösen Knochengewebes. Die Knochenbälkchen sind unterschiedlich breit und weisen eine fokal ausgeprägte Osteoblastenaktivität auf. Daneben finden sich auch Zonen mit osteoklastären Riesenzellen und Resorptionslakunen. Aufgrund der wiederholten Knochenresorption mit anschließendem Knochenanbau kann ein sog. „Mosaikmuster" des Knochengewebes beobachtet werden. Die Markräume sind eingeengt. Es ist eine deutliche Proliferation von Fibroblasten mit Bildung von kollagenen Bindegewebsfasern nachweisbar. Dazwischen finden sich dünnwandige Kapillaren sowie wenige Lymphozyten und Plasmazellen, die fokal auch kleine Lymphozytenaggregate bilden. Bei Biopsieentnahme während einer Exazerbationsphase kann zusätzlich in den Markräumen auch ein eitriges Exsudat nachgewiesen werden.

Die bisherigen therapeutischen Empfehlungen sind aufgrund der nicht exakt bekannten Ätiologie nicht zufriedenstellend. Eine antibiotische und antiinflammatorische medikamentöse Therapie ist bei Verdacht auf eine infektiöse Genese angebracht. Weiterhin ist eine Muskelrelaxation und die Behebung einer fehlerhaften Kieferfunktion zu empfehlen.

8.1.5 Chronische Osteomyelitis mit proliferativer Periostitis

Eine besondere Form der chronischen, sklerosierenden Osteomyelitis bildet die chronische Osteomyelitis mit proliferativer Periostitis. Es kommt zu einer reaktiven Knochenneubildung unterhalb des Periosts (Periostitis ossificans). Bereits 1913 hat PERTHES den Begriff der Periostitis ossificans eingeführt. Sie wurde erstmals im Bereich der Mandibula von Pell et al. (1955) beschrieben. Für das gleiche Krankheitsbild werden auch die Begriffe wie Osteomyelitis sicca und chronische, nicht eitrige, sklerosierende Osteitis Garrè verwendet (Shafer et al. 1983; Andrä 1991). 1893 hatte Carl Garrè diese Entität der Osteomyelitis im Bereich der Tibia beschrieben.

Die chronische Osteomyelitis mit proliferativer Periostitis kommt überwiegend bei Kindern und jungen Erwachsenen vor dem 25. Lebensjahr vor. Der Grund dafür liegt wahrscheinlich in der hohen Osteoblastenaktivität des Periosts in diesen Altersgruppen (Benca et al. 1987). Im Durchschnitt liegt das Alter zwischen 10 und 13 Jahre und weibliche Personen sind häufiger (14:1, w./m.) als männliche betroffen (Lichty et al. 1980). Die Veränderung kommt fast ausschließlich in der Mandibula vor. Selten kann diese Form der Osteomyelitis im Bereich der Maxilla nachgewiesen werden.

Die Patienten haben eine in einigen Wochen entstandene, harte, knöcherne Schwellung der Oberfläche des Unterkiefers und klagen über Schmerzen in dieser Region. Der Ausgang der Infektion ist in der Regel ein kariöser Zahn. Im einzelnen Fall kann jedoch eine Weichteilphlegmone oder ein Abszeß die Ursache bilden. Gewöhnlich sind Staphylokokken und Streptokokken nachweisbar (Bernier et al. 1995). Zusätzlich kommen Bakteroides und Veillonella vor. In seltenen Fällen konnte diese Form der Osteomyelitis bei älteren Erwachsenen im anterioren Mandibulabereich in Verbindung mit Traumata beobachtet werden (Marx 1991).

Histologisch ist subperiostal neugebildetes, der Kortikalis aufsitzendes Knochengewebe nachweisbar (Abb. 128). Die Knochentrabekel sind breit und parallel zueinander angeordnet. Es ist ein unterschiedlich breiter Osteoidsaum entwickelt. Es besteht eine deutliche Osteoblastenaktivität. Zwischen den Knochenbälkchen findet eine Fibroblastenproliferation mit Bildung von kollagenen

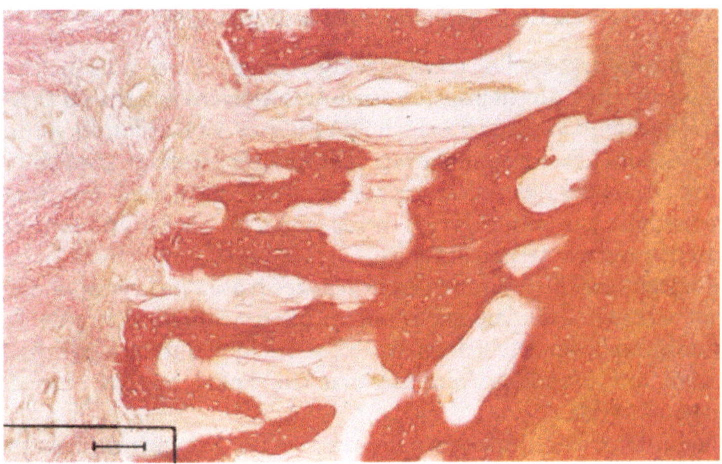

Abb. 128. Chronische Osteomyelitis mit proliferativer Periostitis: Der Kortikalis aufsitzendes neugebildetes Knochengewebe unter dem deutlich verbreiterten Periost. Van Gieson × 80

Fasern statt. Es bestehen hier gleichmäßig dichte Infiltrate aus Lymphozyten und Plasmazellen.

Die Sanierung des kariösen, für die Infektion verantwortlichen Zahnes oder dessen Extraktion und eine Behandlung mit Antibiotika stellen die Therapie der Wahl dar.

8.1.6 Sonderformen der Osteomyelitis

8.1.6.1 *Mykobakterielle Osteomyelitis*

Die chronische Osteomyelitis als Folge einer Mykobakterieninfektion ist sehr selten. Es handelt sich um eine chronische, persistierende Infektion. Sie wurde bei Kindern, AIDS-Patienten sowie bei Patienten nach Bestrahlung mit ionisierenden Strahlen und auch bei sonst gesunden Menschen beobachtet (Marx 1991).

Es wird angenommen, daß die Infektion durch Mykobakterien direkt über eine Kontamination des Respirationstraktes oder aus expektoriertem Sputum bei bestehender pulmonaler Tuberkulose oder auch bei hämatogener Streuung stattfinden kann. Die häufigsten Erreger sind Mycobacterium tuberculosis, Mycobakterium scrofulaceum und Mycobacterium intracellulare. Auch seltene Mykobakterien wie das Mycobacterium cheloni können die Erkrankung auslösen.

Klinisch bestehen leichter Kieferschmerz und intermittierende subfebrile Temperaturen. Häufig entwickeln sich Fisteln und ein Befall der regionären Lymphknoten. Histologisch finden sich die für die Tuberkulose typischen epitheloidzelligen Granulome.

Die Therapie besteht in der chirurgischen Abtragung von Knochennekrosen, Drainagen und in der üblichen antituberkulostatischen Medikation.

8.1.6.2 *Aktinomykotische Osteomylitis*

Bei der aktinomykotischen Osteomyelitis handelt es sich um eine chronische eitrige Osteomyelitis. Am häufigsten wird Actinomyces israelii als Erreger diskutiert. Wahrscheinlich sind jedoch auch Actinomyces naeslundii, Actinomyces odontolyticus und Actinomyces meyeri gleich häufig beteiligt. Die Schwierigkeit besteht im Nachweis des Aktinomyzes in der Kultur, weil die Spezies des Aktinomyzes, mit Ausnahme der Nocardia, anaerob wächst und sehr empfindlich gegenüber einer Luftexposition ist.

Histologisch sind die typischen Aktinomyzesdrüsen nachweisbar. Sie werden von einem eitrigen Exsudat demarkiert. Außen schließt sich eine Zone aus Granulationsgewebe an. Die Knochenbälkchen zeigen unterschiedliche Resorptionslakunen mit osteoklastären Riesenzellen. Fokal besteht eine deutliche Osteoblastenaktivität.

Die Therapie ist eine chirurgische Abtragung der Knochennekrose mit guten Drainagen und Medikation mit Antibiotika (Penicillin G).

8.1.6.3 *Bruchspaltosteomyelitis*

Vollständige Kieferfrakturen im zahntragenden Abschnitt sind immer offene Frakturen. Das liegt daran, daß die Schleimhaut des Alveolarfortsatzes unverschieblich ist, so daß eine geringe Dislokation zu einem Schleimhautriß führt. Der frakturierte Knochen kommt in Kontakt mit dem Speichel und den Keimen im Speichel, so daß eine Infektion entstehen kann. Zusätzliche begünstigende Faktoren für eine Infektion sind Zähne im Bruchspalt, Zahnwurzelreste und avitale Zähne im Randgebiet der Fraktur, verlagerte Fremdkörper und nekrotische Knochenanteile sowie eine fehlende Ruhigstellung der Fraktur. Wenn intakte noch nicht eruptierte Weißheitszähne in einem Frakturspalt eingeschlossen sind, muß nicht unbedingt eine Entfernung angestrebt werden. Kariöse Zähne in einem Frakturspalt sollten dagegen extrahiert werden (Horch et al. 1990). Aufgrund der günstigen Durchblutungsverhältnisse im Alveolarfortsatz ist die lokale Abwehrlage gut, so daß nur in 3–5% der Fälle nach Kieferfraktur eine Bruchspaltosteomyelitis entsteht (Schilli 1981).

8.1.6.4 *Radioosteomyelitis*

Es handelt sich bei der Radioosteomyelitis um eine im Knochengewebe entstandene Nekrose als Folge einer Bestrahlung mit ionisierenden Strahlen mit nachfolgender Infektion.

Das Knochengewebe ist gegenüber Röntgenstrahlung relativ resistent. Die Osteoblasten sind jedoch strahlensensibel, so daß eine normale Reaktion des Knochengewebes gegen eine Infektion nicht möglich ist. Aufgrund einer Strahlenvaskulitis entsteht eine Ischämie des Knochengewebes. Das Periost hebt sich vom Knochengewebe ab (Marciani u. Ownby 1986). Bei hoher Strahlenbelastung folgt der Ischämie die Knochennekrose und die Infektion mit Entwicklung einer Osteomyelitis (Marx 1983). Die Häufigkeit dieser Form der Osteomyelitis variiert je nach Bestrahlungsart und liegt zwischen 4 und 30%. Nach Andrä 1991 waren 4,8 % der chronischen Osteomyelitiden durch Bestrahlung bedingt und in allen Bereichen der Mandibula lokalisiert. Der Prozeß ist für den Patienten sehr schmerzhaft und breitet sich schnell aus.

Histologisch sind die Knochenbälkchen nekrotisch. Die Osteozyten sind nicht nachweisbar. Es finden sich keine Osteoblasten, neugebildetes Knochengewebe oder Osteoid. Die regionären Blutgefäße zeigen eine deutliche fibröse Wandverbreiterung mit Lumeneinengung. Im floriden Stadium liegt eine Endarteriitis und Periarteriitis vor. Es kann zur Sequesterbildung kommen. Das Knochengewebe wird vom lockeren Bindegewebe mit lymphozytären, entzündlichen Infiltraten und Makrophagen ersetzt.

Zur Therapie gehören die lokale Wundreinigung, die Applikation von Antibiotika, die Entfernung von Knochensequestern und eine die hyperbare Sauerstofftherapie.

8.2 Osteosklerose

Bei der Osteosklerose entwickelt sich eine Vermehrung von mineralisiertem Knochengewebe mit Verdichtung der Knochenstrukturen. Die Genese der Osteosklerose ist nicht einheitlich. Am häufigsten tritt sie als eine reaktive Veränderung im Bereich einer Knochenläsion auf (z. B. in der Umgebung von gutartigen Knochentumoren, einer alten Knochenfraktur oder einer chronischen Osteomyelitis). Sie kann auch direkt vaskulär-entzündlich (z. B. chronisch-sklerosierende Osteomyelitis) oder auch neurovaskulär (z. B. Ostitis deformans Paget) bedingt sein. Auch genetische (z. B. Osteopetrosis Albers-Schönberg) und hormonelle (Hypoparathyreoidismus) Ursachen können die Veränderung auslösen. Die Osteoskleroseherde können solitär oder multiple innerhalb des Kieferknochens auftreten. Bei einer lokal stark entwickelten Osteosklerose kann die Knochenstruktur so ausgeprägt verändert sein, daß die zugrundeliegende Erkrankung nur sehr schwer erkennbar ist und bei einer Knochenbiopsie nicht richtig erfaßt werden kann. Aus diesem Grund ist bei der Beurteilung das klinische Bild und die Röntgenaufnahmen von großer Bedeutung.

8.3 Osteomalazie

Die Osteomalazie beruht auf einer Verkalkungsstörung des Knochengewebes im Erwachsenenalter nach Abschluß des Längenwachstums. Sie ist mit der Rachitis des Kindes vergleichbar. Am Skelett besteht eine ungenügende Verkalkung des Knochengewebes und eine massive Osteoidbildung. Die Mineralisation des Osteoids ist ungenügend.

Als Ursache kommen ernährungsbedingte Vitamin-D-Mangelzustände, verminderte Vitamin-D-Resorption durch Maldigestion oder Malabsorption, Störungen des Vitamin-D-Stoffwechsels und angeborene oder erworbene tubuläre Nierenschädigungen in Frage (Dent et al. 1970; Clark et al. 1972; Semler u. Delling 1987; Mittermeyer 1993).

Laborchemisch finden sich bei Vitamin-D-abhängiger Osteomalazie eine Hypokalzämie und erhöhte alkalische Phosphatase. Wenn ein Malabsorptionssyndrom zugrundeliegt, ist eine Hypophosphatämie nachweisbar, während bei einer Niereninsuffizienz keine Hyperphosphatämie vorliegt.

Bei der Osteomalazie kommt es zur Entwicklung von pathologischen Umbauzonen (Looser-Umbauzonen), die histologisch nichtmineralisiertem Faserknochen entsprechen. Die Looser-Umbauzonen sind im Bereich des Kiefers am Kinn und am Kieferwinkel entwickelt.

Ausschlaggebend für die histologische Diagnose sind die breiten Osteoidsäume. Es finden sich rarefizierte Knochenbälkchen, die im Zentrum mineralisiert sind und außen von einem unterschiedlich verbreiterten Osteoidsaum umgeben werden. Bei passagerem Mehrangebot von Vitamin D entwickeln sich breite, streifige Mineralisationen des Osteoids, so daß es zum Einschluß von streifenförmigem, nichtmineralisiertem Osteoid im Trabekelinneren kommen kann. Am Rand des Osteoids können einzelne Osteoblasten nachweisbar sein. Im Markraum findet sich Fettmark und blutbildendes Knochenmark.

Im Bereich der Zähne sind die Veränderungen charakteristisch. Das normalerweise tubulär aufgebaute Dentin ist globulär strukturiert und hypomineralisiert. Im Bereich der Pulpahörner zeigt das Dentin zusätzlich zu den tubulären Defekten Spalträume. Die Pulpahörner sind deutlich erhöht und ausgeweitet und reichen oft in die Nähe der Schmelz-Dentin-Grenze. Das Dentin ist hier sehr schmal. Aufgrund dieser Veränderungen können Mikroorganismen direkt in die Pulpa ohne sichtliche Veränderungen des Dentins eindringen (Shafer 1983). Durch periapikale Entzündungen können dann Fistelgänge im Bereich der Gingiva entstehen. Weiterhin kann röntgenologisch im Bereich der Zähne eine Verschmälerung oder Destruktion der Lamina dura nachweisbar sein.

Bei der Therapie ist die Behandlung des Grundleidens entscheidend. Bei Vitamin D-Stoffwechselstörung sollten stoffwechselaktive Vitamin D-Metabolite (z.B. 1, 25(OH)2-D3) substituiert werden. Die Therapiesteuerung erfolgt durch Überwachung des Serumkalziums und der Kalziumausscheidung im Harn.

8.4 Hypoparathyreoidismus

Bei einer Unterfunktion der Epithelkörperchen können neben Weichteilverkalkungen osteosklerostische Skelettveränderungen auftreten. Es handelt sich um eine diffuse Osteosklerose, die insbesondere im Bereich der Schädelkalotte und des Kieferknochens entwickelt ist.

Am häufigsten entsteht der Hypoparathyreoidismus postoperativ nach Strumektomie. Weiterhin kann es postoperativ nach Entfernung eines Epithelkörperchenadenoms zu einer Insuffizienz der übrigen Epithelkörperchen kommen. Auch eine Entzündung der Nebenschilddrüsen kommt als Ursache in Betracht. Selten ist es der idiopathische Hyperparathyreoidismus, der bei Kindern zu einem Minderwuchs, verzögerter Zahnentwicklung und periartikulären Osteophytenbildung führen kann. Sehr selten ist eine Aplasie von Nebenschilddrüse und Thymus (Di-George-Syndrom).

Bei den Patienten entwickelt sich eine typische Kalzium-Phosphat-Stoffwechselstörung. Die Nierenausscheidung von Kalzium und Phosphat sind aufgrund des fehlenden Parathormons vermindert. Im Urin finden sich erniedrigte Werte von Kalzium, Phosphat und cAMP. Die typische Serumkonstellation ist Hypokalzämie, Hypomagnesiämie und Hyperphosphatämie. Die klinischen Symptome des Hypoparathyreoidismus sind die Tetanie, trophische Störungen des Ektoderms und psychische Veränderungen.

Histologisch ist das Bild nicht für den Hypoparathyreoidimus spezifisch. Es sind sowohl die Kortikalis als auch die Spongiosa des Kieferknochens betroffen. Das Knochengewebe ist stark verdichtet und mineralisiert. Die lamelläre Struktur ist ungleichmäßig geschichtet. Die Haver-Kanälchen sind teils weit, teils eingeengt und glatt begrenzt. Osteoblasten oder osteoklastäre Riesenzellen liegen nicht vor. Wenn eine angeborene Form des Hypoparathyreoidismus besteht, entwickelt sich im Bereich der Zähne eine Schmelzhypoplasie.

Eine Langzeitbehandlung mit Vitamin D und Kalzium oral, wobei regelmäßige Kalziumspiegelkontrollen erforderlich sind, ist erforderlich.

8.5 Primärer Hyperparathyreoidismus

Der primäre Hyperparathyreoidismus ist eine Erkrankung der Nebenschilddrüse mit vermehrter Parathormonbildung.

Die häufigste Ursache sind solitäre Adenome (80%) und multiple Adenome (5%) der Nebenschilddrüse. Eine Hyperplasie der Nebenschilddrüsen liegt bei 15% und ein Nebenschilddrüsenkarzinom bei 1–2% vor (Adler 1983, Herold 1996). Eine Osteodystrophie entwickelt sich bei etwa 25% der Fälle mit einem primären Hyperparathyreoidismus (Adler 1983).

Vor allem sind die Wirbelsäule und die langen Röhrenknochen sowie die Schädelkalotte und die Kieferknochen betroffen. Im Bereich der Maxilla und/ oder der Mandibula können unterschiedlich große Zysten in der Kortikalis oder selten sogenannte „braune Tumoren" (Osteodystrophia cystica generalisata von Recklinghausen) auftreten. Im Bereich der Zähne kann röntgenologisch die Lamina dura partiell fehlen.

Klinisch bestehen in 40–50% der Fälle eine Nierenmanifestationen in Form einer Nephrolithiasis (Kalziumphosphat- oder -oxalatsteine) oder seltener einer Nephrokalzinose. Aufgrund einer Einschränkung der Konzentrierungsfähigkeit der Niere kommt es typischerweise zu einer antidiuretischen-hormonrefraktären Polyurie und Polydipsie. Bei etwa 50% der Patienten finden sich Skelettveränderungen im Röntgenbild. Das häufigste Zeichen ist oft nur eine diffuse Osteopenie, die bei Handaufnahmen bei 40% und bei Wirbelsäulenaufnahmen bei 20% der Fälle ermittelt werden kann. Laborchemisch sind im Serum das Parathormon und Kalzium und im Urin das Kalzium und Phosphat erhöht. Das Phosphat ist im Serum erniedrigt. Weiterhin können im Urin die Hydroxyprolinausscheidung und cAMP und im Serum die alkalische Phosphatase erhöht sein. In etwa 50% der Fälle liegen auch eine gastrointestinale Manifestationen vor. Es sind überwiegend Appetitlosigkeit, Übelkeit, Obstipation, Meteorismus und Gewichtsabnahme zu beobachten. Seltener finden sich Ulcera ventriculi et duodeni (10%) und Pankreatitis (10%). Weiterhin können neuromuskuläre Symptome wie rasche Ermüdbarkeit, Muskelschwäche und -atrophie und im EKG QT-Verkürzung sowie psychiatrische Symptome in Form einer depressiven Verstimmung vorliegen.

Pathognomonisch für den Hyperparathyreoidimus sind die dissezierende Fibroosteoklasie und die Markfibrose. Die dissezierende Fibroosteoklasie stellt eine Resorption des Knochengewebes mit unterschiedlich großen Resorptionslakunen und osteoklastären Riesenzellen im Bereich der Trabekeln der Spongiosa und entlang der Haver-Kanälchen der Kompakta dar.

Beim fortgeschrittenen primären Hyperparathyreoidismus kann sich ein sogenannter „brauner Tumor" entwickeln. Es ist keine echte Neoplasie der Knochen, sondern ein reaktiver, resorptiver Prozeß. Im Bereich der hormonell bedingten Osteolysen kommt es zu Spontanfrakturen und intraossären Blutungen. Unter der Wirkung des Parathormon findet eine Osteoklastenaktivierung statt, so daß sie in dieser Zone besonders zahlreich auftreten und zu einer ausgeprägten, lokalen, tumorartigen Osteolyse führen. Aufgrund der älteren Blutungen hat diese Läsion eine braune Farbe. Mikroskopisch finden sich spindelige Zellen mit länglichen, isomorphen Zellkernen. Dazwischen finden sich zahlreiche irregulär verteilte osteoklastäre Riesenzellen und Hämosiderinablagerungen sowie neugebildete, blutvolle Kapillaren.

8.6 Osteoporose

Bei der Osteoporose entwickelt sich eine Verminderung der Knochenmasse pro Volumeneinheit aufgrund einer Verschiebung des Gleichgewichtes zwischen der Knochenneubildung und der Knochenresorption zugunsten der Knochenresorption. Sie kann lokal oder generalisiert auftreten.

Es besteht eine Atrophie des Knochengewebes mit Verschmälerung der Kortikalis und Verminderung der Anzahl und der Dicke der Spongiosabälkchen. Das Verhältnis zwischen der Knochensubstanz und dem Markraum ist zugunsten des Markraumes verschoben.

Die Osteoporose kann eine Reihe von unterschiedlichen Ursachen haben, wobei zwischen erworbenen und angeborenen Formen unterschieden werden kann.

A. Zu den erworbenen Osteoporosen gehören:

1. Hormonmangel-Osteoporose
   a) Präsenile Involutions-Osteoporose (bes. Frauen zwischen 50–60 Jahren)
   b) Postmenopausen-Osteoporose
2. Senile Involutionsosteoporose
3. Substratmangel-Osteoporose
   a) Hungerosteoporose
   b) Vitamin-C-Mangelosteoporose
4. Hyperkortisolismus und Steroidtherapie, Hypogonadismus, Hyperthyreose
5. Medulläres Plasmozytom und Knochenlymphom
6. Inaktivitäts-(Immobilisations)-Osteoporose
7. Idiopathische Osteoporose

B. Zu den angeborenen oder frühkindlichen Osteoporosen gehören:

1. Osteogenesis Imperfecta
2. Juvenile Osteoporose

Die Diagnose wird durch eine Beckenkammbiopsie unter Berücksichtigung der Röntgenbilder und der klininisch-chemischen Daten ermöglicht.

8.6.1 Senile Involutionsosteoporose

In den ersten 20 Lebensjahren ist die Umbaubilanz des Knochengewebes positiv. Zwischen dem 20. und 50. Lebensjahr ist diese Bilanz ausgeglichen. Sie verschiebt sich nach dem 50. Lebensjahr zu Gunsten des Knochenabbaus.

Bei der senilen Involutionsosteoporose besteht eine verminderte Aktivität der Osteoblasten. Die Knocheninvolution beginnt an den Knochenbälkchen im Markraum und schreitet zur Kortikalis hin fort. Am stärksten sind die Knochen mit der größten Umbauquote betroffen. Somit ist die senile Involutionsosteoporose im Bereich der Wirbelkörper, der Rippen und des Beckens am deutlichsten entwickelt. Auch der Ober- und der Unterkiefer sind in den Prozeß der Knochenreduktion mit einbezogen. Die Schädelkalotte weist aufgrund ihres geringen Umbaues keine Osteoporose auf.

Mikroskopisch sind die Spongiosabälkchen in ihrer Anzahl deutlich vermindert und verschmälert. Auch die Kortikalis ist verschmälert. Die Knochenbälkchen sind lamellär, geschichtet und glatt abgegrenzt. Es besteht eine gute Mineralisation. Es finden sich keine Resorptionslakunen. Die Osteozyten sind intakt. Osteoblasten sind vereinzelt vorhanden.

8.6.2 Fokaler osteoporotischer Knochenmarksdefekt des Kieferknochens

Es handelt sich um eine fokale, asymptomatische Läsion des Kieferknochens als Folge einer Hyperplasie des blutbildenden Markes mit Resorption der Knochenbälkchen (Standish u. Shafer 1962; Crawford u. Weathers 1970; Barker et al. 1974). Sie wird zufällig bei einer aus einem anderen Grund durchgeführten radiologischen Untersuchung entdeckt. Diese Läsion kommt am häufigsten bei Frauen vor. Es ist überwiegend der Unterkiefer und insbesondere der Kieferwinkel betroffen.

Makroskopisch findet sich eine weiche rote, fokal auch gelbbräunliche unscharf begrenzte Zone. Histologisch besteht blutbildendes Mark mit dazwischen liegenden, ganz schmalen, langen, irregulären Bälkchen. Ein Osteoblastensaum ist nicht vorhanden.

Die Diagnosestellung erfolgt nach einer chirurgischen Exzision. Eine weitere Therapie ist nicht notwendig.

8.6.3 Immobilisationsatrophie *(Inaktivitätsatrophie)*

Diese Form der Osteoporose gehört zu den lokalisierten Osteoporosen und entwickelt sich, wenn ein Skelettabschnitt längerdauernd minderbelastet ist. Sie entsteht nach jeder Ruhigstellung eines Skelettanteiles aufgrund einer Fraktur, einer Entzündung oder Muskellähmung. Im Bereich des Kiefers tritt diese Form der Osteoporose am häufigsten in Verbindung mit einer Parodontitis auf.

In den frühen Phasen der Läsion kommt es zu einer Hyperämie des Kieferknochens mit histologischem Nachweis von weiten, blutvollen, ossären Kapillaren und Sinusoiden. Es besteht eine deutliche Osteoblastenaktivität, die auf das zweifache der normalen Aktivität erhöht ist. Gleichzeitig findet jedoch auch eine ausgeprägte Osteoklastenaktivität statt, die die normale Aktivität um das dreifache übertrifft. Folge ist ein verstärkter Knochenabbau. In den chronischen Phasen der Inaktivitätsatrophie besteht eine ausgeglichene Knochenbilanz.

Histologisch sind die Knochenveränderungen wie bei der Involutionsosteoporose ausgebildet, die sich zunächst im Zentrum (Spongiosa) der Knochensubstanz entwickeln und zur Peripherie (Kortikalis) fortschreiten. Die einzelnen Knochenbälkchen sind verschmälert und glatt abgegrenzt. Eine osteoblastische oder osteoklastische Aktivität ist nicht ersichtlich. Die Anzahl der Knochenbälkchen ist vermindert, jedoch ist der lamelläre Aufbau erhalten. Dazwischen findet sich reichlich Fettmark.

Solange die Knochentrabekel erhalten geblieben sind, führt eine Mobilisation des Skelettabschnittes zu einer vollständigen Wiederherstellung der Knochenstruktur. Bei den Fällen mit längerer Ruhigstellung und Verlust der Leitstrukturen des Knochens kann die Mobilisation nur zu einer unvollständigen Rekonstruktion führen. Es entwickelt sich Knochengewebe an den noch vorhandenen Knochenbälkchen, die dann verdickt erscheinen (hypertrophische Knochenatrophie).

8.7 Dysplastische, anlagebedingte Osteopathien

Unter dem Begriff Osteopathie werden generell, unabhängig von der Ätiologie und Pathogenese, alle systemischen Knochenerkrankungen erfaßt. Sie sind durch einen generalisierten oder lokalen Knochenumbau charakterisiert, der sich in Form einer Osteoporose und/oder Osteosklerose nachweisen läßt.

8.7.1 Osteogenesis imperfecta

Bei der Osteogenesis imperfecta handelt es sich um eine erbliche Skeletterkrankung, die einen allgemeinen Mesenchymdefekt zur Folge hat und durch eine starke Knochenbrüchigkeit gekennzeichnet ist.

Es können zwei Formen unterschieden werden:

a) die kongenitale rezessive und
b) die dominante Form mit Spätmanifestation.

8.7.1.1 *Osteogenesis imperfecta* (kongenitale rezessive Form)

Die Osteogenesis imperfecta ist eine autosomal-rezessiv vererbbare Erkrankung. Sie ist bei der Geburt manifest und kann bereits intrauterin oder kurz nach der Geburt zum Tode führen. Nur wenige Patienten erreichen das Erwachsenenalter, wobei starke Skelettdeformitäten und Zwergwuchs vorliegen.

Klinisch bestehen kurze Extremitäten bei sonst normalen Händen und Füßen. Der Kopf ist groß und die Fontanelle ist weit. Die Schädelknochen sind flach und bindegewebig durchsetzt. Es besteht eine Muskelhypotonie und eine

Bandinstabilität. Aufgrund einer dünnen Sklera schimmert die pigmentierte Chorioidea durch, so daß der größte Patientenanteil blaue Skleren aufweisen kann. Weiterhin können ein Exophthalmus und inguinale Hernien beobachtet werden. Die Patienten entwickeln multiple Frakturen, die bei den Säuglingen bereits beim Kraulen und Gehen auftreten. Die zeitliche Frakturheilung ist nicht gestört. Der neugebildete Knochen ist jedoch von verminderter Qualität. In einigen Patienten kann sich sogar ein hyperplastischer Kallus entwickeln. In der Regel treten intrazerebrale Blutungen auf.

8.7.1.2 *Osteogenesis imperfecta tarda* (dominante Form)

Bei der autosomal-dominant vererbbaren Erkrankung besteht eine Störung im Kollagenfaseraufbau. Bei diesen Patienten treten Frakturen erst im späteren Kindes- und Jugendlichenalter auf. Es kann zu unterschiedlich starken Skelettdeformitäten, insbesondere im Bereich der Wirbelsäule kommen, die auch den limitierenden Faktor für die Lebensdauer darstellen. Die zeitliche Frakturheilung ist nicht gestört. Der neugebildete Knochen ist jedoch von verminderter Qualität. Bei einigen Patienten kann sich auch ein hyperplastischer Kallus entwickeln.

Klinisch zeigen die Patienten zusätzlich kraniofaziale Deformierungen und Zahnmißbildungen (Dentinogenesis imperfecta) sowie blaue Skleren und eine dünne durchscheinende Haut. Weiterhin sind eine Otosklerose und eine erhöhte Blutungsneigung sowie eine Überdehnbarkeit der Gelenke, eine Herzinsuffizienz und angeborene Hernien zu beobachten.

Histologisch ist im Skelett die Osteoidbildung in der Primärspongiosa vermindert, so daß die Entwicklung und Umbildung der Primärspongiosa in die Sekundärspongiosa reduziert ist. Im Bereich der Primärspongiosa findet sich ein dichtes Netz aus Spangen aus Knorpelgrundsubstanz. Es sind nur einzelne Knocheninseln ausgebildet. Die Osteoblastenaktivität ist vermindert. Es finden Mikrofrakturen statt. Die Kortikalis ist sehr schmal.

Bei der Dentinogenesis imperfecta, die bei der Osteogenesis imperfecta auftritt, sind die Milchzähne stärker als die permanenten Zähne betroffen. Sie haben eine grau-braune oder gelb-braune Farbe und weisen eine ungewöhnliche Transparenz auf. Wahrscheinlich aufgrund einer fehlerhaften Schmelz-Dentin-Verbindung kann der Schmelz früh durch Frakturen verloren gehen, so daß das Dentin an den Kauflächen schnell durch die Reibung zerstört und abgeflacht wird (Shafer et al. 1983).

Histologisch erscheint der Schmelz normal. Das Dentin zeigt irregulär angeordnete Tubuli mit dazwischen liegenden nichtmineralisierten Zonen. Die einzelnen Tubuli sind deutlich weiter im Durchmesser und in ihrer Anzahl pro Volumeneinheit des Dentins vermindert. Sie können sogar fokal ganz fehlen. Im Dentin können eingeschlossene Odontoblasten beobachtet werden. Die Zahnpulpa ist aufgrund der Bildung von Sekundärdentin eingeengt oder obliteriert.

8.7.1.3 *Osteopetrose* (Marmorkrankheit)

Bei der Osteopetrose handelt es sich um eine vererbbare Knochenerkrankung, die mit einer vermehrten Knochenmineralisation einhergeht und sich im Kindesalter manifestiert.

Die Ursache der Erkrankung liegt in einer verminderten Resorptionsfähigkeit der Osteoklasten, so daß die primäre Spongiosa in die sekundäre Spongiosa nicht umgewandelt werden kann.

Genetisch werden zwei Formen unterschieden:

Die *autosomal-rezessive Form* führt bereits im Kindesalter oder in der 2.–3. Lebensdekade durch Verdrängung der Hämatopoese zum Tode. Sie kann in manchen Fällen vor der Geburt bei der Untersuchung des Feten erkannt werden.

Bei der *autosomal-dominanten Form* besteht eine normale Lebenserwartung.

Klinisch sind die Betroffenen kleinwüchsig. Durch die Ausfüllung der Markräume mit Knochengewebe entwickelt sich eine Anämie und es entsteht eine extramedulläre Blutbildung mit Hepatosplenomegalie. Die Hyperostose an der Schädelbasis führt zur Optikusatrophie. Es entstehen pathologische Frakturen.

Bei der oralen Manifestation bestehen die gleichen Kieferknochenveränderungen wie im übrigen Skelett. Die Markräume sind eingeengt und gewöhnlich fibrosiert. Die Knochentrabekel sind unregelmäßig eingeordnet. Es besteht im Bereich der Trabekel Knorpelgewebe, das vom Knochengewebe umschlossen ist und am Rand der Bälkchen findet sich eine deutliche Osteoblastenaktivität und Osteoid. Osteoklasten sind nicht häufig anzutreffen.

Aufgrund der eingeengten Markräume im Bereich des Kieferknochens besteht eine Neigung zur Entwicklung einer Osteomyelitis, wenn eine Infektion Zugang zum Knochengewebe findet, wie es nach Zahnextraktion der Fall sein kann (Dyson 1970, Bjorvatn et al. 1979). Im Bereich der Zähne ist eine Schmelzhypoplasie, Dentindefekte und eine verminderte Zahnwurzelentwicklung beschrieben. Die Zähne können retinieren oder an falschen Stellen eruptieren.

8.8 Akromegalie

Bei Hypophysentumoren, meistens eosinophilen Adenomen des Hypophysenvorderlappens, kommt es durch Überproduktion von Wachstumshormonen vor dem Abschluß des Längenwachstums zum Gigantismus. Im Erwachsenenalter entsteht nur eine Akro- und Viszeromegalie.

Der Krankheitsbeginn ist schleichend. Leitsymptome sind Vergröberung der Gesichtszüge, verdickte und faltige Gesichtshaut, Vergrößerung der Hände, der Füße, der Akren, der Zunge und der inneren Organe. Die Zähne weichen auseinander.

Oral besteht ein Wachstum sowohl der Maxilla als auch der Mandibula. Es entwickelt sich aufgrund des schnelleren Wachstums der Mandibula ein Prognathismus mit Malokklusion. Eine Periodontitis, eine Gingivitis und eine Hyperzementose der Zähne kann beobachtet werden.

Fakultative Symptome sind Kopfschmerzen, Hypertonie, Sehstörungen, Karpaltunnelsyndrom, Hypertrichosis, Hyperhydrosis und Amenorrhö.

Beim Gigantismus können die Zahnwurzeln länger als normal sein. Histologisch ist bei der Akromegalie eine Zunahme der Knochenmasse vorhanden. Es besteht in den meisten Fällen eine deutliche Osteoblastenaktivität. Auch die Aktivität der Osteoklasten ist über die Norm erhöht. Eine Endostfibrose liegt jedoch nicht vor. Im Bereich der Akren ist eine periostale Neubildung von primitivem Faserknochen nachweisbar.

8.9 Rachitis

Bei der Rachitis handelt es sich um eine mangelnde Verkalkung des Knochengewebes während des Wachstums, die zu einer Störung der enchondralen Ossifikation führt.

Die häufigsten Ursachen der Rachitis sind ein Vitamin-D-Mangel, eine Fehlfunktion der Nierentubuli (Vitamin-D-resistente Rachitis), eine intestinale Resorptionsstörung und eine Hypophosphatasie.

Histologisch ist die Ossifikationszone verbreitert und die Säulenknorpelschicht verlängert und gefäßarm. Das proliferierende Knorpelgewebe ist in seiner Reifung verzögert. Die Verkalkungszone fehlt. Es findet sich hier eine Zone aus reichlichem Knorpelgewebe und nicht mineralisiertem Osteoid, die der primären Spongiosa entspricht. Die penetrierenden Markgefäße entwickeln sich hier nicht wie normalerweise parallel zur Schaftlängsachse, sondern ungeordnet in allen Richtungen. Die Knorpelzellen werden abgebaut. Durch die deutliche Osteoblastenaktivität entsteht reichliches, ungeordnet abgelagertes Osteoid, das von einem Osteoblastensaum umgeben ist und nicht mineralisiert ist. Auch in der darüber liegenden Zone des Säulenknorpels liegt eine Mineralisation der Grundsubstanz nicht vor.

8.10 Nicht neoplastische Läsionen des Kieferknochens

8.10.1 Fibröse Dysplasie des Kieferknochens

Die fibröse Dysplasie ist eine gutartige, selbst limitierende Läsion, die aus einem zellreichen, fibrösen Gewebe und aus metaplastischen Knochenbälkchen besteht. Es ist eine Erkrankung des jugendlichen Alters (1. und 2. Lebensdekade).

Die fibröse Dysplasie des Kieferknochens tritt in der Regel monostotisch auf (Zimmermann et al. 1958) und zeigt bei den meisten Fällen nach der Pubertät einen Wachstumsstillstand. Im Dösak-Register waren bis 1985 84% der Fälle monostotisch und die restliche Fälle oligo- bzw. polyostotisch (Prein et al 1985). Sie kommt am häufigsten in den ersten 3 Lebensjahrzenten vor. Bei der polyostotischen Form sind deutlich häufiger die Frauen als die Männer betroffen. Die oligostotische Form tritt nur wenig häufiger bei Frauen als bei Männern auf

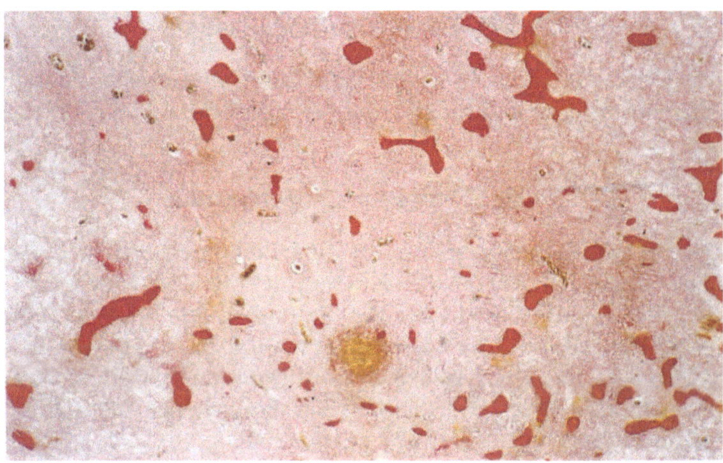

Abb. 129. Fibröse Dysplasie: Zellreiches Bindegewebe mit wechselnden Anteilen an Kollagenfasern. Die Fasern des Stromas gehen in die Fasern der Knochenbälkchen über. Die bizarren Knochenbälkchen variieren stark in ihrer Größe und Form. Einzelne kleine Einblutungen. Van Gieson × 80

(RAMSEY et al. 1968). Die fibröse Dysplasie kommt etwas häufiger im Oberkiefer als im Unterkiefer vor (BERGER u. JAFFÈ 1953; PREIN et al. 1985).

Histologisch ist ein mäßig zellreiches Bindegewebe nachweisbar. Es bestehen spindelige Zellen und wechselnde Anteile an kollagenen Fasern. Dazwischen finden sich unregelmäßig verteilte Bälkchen aus Faserknochen, die überwiegend in der Nähe von kleinen Blutgefäßen auftreten (Abb. 129). Die Fasern des Stromas gehen direkt in die Fasern der Knochenbälkchen über. Die Zellkerne am Rand des metaplastischen Knochen sind senkrecht zum Faserknochen angeordnet. Der Faserknochen ist unterschiedlich verteilt und es können größere Areale vorliegen, die knochenfrei sind. Die einzelnen Knochenbälkchen variieren sehr stark in ihre Konfiguration und erscheinen oft bizarr (sog. chinesisches Schriftmuster). Riesenzellen vom osteoklastären oder Fremdkörpertyp können im einzelnen Fall sogar in Gruppen beobachtet werden. Auch Zementikel können nachgewiesen werden. Lamelläres Knochengewebe oder Knorpelgewebe kommt nicht vor.

Die wichtigste Differentialdiagnose stellt das ossifizierende Fibrom dar. Entscheidend bei den differentialdiagnostischen Überlegungen ist das Auftreten vom metaplastischen Faserknochen ohne sekundären Umbau bei der fibrösen Dysplasie, während beim ossifizierenden Fibrom lamelläres Knochengewebe mit Osteoblastensaum vorliegt.

Eine Therapie ist nicht notwendig. Aus kosmetischen Gründen kann eine lokale Exzision durchgeführt werden.

8.10.2 Zementknochendysplasie

Kieferläsionen, die durch Bildung zementähnlichen Gewebes charakterisiert sind, stellen eine Dysplasie und nicht eine Neoplasie dar.

8.10.2.1 *Periapikale Zementdysplasie*

Die periapikale Zementdysplasie ist eine nicht neoplastische, selbstlimitierende Läsion, die das periapikale Gewebe von einem oder mehreren Zähnen einschließt. Histologisch besteht der gleiche Aufbau wie beim zemento-ossifizierenden Fibrom, jedoch ohne scharfe Abgrenzung.

Am häufigsten tritt die periapikale Zementdysplasie bei weiblichen Personen mittleren Alters auf. Es ist überwiegend der Bereich der Schneidezähne der Mandibula betroffen.

Histologisch finden sich im frühen Stadium proliferierte Bindegewebsfasern. Dazwischen sind metaplastische Knochenanteile sowie zementähnliches Gewebe entwickelt. Mit zunehmendem Verlauf entsteht eine dichte mineralisierte Masse.

8.10.2.2 *Floride Zementknochendysplasie*

Lobulierte Massen aus dichtem, hoch mineralisierten zemento-ossifizierten Gewebe entstehen bei der floriden Zementknochendysplasie.

Diese Läsion betrifft mehrere Abschnitte des Kiefers. Es sind überwiegend Personen der schwarzen Bevölkerung (78%) betroffen (Thompson u. Altini 1989; Ackermann u. altini 1992). Es sind fast ausschließlich Frauen zwischen 40 und 70 Jahren befallen (Thompson u. Altini 1989). In manchen Fällen besteht eine familiäre Häufung. In Singapur liegt die Inzidenz bei etwa 0,01 Fälle im Jahr je 100 000 Einwohner und stellt etwa 11% der diagnostizierten Zementläsionen dar (Loh u. Yeo 1989). Die Läsion tritt in etwa 68% der Fälle unifokal und in 32% der Fälle multifokal auf. Überwiegend ist die posteriore Mandibula betroffen (Thompson u. Altini 1989).

Histologisch bestehen breite Platten oder konfluierende Kugeln aus zemento-ossifizierendem Gewebe, das stark basophil sein kann und das separat oder in Verbindung mit einer oder mehreren Zahnwurzeln entwickelt ist. Eine Exzision ist dann notwendig, wenn eine Infektion vorliegt.

8.10.3 Cherubismus

Der Cherubismus ist eine hereditäre, benigne, selbst-limitierende Läsion bestehend aus fibrovaskulärem Gewebe mit einer unterschiedlichen Anzahl an Riesenzellen. Das Krankheitsbild wurde erstmals 1933 von Jones an 3 Geschwistern beschrieben. Es ist eine seltene autosomal-dominante Erbkrankheit, die mit einer symmetrischen, schmerzlosen Auftreibung des Unterkiefers und seltener des Oberkiefers einhergeht (Abb. 130).

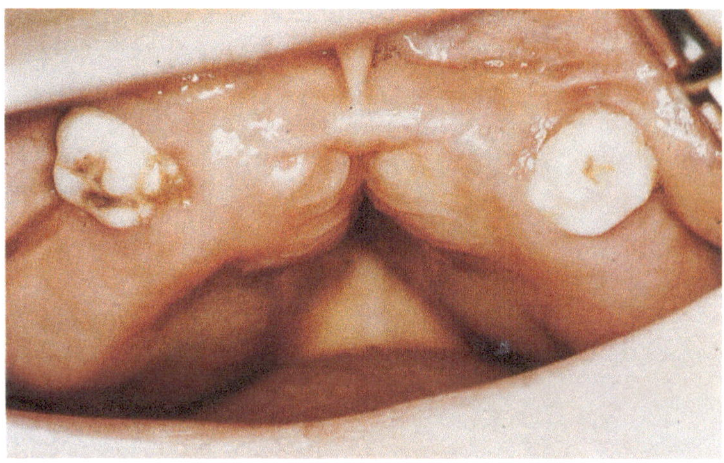

Abb. 130. Cherubismus bei einem 3jährigen Knaben. Ausgeprägte Auftreibung des Oberkiefers mit Verdrängung der Oberlippe (Aufnahme: Dr. med. Dr. dent. J. RADTKE, Bochum)

Der Cherubismus tritt in der Kindheit auf. Die Kinder zeigen bei der Geburt keine Veränderungen. Die Läsionen manifestieren sich überwiegend im 2. bis zum 5. Lebensjahr und zeigen bis zur Pubertät eine deutliche Progression. Das Durchschnittsalter bei der Diagnose wird mit 7 Jahren angegeben, wobei die Spannweite zwischen 2 und 12 Jahren liegt (PETERS 1979). Das bisher jüngste beschriebene Kind war bei der Diagnosestellung 14 Monate alt (HAMNER u. KETCHAM 1969). In den ersten Lebensjahren besteht eine rasche Progredienz. Mit Beginn des Schulalters ist häufig eine Verlangsamung der Wachstumsgeschwindigkeit festzustellen (JONES 1933). Das Wachstum hält im Unterkiefer länger an. Im Oberkiefer bilden sich die Läsionen frühzeitiger zurück (PETERS 1979; THOMPSON 1959; ZACHARIADES et al. 1985). Ein ausgedehnter Befall des Oberkiefers mit orbitaler Beteiligung ist selten (AL-GAZALI et al. 1993; CAVEZIAN et al. 1981; HAWES 1989; RIEFKOHL et al. 1985; SACREZ et al. 1970). Nach der Pubertät tritt eine spontane Regression ein (VAILLANT et al. 1988).

Das histologische Bild variiert entsprechend der Aktivität der Erkrankung. Während der aktiven Phase findet sich ein zellreiches, fibröses Gewebe mit kleinen Blutgefäßen und zahlreichen diffus oder fokal entwickelten Riesenzellen (Abb. 131). Es bestehen multifokale Mikroblutungen. Mit der Abnahme der Aktivität nimmt das fibröse Gewebe zu und die Anzahl der Riesenzellen reduziert sich. Es bildet sich neues Knochengewebe.

Die Empfehlungen zur Therapie des Cherubismus sind uneinheitlich. Meist wird ein abwartendes Vorgehen empfohlen. Bei der Entscheidung über ein therapeutisches Vorgehen sind drei Faktoren zu berücksichtigen:

a) die funktionelle Beeinträchtigung,
b) die Tumorausdehnung und -progression, und
c) die psychosozialen und ästhetischen Faktoren (RIEFKOHL et al. 1985).

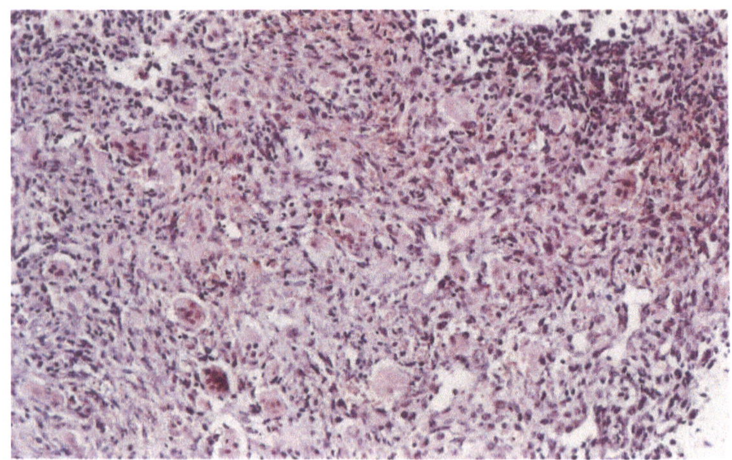

Abb. 131. Histologische Veränderungen bei Cherubismus in der aktiven Phase: Zellreiches, fibröses Gewebe mit kleinen Blutgefäßen mit zahlreichen mehrkernigen Riesenzellen. HE × 120

Bei einem operativen Eingriff ist aufgrund der reichlichen Vaskularisation der Läsionen mit einem hohen Blutverlust zu rechnen (Brannin u. Christensen 1954; Hamner u. Ketcham 1969; Khosla u. Korobkin 1970; Koury et al. 1993).

8.10.4 Zentrales Riesenzellgranulom

Das zentrale Riesenzellgranulom ist eine Läsion des Kieferknochens mit tumorähnlichem Wachstum, die durch ein unterschiedlich zellreiches fibröses Gewebe, Einblutungen und mehrkernige Riesenzellen charakterisiert ist.

Es kann in jeder Altersgruppe auftreten. Überwiegend kommt es jedoch bei jugendlichen Patienten vor dem 20. Lebensjahr vor. Das weibliche Geschlecht ist häufiger als das männliche Geschlecht betroffen. Es entwickelt sich häufiger im Bereich der Mandibula als in der Maxilla und mit einer Präferenz der molaren und prämolaren Regionen.

Makroskopisch ist das Gewebe rötlich und erinnert an Lebergewebe. Die Mukosa auf der Oberfläche ist intakt. Mikroskopisch finden sich zahlreiche in der gesamten Läsion verteilte mehrkernige Riesenzellen, die zum Teil auch fokal angeordnet sein können sowie zahlreiche kleine, dünnwandige Blutgefäße und Fibroblasten. Eine lockere Textur und Ödem des Gewebes können vorliegen. Das Auftreten von Mitosen ist nicht ungewöhnlich. Der Kieferknochen kann penetriert sein. Frische Einblutungen und fokale Hämosiderinablagerungen können nachweisbar sein. In manchen Fällen können auch Knochentrabekel entwickelt sein. Der histologische Aufbau ist der Struktur der Riesenzellepulis sehr ähnlich (s. Kap. 5.3.3).

Die Therapie der Wahl besteht in der lokalen Kurettage. Die Prognose ist gut. Rezidive sind nach lokaler Kurettage selten.

8.10.5 Eosinophiles Granulom *(Langerhans-Histiozytosis)*

Das eosinophile Granulom kann jedes Organsystem betreffen, wobei am häufigsten das Knochengewebe, die Lymphknoten, die Leber und die Milz befallen sind. Es kann solitär oder multiple auftreten. Die solitäre Form kommt zweimal häufiger als die multiple Form vor. Der Verlauf und die Schwere der Erkrankungen können von ganz leicht- bis zu stärkergradig und letal variieren. Erkrankungen, die als ein solitäres eosinophiles Granulom beginnen, können sich in das letale Letterer-Siwe-Syndrom entwickeln, während Erkrankungen, die als Letterer-Siwe-Syndrom beginnen, in der weniger letalen Hand-Schüller-Christian-Erkrankungen enden können.

Es handelt sich um eine seltene Erkrankung, die etwa 1% der biopsierten primären Knochentumoren ausmacht. Die leichte Form des eosinophilen Granuloms entwickelt sich in 90% der Fälle im Alter zwischen 5 und 15 Jahren. Das männliche Geschlecht ist zweimal häufiger als das weibliche Geschlecht betroffen. 70% der Läsionen sind im Bereich des Schädels, der Kiefer, der Wirbel und der Rippen und 30% in den langen Knochen lokalisiert. 0,3% der Läsionen betreffen die Handknochen (Jennings et al. 1982).

Die Größe der Läsionen kann zwischen 1 und 15 cm betragen. Bei der multifokalen Form können bis zu 25 cm große Veränderungen nachgewiesen werden (Mira 1989).

Klinisch besteht ein lokalisierter Schmerz und wenn die Läsion in der Nähe der Haut ausgebildet ist, eine Vorwölbung und eine Rötung. Ein leichtes Fieber kann beobachtet werden. Die Blutsenkungsgeschwindigkeit ist stark erhöht. 10–20% der Patienten haben eine periphere Bluteosinophilie.

Beim Kieferbefall ist ein Zahnverlust möglich. Wenn die Läsionen im Bereich der Wirbelkörper entwickelt sind, ist die rechtzeitige Diagnosestellung wichtig, um eine Wirbelkörperfraktur und eine neurologische Ausfallsymptomatik zu vermeiden.

Histologisch liegt ein Infiltrat aus Langerhans-Histiozyten und eosinophilen Granulozyten vor (Abb. 132). Auch nicht Langerhans-Histiozyten und Makrophagen mit Ausbildung von mehrkernigen Riesenzellen können auftreten. Dazwischen finden sich gewöhnlich wenige Lymphozyten, Plasmazellen und neutrophile Granulozyten. Weiterhin können kleine Einblutungen und Nekrosen auftreten.

Die Histiozyten können immunhistochemisch eine positive Reaktion gegenüber S-100-Protein, HLA-DR und/oder CD 1a aufweisen (Abb. 133).

Elektronenmikroskopisch finden sich intrazytoplasmatisch die sog. Birbeck bodies (Granula), die eine Tennisschlägerform und einen Aufbau aus 5 Lamellen aufweisen (Birbeck et al. 1961; Freidman u. Hanaoka 1969; Shamamoto 1970).

Der Verlauf des eosinophilen Granuloms ist gewöhnlich benigne und heilt nach einer einfachen Kurettage oder lokaler Steroidinjektion aus. Bei großen Läsionen mit der Gefahr einer pathologischen Fraktur können eine lokale Bestrahlung mit 6 bis 10 Gy, Steroide, Methotrexat oder Vinblastin verabreicht werden.

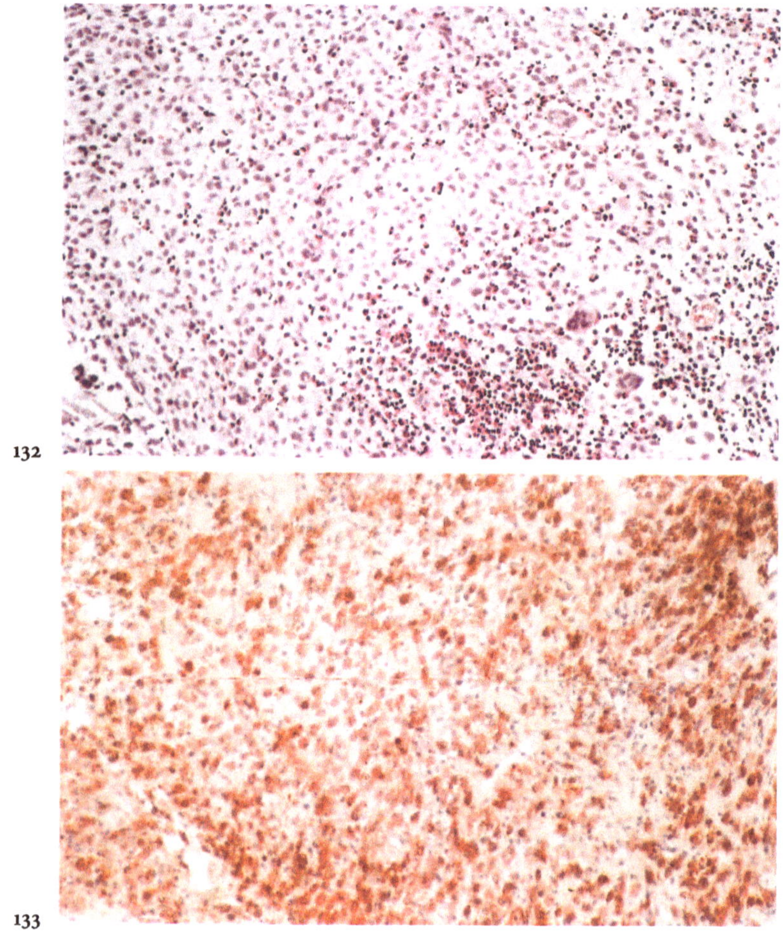

132

133

Abb. 132. Eosinophiles Granulom: Dichte Infiltration mit Langerhans-Histiozyten und eosinophilen Granulozyten. Vereinzelt mehrkernige Riesenzellen, wenig Lymphozyten und Plasmazellen. HE × 140

Abb. 133. Immunhistochemische Reaktion beim eosinophilen Granulom: Die Histiozyten zeigen eine positive Reaktion auf CD 1a. ABC-Methode × 160

8.11 Tumoren des Kieferknochens

8.11.1 Melanotischer neuroektodermaler Tumor des Säuglings

Der melanotische neuroektodermale Tumor des Säuglings ist eine seltene Geschwulst, die einen Anteil von etwa 0,7% unter den odontogenen Tumoren ausmacht (Bhaskar 1973). Der Tumor ist benigne und besteht aus unterschiedlichen Anteilen von zwei verschiedenen Zelltypen in einem fibrösen Stroma.

Er nimmt seinen Ursprung aus dem Neuroektoderm. Er tritt im 1. Lebensjahr, überwiegend in den ersten 6 Lebensmonaten, auf. Es sind überwiegend

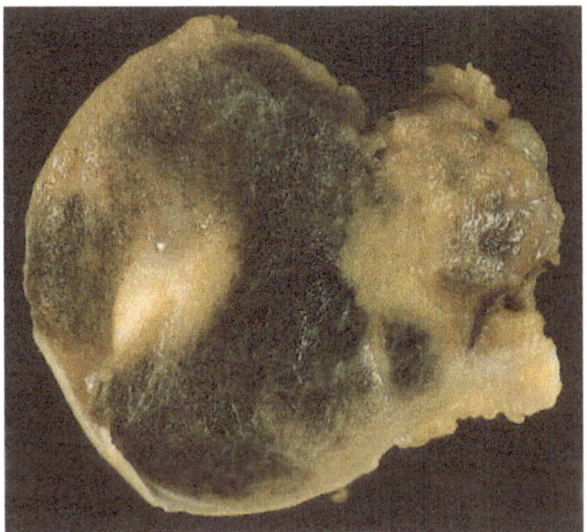

Abb. 134. Melanotischer neuroektodermaler Tumor des Säuglings: Typische grau-schwarze Schittfläche mit weißlichen, festen Bindegewebsanteilen

weibliche Säuglinge betroffen. In mehr als 80% der Fälle ist der Tumor im anterioren Maxillaanteil lokalisiert (BHASKAR 1973). Nach der Arbeit von MARRAKCHI et al. (1988) treten 70% der Tumoren im Bereich der Maxilla auf.

Makrokopisch findet sich im Bereich der Maxilla ein vorgewölbter schwarzer Tumor (Abb. 134). Charakteristisch für die Diagnose ist der histologische Nachweis von zwei verschiedenen epithelialen Zelltypen. Diese Zellen sind in kleinen Inseln angeordnet. Der erste Zelltyp besteht aus großen, kuboiden Zellen mit reichlichem Zytoplasma mit Melaningranula (Abb. 135). Bei der immunhistochemischen Untersuchung zeigen die Zellen eine positive Reaktion auf HMB 45 (Abb. 136). Beim zweiten Typ handelt es sich um kleine, lymphozyten-ähnliche Zellen mit rundem, basophilem Zellkern und spärlichem Zytoplasma. Die epithelialen Zellinseln können von einem oder auch von beiden Zelltypen zusammengesetzt sein. Zwischen den epithelialen Anteilen findet sich fibröses Stroma. Mitosen und Pleomorphie liegen nicht vor.

Die Therapie der Wahl besteht in der chirurgischen Exzision. Rezidive sind selten. Da über einzelne Fälle mit maligner Transformation des Tumors berichtet wurde (YACOBI 1991), ist eine langjährige klinische Nachkontrolle zu empfehlen. MARRAKCHI et al. (1988) geben den Anteil der mit einer malignen Entartung des melanotischen neuroektodermalen Tumoren des Säuglinges mit 3,5% an.

8.11.2 Torus

Beim Torus handelt es sich um exophytisch im Bereich der periostalen Oberfläche der Mandibula und der Maxilla entwickeltes, teils breitbasiges, teils gestieltes Knochengewebe (Exostose). Tori können im Bereich beider Kiefer an jeder Lokalisation und in jedem Lebensalter auftreten.

Nach der Lokalisation wird ein Torus palatinus und ein Torus mandibularis unterschieden. 20% der Tori entwickeln sich an der Mittellinie des Os palatinum

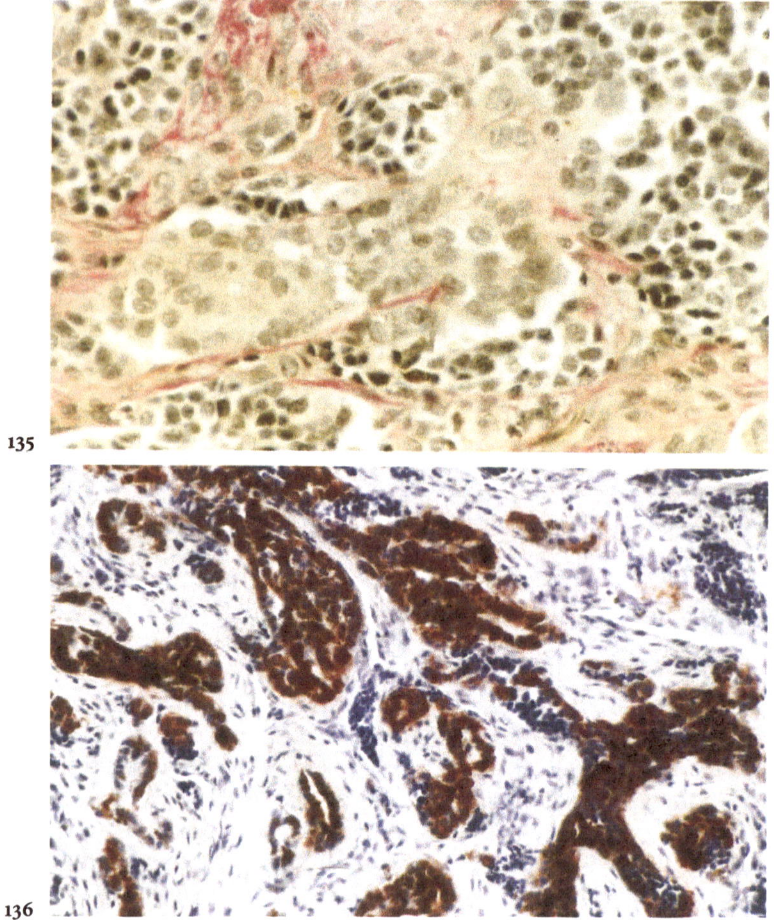

Abb. 135. Histologischer Aufbau des melanotischen neuroektodermalen Tumors: Er besteht aus großen epithelialen Zellen mit relativ großen Kernen. Daneben kleinzellige Anteile. Zwischen diesen Zellkomplexen schmale Züge aus Kollagenfasern. Van Gieson × 480

Abb. 136. Immunhistochemische Reaktion auf HMB 45 beim melanotischen neuroektodermalen Tumor. Die Reaktion ist an den großen, epithelial differenzierten Zellen positiv. ABC-Methode × 180

(Bhaskar 1973). Sie stellen die häufigste Toruslokalisation dar und werden als Torus palatinus bezeichnet. Frauen sind zweimal häufiger als Männer betroffen. Die Läsion tritt in der Regel vor dem 30. Lebensjahr auf.

Bei 8% der Tori handelt es sich um einen Torus mandibularis (Bhaskar 1973). Er entwickelt sich auf der lingualen Seite der Mandibula. Die prämolaren und molaren Regionen sind am häufigsten betroffen. Die Häufigkeit ist bei Frauen und bei Männern gleich. Auch der Torus mandibularis tritt in der Regel vor dem 30. Lebensjahr auf. Die Tori sind asymptomatisch.

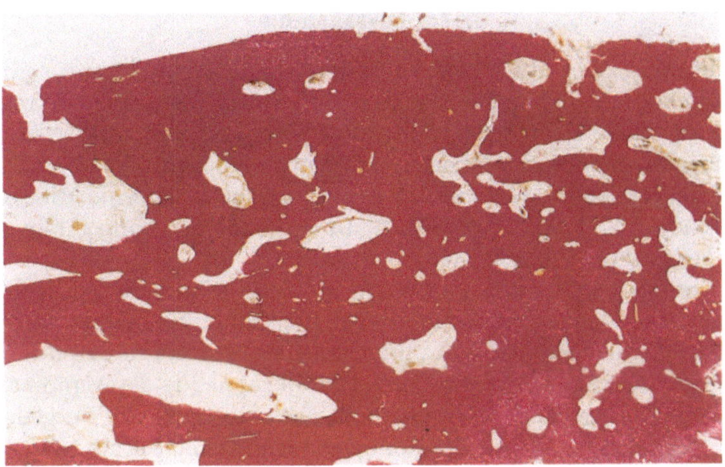

Abb. 137. Torus: Kompaktes Knochengewebe mit unterschiedlich weiten Spalträumen, die lockeres Bindegewebe mit zarten Blutgefäßen enthalten. Van Gieson × 80

Histologisch ist überwiegend bei den kleinen Tori kompakt aufgebautes, lamelläres Knochengewebe nachweisbar. Insbesondere bei größeren Tori findet sich am Rand kompaktes und zentral trabekuläres Knochengewebe (Abb. 137).

Bei einer funktionellen Störung oder bei einer Störung nach prothetischer Versorgung ist eine Exzision die Therapie der Wahl. Rezidive werden nicht beobachtet.

8.11.3 Nicht odontogene Kieferneoplasien

Im Bereich der Kiefer können alle Knochen- und Knochenmarksneoplasien, die in der speziellen Literatur beschrieben sind, beobachtet werden.

8.12 Entwicklungsstörungen

8.12.1 Agnathie

Bei der Agnathie handelt es sich um eine extrem seltene kongenitale Fehlbildung, bei der das Fehlen der Mandibula oder der Maxilla vorliegt. Häufiger findet sich ein Fehlen von nur einem Teil des Kiefers. Bei der Maxilla ist einer der Processus maxillae oder die Prämaxilla betroffen. Häufiger fehlt ein Teil der Mandibula, wobei am häufigsten der Kondylus oder der Ramus mandibulae fehlen. Auch ein bilaterales Fehlen der Kondylen und der Rami mandibulae sind beschrieben worden. Bei einem einseitigen Fehlen des Ramus mandibulae kann ein Fehlen oder Deformation des Ohres vorliegen.

8.12.2 Mikrognathie

Die Mikrognathie mit zu klein entwickeltem Kiefer und kann sowohl die Mandibula als auch die Maxilla betreffen. Ein großer Teil der als Mikrognathie bezeichneten Fälle basiert jedoch nicht auf einer geringen Größe des Kiefers sondern auf einer anormalen Position, oder auf einem anormalen Verhältnis der beiden Kieferknochen zueinander oder zum Schädel, so daß eine Mikrognathie vorgetäuscht wird. Die echten Mikrognathien können in kongenitale und erworbene Formen unterteilt werden.

Die Ätiologie der kongenitalen Form ist nicht bekannt. Sie geht in vielen Fällen mit weiteren Fehlbildungen einher. Bei der Mikrognathie der Maxilla besteht häufig eine Fehlbildung im prämaxillären Bereich, so daß das mittlere Gesichtsdrittel retrahiert erscheint. Bei der Mikrognathie der Mandibula liegt häufiger eine Verlagerung der Mandibula nach posterior im Vergleich zum Schädel vor. Bei einer Agenesie der Kondylen resultiert eine echte Mikrognathie der Mandibula.

Bei der erworbenen Form handelt es sich um eine postnatale Störung im Bereich des temporomandibulären Gelenkes. Sie tritt häufiger nach Traumata oder Infektionen des Mastoids, des Mittelohres oder des Gelenkes auf.

8.12.3 Makrognathie

Bei der Makrognathie liegen zu große Kiefer vor. Bei dem Gigantismus besteht gewöhnlich ein proportioniertes Wachstum im Vergleich zum übrigen Skelett. Eine Makrognathie kann jedoch bei seltenen Knochenerkrankungen wie der Osteodystrophia deformans Paget, der Akromegalie oder der Leontiasis ossea (Form der fibrösen Dysplasie mit Maxillavergrößerung) beobachtet werden. Häufiger kommt der Prognathismus (Progenie) vor. Die Ätiologie ist unbekannt. In manchen Fällen liegen vererbbare Faktoren vor. In vielen Fällen ist der Prognathismus auf ein Mißverhältnis zwischen der Größe der Maxilla und der Mandibula zurückzuführen. Er kann auch auf einer vergrößerten Mandibula beruhen. Das Verhältnis zwischen der Maxilla und der Mandibula wird vom Kieferwinkel und von der Länge des absteigenden Unterkieferastes beeinflußt. Es finden sich lange absteigende Unterkieferäste, die einen flacheren Winkel mit dem Unterkieferkörper bilden.

Therapeutisch kann die Länge der Mandibula durch eine Teilresektion reduziert werden. Kosmetisch und funktionell sind damit gute Ergebnisse zu erzielen.

8.12.4 Faziale Hemihypertrophie

Eine geringe Asymetrie des Gesichtes und Schädels ist bei fast allen Personen zu beobachten und ist zu vernachlässigen. Die Patienten, die von einer fazialen Hemihypertrophie betroffen sind, zeigen eine deutliche Vergrößerung der einen Schädelhälfte. In einigen Fällen kann diese Fehlbildung bereits bei der Geburt sichtbar sein. In der Regel zeigen sich die ersten Krankheitszeichen zwischen dem 15. und 19. Lebensjahr. Ein einseitiges Wachstum kann jedoch auch während des gesamten Lebens beobachtet werden. Weibliche Personen sind häufiger als männliche betroffen. Die faziale Hemihypertrophie kommt sowohl links als auch rechts gleich häufig vor (RINGROSE et al. 1965). Die Ätiologie ist unbekannt. Es werden überwiegend vaskuläre und neurale Faktoren andiskutiert.

Eine familiäre Häufung konnte beobachtet werden (ROWE 1962). Eine Reihe von weiteren Fehlbildungen, wie verminderte Intelligenz, Hautveränderungen (Nävi, Teleangiektasien, verdickte Haare und Haut auf der betroffenen Seite, Hämangiome), Skoliose, Varikosis und umbilikale Hernien können mit der fazialen Hemihypertrophie vergesellschaftet sein (RINGROSE et al. 1965). Auch eine Häufung von Wilms-Tumoren sowie adrenokortikalen Tumoren und Hepatoblastomen wurde bei den Patienten beschrieben (FRAUMENI et al. 1967).

Die orale Manifestation zeigt sich in vergrößerten Zahnkronen und -wurzeln sowie in einer schnellen Zahneruption auf der betroffenen Seite im Vergleich zu der nicht betroffenen Seite. Die Maxilla, die Mandibula und die Zunge sowie die Gingiva sind auf der betroffenen Seite vergrößert. Histologisch bestehen keine pathologischen Gewebsveränderungen.

8.12.5 Faziale Hemiatrophie

Bei der fazialen Hemiatrophie kommt es zu einer progressiven Atrophie eines Teiles oder aller Gewebe einer Gesichtsseite. Die Ätiologie ist unbekannt. Neurale, traumatische und erbliche Faktoren werden als Ursache diskutiert. Auch die Form eines lokalisierten Skleroderma wird in Betracht gezogen.

Der Krankheitsbeginn wird in der Regel in der 1. und 2. Lebensdekade registriert. Auch Fälle, die bei der Geburt oder im mittleren Lebensalter aufgetreten sind, wurden beobachtet. Die linke Seite ist gering häufiger als die rechte Seite betroffen. Die Erkrankung zeigt über Jahre eine Progression und bleibt dann für das restliche Leben in einem stationären Zustand.

Die progressive Atrophie erfaßt die Haut, das subkutane Fettgewebe, die Muskulatur und das Knochengewebe, so daß je nach dem Grad der Atrophie eine unterschiedlich starke Gesichtsdeformierung entsteht. Die Haut ist auf der betroffenen Seite dunkel pigmentiert. Eine Vitiligo kann jedoch auch beobachtet werden. Gewöhnlich kommt es auch zu einem Haarverlust.

Bei der oralen Manifestation wird eine Lippen- und Zungenatrophie beobachtet. Auch das Zahnwachstum kann in die Atrophie einbezogen sein. Die Zahneruption kann verzögert und die Zahnwurzeln können unterentwickelt sein. Ein reduziertes Wachstum des Kieferknochens wird ebenfalls beobachtet.

9 Implantologie

Unter Implantologie innerhalb der Zahn-, Mund- und Kieferheilkunde versteht man das Einbringen von alloplastischem Material, meist mit dem Ziel, die Voraussetzungen für die ästhetische und funktionelle Rehabilitation zu verbessern und die physiologischen Involutionsprozesse (Resorption, Funktionsreduktion) auszugleichen (Koeck u. Wagner 1996).

Bei der dentalen Implantologie erfolgt die Einpflanzung fremder Materialien in das Knochengewebe des Ober- oder Unterkiefers zur Schaffung von Halte- und Stützelementen für den Ersatz verlorengegangener Zähne.

Bereits um das Jahr 1100 n. Chr. soll der Spanier Abulcasim die Transplantation von Zähnen konkret empfohlen und als eine medizinisch begründete und brauchbare Methode von Zahnersatz dargestellt haben. Andrews (1893, Zit. n. Arnaudow u. Gerlichs 1972) hat über einen in Honduras gefundenen Schädel aus prähistorischer Zeit berichtet, bei dem ein Schneidezahn des Unterkiefers durch einen schwarzen Stein ersetzt war.

Seit 1970 wird die Anwendung verschiedener enossaler Implantate in Deutschland empfohlen (Graffelmann u. Brandt 1970; Pruin 1970; Sandhaus 1971), wobei zwischen 1970 und 1980 eine stürmische Entwicklung stattgefunden hat. Die klassischen Indikationen zur Implantation sind der Einzelzahnersatz, verkürzte Zahnreihe, Pfeilervermehrung (weite Brückenspanne) und der zahnlose Kiefer.

Die enossale Implantation mit einem funktionell belastbaren, direkten knöchernen Kontakt hat sich durchgesetzt. Subperiostale oder intramuköse Implantate werden nur noch in seltenen Ausnahmeindikationen angewandt. Es wird überwiegend Titan mit unterschiedlichen Oberflächenmodifikationen verwendet.

Als offene Implantate werden die enossalen Dentalimplantate bezeichnet, die an einer, seltener an mehreren Stellen mit einem Pfosten oder Zapfen die Mundschleimhaut perforieren. Bei den geschlossenen Implantaten handelt es sich um Implantate, die unter der geschlossenen Schleimhautdecke liegen oder als Stifte die natürliche Wurzel verlängern (Pruin 1974).

Der Teil des dentalen Implantates, der innerhalb des Kiefergewebes liegt, wird als Endostruktur (Muratori 1969) oder als Infrastruktur (Cranin 1956; Ackermann 1969) bezeichnet, während der außerhalb des Kiefergewebes liegende Implantatteil als Exostruktur bezeichnet wird (Muratori 1969). Der Zahnersatz, der auf oder an der Exostruktur festsitzt oder abnehmbar befestigt ist, entspricht der Suprastruktur.

Bei der knöchernen Einheilung des Implantates in ein passend gebohrtes Implantatlager treten die gleichen physiologisch und pathologischen Vorgänge auf, wie bei der Heilung von Knochenfrakturen (KNÖFLER u. GRAF 1989; KNÖFLER et al. 1990).

Entscheidend dabei sind folgende Faktoren:

a) patientenimmanente Faktoren (z.B. Alter, Knochenqualität, Metabolismus, Mundhygiene, Belastungssituation),
b) implantatabhängige Faktoren (physikochemische Faktoren: Implantatmaterialzusammensetzung, -oberflächeneigenschaften; mechanisch-physikalische Faktoren: Mikro- und Makrostrukturierung der Implantate),
c) iatrogene Faktoren (prä- und intraoperativ: z.B. Ausmaß der Traumatisierung, Primärstabilität des Implantates, Positionierung der Implantate; postoperativ: z.B. Makro- und Mikrobewegungen in der Einheilungsphase, Nachsorge, Beachtung von Einheilungsregimen) (SCHMITZ et al. 1996).

Unmittelbar nach der Implantation hat nur ein geringer Anteil der Implantatoberfläche direkten Kontakt mit dem Kieferknochen. Zwischen der restlichen Implantatoberfläche und dem Knochengewebe findet sich ein Spaltraum. Durch das Bohren kommt es zu einer Blutung, die diesen Spaltraum ausfüllt (Hämatom). Weiterhin liegen im Spaltraum fragmentierte Knochenbälkchen, Zelldentritus, Fibrinabscheidungen, Fettmark und blutbildendes Knochenmark. Etwa ab dem 2. Tag nach der Implantation beginnt das Einsprossen von Kapillaren und Fibroblasten in das Hämatom, so daß das Hämatom organisiert wird. Die nekrotischen Gewebeanteile im periimplantären Bereich werden durch Makrophagen und osteoklastäre Riesenzellen abgeräumt. Gleichzeitig beginnen die Proliferationsvorgänge im angrenzenden vitalen Knochengewebe. Wie bei der Einteilung der Heilung von Knochenfrakturen in der allgemeinen Pathologie wird auch hier zwischen einer primären und einer sekundären Heilung unterschieden.

Bei der primären Heilung (Spaltbildung 200–700 µm) erfolgt durch die neugebildeten Osteonen eine direkte Überbrückung der Läsion durch lamelläres Knochengewebe. Es besteht eine deutliche Osteoblastenaktivität mit Ausbildung von Osteoid. Es entwickelt sich 1 µm Osteoid pro Tag (FROST 1966). Nach etwa 8–10 Tagen fängt die Mineralisation des Osteoids an (SCHENK u. WILLENEGGER 1964, 1967, 1977).

Ist der Defekt größer als 70 µm oder kommt es im Spaltbereich zu Mikrobewegungen, dann findet eine sekundäre Heilung statt. Im ersten Stadium entsteht wie bei der primären Heilung ein Hämatom, das den periimplantären Spalt ausfüllt. Danach entwickelt sich ein provisorischer bindegewebiger Kallus. Bereits ab dem 2. Tag nach der Implantation kommt es zum Einsprossen von Kapillaren und Fibroblasten, die das Hämatom organisieren. Innerhalb 1–2 Wochen entsteht ein Granulationsgewebe, das den Kieferknochen mit dem Implantat locker verbindet. Etwa am Ende der 1. Woche werden die Bindegewebszellen zunehmend in Osteoblasten umgewandelt, so daß ein provisorischer, knöcherner Kallus ausgebildet wird. Die Osteoblasten produzieren Osteoid, das durch Einlagerung von Kalksalzen mineralisiert wird. Somit entsteht ein

Faserknochen, der ab der 4. Woche in einen endgültigen knöchernen Kallus überführt wird.

An transmissionselektronenmikroskopischen Untersuchungen konnte nachgewiesen werden, daß zwischen dem Titanimplantat und dem Knochengewebe kein Bindegewebe entwickelt ist (Albrektsson et al. 1981; 1984; Albrektsson 1984; Hansson et al. 1983). Bei einer Auflösung von 3–5 nm wurde an multiplen Stellen eine direkte Verbindung zwischen dem Knochengewebe und dem Titanimplantat demonstriert. Es konnte gezeigt werden, daß 2–3 Schichten aus lamellärem Knochengewebe parallel zur Implantatoberfläche angeordnet waren. Das Knochengewebe ist bis zur Titanoberfläche mineralisiert. Das Ausmaß der Mineralisation ist jedoch zwischen 30 und 50 nm von der Titanoberfläche entfernt etwas vermindert.

Titan bildet auf der Oberfläche spontan eine sehr resistente Oxidschicht. McQueen et al. (1982) haben gezeigt, daß die Oxidschichten ein kontinuierliches Dickenwachstum aufweisen. Von 5 nm Dicke vor der Implantation konnte eine Dicke von 200 nm nach einer 6jährigen Implantationsdauer nachgewiesen werden. Diese Schicht schützt das Titan im Körper gegen chemische Angriffe und führt dazu, daß es sich nahezu inert verhält und kaum löslich ist (Bargel u. Schulze 1994; Merkel u. Thomas 1994). Im periimplantären Knochen und Schleimhaut sowie in den regionären Lymphknoten, in der Leber, Niere und Milz konnten Titanionen nachgewiesen werden (Schmitz et al. 1996). Tierexperimentell wurde als Ursache der Mikroabrieb diskutiert (Schliephake et al. 1991).

Bei den keramischen Implantatmaterialien können nach dem histologischen Einwachsverhalten bioaktive und bioinaktive Keramiken unterschieden werden. Bei den bioinaktiven Implantaten (Aluminiumoxidkeramiken) kommt es günstigenfalls zu einer Inkorporation durch eine Kontaktosteogenese. Bei den bioaktiven Implantaten (Kalziumphosphat- und Glaskeramiken) entsteht ein Implantat-Knochen-Verbund (Schmitz et al. 1988, 1990; Schmitz 1991; Strunz et al. 1977; Strunz 1985).

Von den Kalziumphosphatkeramiken ist Hydroxylapatit für die aktive Integration in den Knochen besonders geeignet. Die Hydroxylapatitkeramik wird resorbiert und durch Knochengewebe ersetzt. Nach tierexperimentellen Untersuchungen und nach Untersuchungen an Humanexplantaten konnte gezeigt werden, daß Implantate mit Hydroxylapatitkeramik-Beschichtung eine schnellere Integration in den Knochen (etwa 3–4 Wochen früher) erfahren als Metallimplantate (Oonishi et al. 1989; Orth et al. 1989).

Histologisch kann ein direkter Kontakt zwischen der Keramik und dem Knochengewebe nachgewiesen werden. Eine bindegewebige Zone an der Grenzschicht liegt nicht vor. Nach rasterelektronenmikroskopischen Untersuchungen war die ehemalige Grenzzone zwischen der Keramik und dem Knochen nicht genau zu identifizieren (Koeck u. Wagner 1996).

Wie im Bereich des Knochengewebes kann das Implantat auch im periimplantären Weichgewebe reizlos integriert werden. An der Gingiva-Implantat-Grenze haftet das Oberflächenepithel dem Implantat an und bildet einen Sulcus von etwa 1–2 mm Tiefe. Subepithelial findet sich kollagenes Bindegewebe, das den supraalveolären Knochen bedeckt (Berglundh et al. 1991; Listgarten et al. 1991) und dem Implantat eng anliegt (Buser et al. 1992). Eine zelluläre entzündliche Reaktion liegt bei guter Mundhygiene nicht vor. Es besteht eine mikrobielle Besiedelung entsprechend dem gesunden parodontalen Gewebe (Mombelli u. Meriske-Stern 1990).

Bei Plaqueakkumulation und bakterieller Implantatbesiedelung entwickelt sich eine unterschiedlich starke Entzündung (Adell et al. 1986; Berglundh et al. 1992; Lang et al. 1993; Lekholm et al. 1986; Lindhe et al. 1992; Mombelli et al. 1987). Es entsteht eine Auflösung der epithelialen Haftung und die Entwicklung einer Tasche, in der sich die Mikroorganismen, insbesondere gramnegative anaerobe Keime, vermehren (Krekeler et al. 1992; Rams et al. 1984). Da das Desmodont fehlt, kann sich die Entzündung rasch in das Knochengewebe ausbreiten.

In der Klinik wird der Begriff Mukositis für die im Bereich der Mukosa entwickelten Entzündungen verwendet, während die Entzündung im Bereich des das Implantat umgebenden Knochengewebes (Osteomyelitis) als Periimplantitis bezeichnet wird.

10 Literatur

10.1 Anatomie, Anomalien, Karies

Alberts B, Bray D, Lewis J, Raff R, Roberts K, Watson JD (1990) Molekularbiologie der Zelle. VCH Verlagsges., Weinheim

Arends J, Jongebloed W, Ögaard B, Rölla G (1987) SEM and micrographic investigation of initial enemal caries. Scand J Dent Res 95: 193–201

Conry JP, Messer LB, Boraas JC, Aeppli DP, Bouchard TJ jr (1993) Dental caries and treatment characteristics in human twins reared apart. Archs Oral Biol 38: 937–943

Emilson CG, Krasse B (1985) Support for and implications of the specific plaque hypothesis. Scand J Dent Res 93: 96–104

Euler H (1939) Die Zahnkaries im Lichte vorgeschichtlicher und geschichtlicher Studien. Lehmann, München

Euler H, Meyer W (1927) Pathohistologie der Zähne. Bergmann, München

Fasske E, Morgenroth K (1964) Pathologische Histologie der Mundhöhle. Hirzel, Leipzig

Fish EW (1948) Surgical pathology of the mouth. Pitman, London

Guertsen W, Heidemann D, Ketterl W (1993) Endodontie-Grundlagen und Therapie. In: Ketterl W (Hrsg) Praxis der Zahnheilkunde. Bd. 3, Urban & Schwarzenberg, München Wien Baltimore, S 111–218

Hahn CL, Falkler WA jr, Minah GE (1991) Microbiological studies of carious dentine from human teeth with irreversible pulpitis. Arch Oral Biol 36: 147–153

Harndt E, Weyers M (1967) Zahn-, Mund- und Kieferheilkunde im Kindesalter. Quintessenz, Berlin

Häupl K, Riedel H (1966) Zähne und Zahnhalteapparat. In: Doerr W, Uehlinger E (Hrsg) Spezielle Pathologie. Springer, Berlin Heidelberg New York

Herting HG (1969) Elektronenmikroskopische Untersuchungen an Kristallen und Gefügeaufbau in gesundem und kariösem Dentin. Dtsch Zahnärztl Z 24: 442

Hinrichsen KV (1990) Humanembryologie. Springer, Berlin Heidelberg New York

Holmen L, Thylstrup A, Ogaard B, Kragh F (1985) A scanning electron microscopic studiy of progressive stages of enemal caries in vivo. Caries Res 19: 355–367

Jansma J, Vissink A, Jongebloed WL, Retief DH, s-Gravenmade EJ (1993) Natural and induced radiation caries: A SEM study. Am J Dent 6 (3): 130–136

Jongebloed WL, s-Gravemade EJ, Retief DH (1988) Radiation caries. A review and SEM study. Am J Dent 1: 139–146

Karjalainen S, Söderlind E, Pelliniemi L, Foidart JM (1986) Immunhistochemical localisation of types I and II collagen and fibronectin in the dentin of carious human teeth. Arch Oral Biol 31: 801–806

Ketterl W (1992) Diagnose der Karies. In: Ketterl W (Hrsg) Praxis der Zahnheilkunde. Urban & Schwarzenberg, München 51–59

König KG (1992) Ursachen der Karies. In: Ketterl W (Hrsg) Praxis der Zahnheilkunde 2, 3. Aufl. Urban & Schwarzenberg, München, S 3–48

Lange DE (1996) Erkrankungen der Gingiva und des Parodotiums. In: Morgenroth K, Bremerich A, Lange DE (Hrsg): Pathologie der Mundhöhle. Thieme, Stuttgart New York

Langmann J (1972) Medizinische Embryologie. Die menschliche Entwicklung und Fehlbildungen, 2. Aufl. Thieme, Stuttgart

McHugh WD (1970) Dental plaque. Livingstone, Edinburgh
Meyer W (1955) Mehrfachgebilde von Zähnen. Dtsch Zahn- Mund u. Kieferheilk 22: 465
Mittermayer Ch (1993) Oralpathologie. Schattauer, Stuttgart New York
Morgenroth K, Bremerich A, Lange DE (1996) Pathologie der Mundhöhle. Thieme, Stuttgart New York
Naujoks R (1968) Ursachen der Zahnkaries. In: Haunfelder D (Hrsg) Praxis der Zahnheilkunde, Bd. 1. Urban & Schwarzenberg, München
Orban BJ (1957) Oral histology and embryology. Mosby, St Louis
Pilz WH, Plathner M, Taatz H (1975) Grundlagen der Kariologie und Endodontie. Hanser, München
Ritter W (1968) Kraniofaziale Dysplasien und Störungen der Zahnentwicklung. Veröffentlichungen aus der morphologischen Pathologie. Fischer, Stuttgart
Ritter W (1996) Zahnentwicklung, -durchbruch und -fehlbildungen. In: Ketterl W (Hrsg) Praxis der Zahnheilkunde. Urban & Schwarzenberg, München, S 1–33
Sauerwein E (1974) Kariologie. Thieme, Stuttgart
Sauerwein E (1981) Gerontostomatologie. Thieme, Stuttgart
Schroeder HE (1997) Pathobiologie oraler Strukturen. Karger, Basel
Schroeder HE, Listgarten AE (1977) Fine structure of developing epithelial attachment of human teeth. Karger, Basel
Silverstone LM (1983) Remineneralisation and caries: significaance and effect on crystal diameter: In: Leach E (ed): Demineralisation and remineralisation of teeth. IRL Press, Oxford, p 185
Silverstone LM, Hicks MJ (1984) The structure and ultrastructure of the carious lesion in human dentin. Gerodontics 1: 185–193
Söderling E, Paunio KU (1981) Conditions of production and properties of the collagenolytic enzyms by the two bacillus strains from dental plaque. J Periodont Res 16: 513–523
Thylstrup A, Boyar RM, Holmen L, Bowden GH (1990) A light and scanning electron microscopic study of enemal decalcification in children in a water-fluoridated area. J Dent Res 69: 1626–1633
Vahl J, Riedel H (1968) Mikromorphologische Strukturanomalien des Zahnschmelzes bei Mindermineralisation (Schmelzhypoplasien). Dtsch Zahnärztl Z 23: 317
Vahl J, Sluka H (1978) Gefügeuntersuchungen generalisierter Zahnhartgewebsanomalien (II. Mitteilung). Dtsch Zahnärztl Z 33: 219
Willcox MD, Fitzgerald RJ, Adams BO, Patrikakis M, Knox KW (1993) Biochemical properties of Streptococcus sobrinus reisolates from the gastrointestinal tract of a gnotobiotic rat. J Gen Microbiol 139: 929–35
Yaacob HB, Hamid JAB (1986) Pulpa calcifications in primary teeth: a light microscopic study. J Pedod 10: 254–264

10.2 Parodontopathien

Anneroth G, Sigurdson A (1983) Hyperplastic lesions of the gingiva and alveolar mucosa. A study of 175 cases. Acta odontol scand 41: 75–86
Barclay S, Thomason JM, Idle JR, Seymour RA (1992) The incidence and severity of nifedipine-induced gingival overgrowth. J Clin Periodontol 19: 311–314
Beachy EH (1981) Bacterial adherence: Adhesin-receptor interactions mediating the attachement of bacteria to mucosal surfaces. J Infect Dis 143 (3): 325–341
Bößmann K (1977) Bedeutung der Plaque für die Ätiologie der Karies und der marginalen Parodontopathien. Münch med Wochenschr 119: 397–402
Chen S-Y, Fantasia JE, Miller AS (1981) Hyaline bodies in the connective tissue wall of odontogenic cysts. J Oral Pathol 10: 147
Dahlen G, Möller AJR (1992) Microbiology of endodontic infections. In: Slots J, Tauban MA (eds) Contempory oral microbiology and immunology. Mosby, St Louis, pp 444–475
Dunlap CL, Barker BF (1977) Giant-cell hyalin angiopathy. Oral Surg 44: 587
Flores de Jacobi L (1987) Mikrobiologie der Parodontopathien. Dtsch Zahnärztl Z 42: 54–58

Hugoson A (1977) Gingival inflammation and femal sex hormons. J Periodont Res 2, Suppl No 5: 23
Isogai E, Isogai H, Sawada H, Ito N (1986) Bacterial adherence to gingival epitlial cells of rats with naturally occurring gingivitis. J Peridontol 57 (4): 225–230
Johnson BD, Narayanan AS, Pieters HP, Page RC (1990) Effect of cell donor age on the synthetic properties of fibroblasts obtained from pheytoin-induced gingival hyperplasia. J Periodont Res 25: 74–80
Löning TH, Grohn B, Becker J (1992) Immunpathologie der oralen Mukosa. Dtsch Zahnärztl. Z 12: 809–814
Mc Kevitt KMB, Irwin CR (1995) Phentypic differences in growth, matrix synthesis and response to nifedipine between fibroblasts derived clinical healthy and overgrown gingival tissue. J Oral Pathol Med 24: 66–71
Morgenroth K, Bremerich A, Lange DE (Hrsg) (1996) Pathologie der Mundhöhle. Thieme, Stuttgart New York
Mutschelknauss R (1973) Die Klinik der marginalen Parodontopathien und ihre pathohistologischen Grundlagen. In: Haunfelder D (Hrsg) Praxis der Zahnheilkunde, Bd 1. Urban & Schwarzenberg, München
Nair PNR, Pajarola G, Schroeder HE (1996) Types and incidence of human periapical lesions obtained with extracted teeth. Otral Surg Oral Pathol 81: 93–102
Page RC, Schroeder HE (1976) Pathogenesis of inflammatory periodontal disease. A summary of current work. Lab Invest 33: 235–249
Page RC (1977) Pathogenic mechanisms. In: Schluger S, Yuodelis R, Page R (eds) Periodontal disease. Lea &. Febiger, Philadelphia
Palenstein Heldermann WH van, Hoogenveen JC (1976) Bacterial enzymes and viable counts in crevices of noninflamed and inflamed gingiva. J Periodontal Res 11: 25–34
Palenstein Helderman WH van (1981) Microbial etiology of periodontal disease. J Clin Periodontol 8: 261–280
Philippou S, Rühl GH, Mandelartz (1990) Scanning electronmicroscopic study and X-ray microanalysis of hyaline bodies in odontogenic cysts. J Oral Pathol Med 19: 447–452
Pindborg JJ (1987) Atlas der Mundschleimhaut-Erkrankungen. Deutscher Ärzteverlag, Köln
Rateitschak K, Renggli H, Mühlemann H (1978) Parodontologie, 2. Aufl. Thieme, Stuttgart
Rateischak-Plüss EM, Hefti A, Lörtscher R, Thiel G (1983) Initial observation that cyclosporin-A induces gingival enlargement in man. J Clin Periodont 10: 237–246
Renggli HH (1990) Ätiologie marginaler Parodontopathien. In: Ketterl W (Hrsg) Parodontologie. Urban & Schwarzenberg, München
Schroeder HE (1997) Pathobiologie oraler Strukturen. Zahn, Pulpa, Parodont. Karger, Basel
Shafer W, Hine M, Levy B (1974) A Textbook of Oral Pathology. Saunders, Philadelphia
Smith QT, Wilson MM, Germaine GR, Philström BL (1983) Microbiol flora and clinical parameters in phenytoin associated gingival overgrowth. J Periodont Res 18: 56–66
Söderling E, Paunio KU (1981) Conditions of production and properties of the collagenolytic enzyms by the two bacillus strains from dental plaque. J Periodont Res 16: 513–523
Sooriyamoothy M, Gower DB (1989) Hormonal influences on gingval tissue: relationship to the periodontal disease. J Clin Periodontol 16: 201–208
Tipton DA, Fry HR, Dabbous MKHl (1994) Altered collagen metabolism in nifedipine-induced gingival overgrowth. J Periodont Res 29: 401–409
Wondimu B, Dahllöf G, Berg U, Modeer T (1993) Cyclospori-A-induced gingival overgrowth in renal transplant children. Scand J Dent Res 101: 282–286

10.3 Odontogene Zysten

Becker R (1968) Zysten im Kiefer-Gesichtsbereich. In: Haunfelder D, Hupfauf L, Ketterl W, Schmuth G (Hrsg.) Praxis der Zahnheilkunde Bd II, 1. Auflage. Urban & Schwarzenberg, München Berlin Wien
Becker R, Morgenroth K (1986) Pathologie der Mundhöhle. 2. Aufl. Thieme, Stuttgart New York

Berthold H, Burkhardt A (1989) Nichtodontogene Kieferzysten. Schweiz Monatsschr Zahnmed 99: 1174–1178
Böhme K, Morgenroth K (1993) Retrospektive histologische Klassifikation von Kieferzysten. Dtsch Zahnärztl Z 48: 177–179
Brannon RB (1977) The odontogenic Keratocyst. Oral Surg 43: 233–255
Browne RM (1971) The origin of cholesterol in odontogenic cysts in man. Arch Oral Biol 16: 107–113
Browne RM (1976) Some observations on the fluids of odontogenic cysts. Oral Pathol 5: 74–87
Browne RM, Gough NG (1972) Malignant change in the epithelium lining odontogenic cysts. Cancer 29: 1199–1207
Buchner A, Hansen LS (1979) The histomorphologic spectrum of the gingival cyst of adult. Oral Surg 48: 532–539
Craig GT (1976) The parodental Cyst. Brit Dent J 141: 9–14
Düker J (1984) Röntgenologische Differentialdiagnose der Kieferzysten. Radiologe 24: 537–546
Donatzky O, Hjörting-Hansen E, Philipsen HP, Feyerskov O (1976) Clinical, radiologic and histopathologic aspects of 13 cases of nevoid basalcell carcinoma syndrom. Int J Oral Surg 5: 19–26
Eliasson S, Sacsson G, Köndell P (1989) Lateral Peridontal Cyst. Clinical, Radiographical and Histopathological Findings. Int J Oral Maxillofac Surg 18: 191–193
Eufinger H, Remagen W, Machtens E, Gellrich NC (1992) Die periapikale Zementdysplasie. Dtsch Z Mund- Kiefer- Gesichtschir 16: 132–134
Eversole LR, Sabes WR, Rovin S (1975) Aggressiv growth and neoplastic potential of odontogenic cysts. Cancer 35: 270–282
Frerich B, Ehrenfeld M, Cornelius CP, Wiethölter H, Schwenzer N, Donath K (1991) Zur Therapie von Keratozysten im Milch- und Wechselgebiß. Dtsch Zahnärztl Z 46: 80–83
Friedlander AH, Thorn R, Mehr M (1978) Respiratory epithelium within a mandibular dentigerous cyst. Oral Surg 36: 975–976
Gorlin RJ, Golz RW (1960) Multiple nevoid basal-cell epithelioma, jaw cysts bifid rib. N Engl J Med 262: 908–914
Gorlin RJ, Pindborg JJ, Clausen FP, Vickers PA (1962) The calcifying odontogenic cyst a possible analogne of the cutaneous calcifying epitheliome Malherbe. Oral Surg 15: 1235–1243
Hardt N, Arx T (1990) Odontogene Keratozysten. Schweiz Monatsschr Zahnmed 100: 980–985
Klammt J (1972) Die Keratozysten der Kiefer. Dtsch Stomat 22: 501–509
Klammt J (1976) Zysten des Kieferknochens. JA Barth, Leipzig
Klammt J (1981) Zysten des Kiefers und der Weichteiıe in Zahn- Mund- Kieferheilkunde. Bd 2 Thieme, Stuttgart 59–99
Klammt J, Stosiek P (1973) Untersuchungen über die Ursachen der Vergrößerung entzündlicher Kieferzysten. Deutsche Zahn- Mund- und Kieferheilkunde 61: 1–23
Kramer IRH, Pindborg JJ, Shear M (1992) Histolgical typing of odontogenic tumors. Springer, Berlin Heidelberg New York Tokyo
Lentrodt J, Immenkamp E (1972) Die Bedeutung der Zahnwurzelresorption in der Differentialdiagnose von zystischen Knochenprozessen im Röntgenbld. Dtsch Zahnärztl Z 26: 378–383
Lukas RB (1984) Pathology of tumors of the oral. Churchill Livingstone, Edinburgh London Melbourne New York
Morgenroth K, Morgenroth K jr (1966) Elektronenmikroskopische Untersuchungen der Malassezschen Epithelreste. Deutsche Zahn- Mund- und Kieferheilkunde 46: 25–33
Morgenroth K, Machtens E (1979) Eine ungewöhnliche Form einer halbseitigen dysplastischen Veränderung des Ektoderms mit einer verkalkenden odontogenen Kieferzyste. Dtsch Z Mund- Kiefer- Gesichtschir 3: 83–91
Nagao T, Nakajima T, Fukushima M, Ishiki T (1983) Calcifying odontogenic cyst: A survey of 23 cases in the Japanese literature. J Maxillofac Surg 11: 174–179
Philippou S, Rühl GH, Mandelartz (1990) Scanning electronmicroscopic study and X-ray microanalysis of hyaline bodies in odontogenic cysts. J Oral Pathol Med 19: 447–452
Rühl GH, Philippou S, Mandelartz (1989) Zur Histogenese von hyalinen Bodies in odontogenen Zysten. Dtsch Z Mund-Kiefer GesichtsChir 13: 145–154
Shaer M (1963) Cholesterol in dental cysts. Oral Surg Oral Med Oral Pathol 16: 1465–1473

Shaer M (1964) Inflammation in dental cysts. Oral Surg Med Pathol 16: 1465–1474

Struthers P, Shear M (1976) Root resorption by ameloblastomas and cysts of the jaws. Int J Oral Surg 5: 128–132

Ten Cate AR (1972) The epithelial cell rest Malassez and the genesis of the dental cyst. Oral Surg 34: 956–964

Toller PA (1972) Newer concepts of odontogenic cysts. Int J Oral Surg 1: 3–16

Voorsmit RACA (1985) The incredible keratocyst: A New approach to treatment. Dtsch Zahnärztl Z 40: 651

10.4 Odontogene Tumoren

Aldred MJ, Gray AR (1990) A pigmented adenomatoid odontogenic tumor. Oral Surg Oral Med Oral Pathol 70 (1): 86–89

Andersen E, Bang G (1986) Ameloblastic carcinoma of the maxilla. J Maxillofac Surg 14: 38

Asano M, Takahashi T, Kusama K, Iwase T, Hori M, Yamanoi H et al. (1990) A variant of calcifying epithelial odontogenic tumor with Langerhans cells. J Oral Pathol Med 19 (9): 430–434

Becker J, Reichart PA, Schuppan D, Philipsen HP (1992) Ektomesenchyme of ameloblastic fibroma reveals a characteristic distribution of extracellular matrix proteins. J Oral Pathol Med 21 (4): 156–159

Bhaskar SN (1973) Synopsis of Oral Pathology. Fourth edition. Mosby, Saint Louis

Bruce RA, Jackson IT (1991) Ameloblastic carcinoma. Report of an aggresive case and review of the literature. J Craniomaxillofac Surg 19 (6): 267–271

Buchner A, Merrell PW, Carpenter WM, Leider AS (1990) Central (intraosseous) calcifying odontogenic cyst. Int J Oral Maxillofac Surg 19 (5): 260–262

Califano L, Zupi A, Vetrani A, Fulciniti F, Giardino C (1993) Tumeur epitheliale odontogenique calcifante ou tumeur de Pindborg. A propos d'un cas. Rev Stomatol Chir Maxillofac 94 (2): 110–114

Chen SY (1991) Central granular tumor of the jaw. An electron microscopic and immunohistochemical study. Oral Surg Oral Med Oral Pathol 72 (1): 75–81

Colella G, Lanza A, Tartaro GP (1995) Cisti odontogena calcifica. Un caso clinico. Minerva Stomatol 44 (12): 597–602

Courtney RM, Kerr DA (1975) The odontogenic adenomatoid tumor. Oral Surg 39: 424

Dallera P, Bertoni F, Marchetti C, Bacchini P, Campobassi A (1994) Ameloblastic fibrosarcoma of the jaw: report of five cases. J Craniomaxillofac Surg 22: 349

De Villiers-Slabbert H, Altini M (1991) Peripheral odontogenic fibroma: a clinicopathologic study. Oral Surg Oral Med Oral Pathol 72 (1): 86–90

Dubiel-Bigaj M, Olszewski E, Stachura J (1993) The malignant form of calcifying odontogenic cyst. A case report. Pathol Pol 44 (1): 39–41

El-Labban NG (1990) Cementum like material in a case of Pindborg tumor. J Oral Pathol Med 19 (4): 166–169

El-Labban NG (1992) The nature of the eosinophilic and laminated masses in the adenomatoid odontogenic tumor: a histochemical and ultrastructural study. J Oral Pathol Med 21 (2): 75–81

El-Mofty SK, Gerard NO, Farish SE, Roden B (1991) Peripheral amelo-blastoma: a clinical and histologic study of 11 cases. J Oral Maxillofac Surg 49 (9): 970–974

Eversole LR, Duffey DC, Powell NB (1995) Clear cell odontogenic carcinoma. A clinicopathologic analysis. Arch Otolaryngol Head Neck Surg 121 (6): 685–689

Gao YH, Yang LY (1994) In situ hybridization and immunohistochemical detection of bone morphogenetic protein genes in ameloblastomas. Chung Hua I Hsueh Tsa Chih 74 (10): 621–623

Gorlin RJ, Chadry AP, Pindborg JJ (1961) Odontogenic tumors. Classification, histopathology, and clinical behavior in man and domesticated animals. Cancer 14: 73

Gorlin RJ (1970) Odontogenic tumors. In: Gorlin RJ, Goldmann HM (eds) Thoma's oral pathology, vol 1. Mosby, St. Louis, pp 481–515

Habel G, Meyer R, Cremer H (1978) Über den seltenen adenomatoiden odontogenen Tumor. Dtsch Z Mund- Kiefer- Gesichts-Chir 2: 109–113

Hamner JE, Pizer ME (1968) Ameloblastic odontome. Report of two cases. Am J Dis Child 115: 332

Handlers JP, Abrams AM, Melrose RJ, Danforth R (1991) Central odontogenic fibroma: clinicopathologic features of 19 cases and review of the literature. J Oral Maxillofac Surg 49 (1): 46–54

Haugh RH, Hauer CA, Smith R, Indresano AT (1990) Reviewing the unicystic ameloblastoma: report of two cases: J Am Dent Assoc 121 (6): 703–705

Heikinheimo K, Sandberg M, Happonen RP, Virtanen I, Bosch FX (1991) Cytoskeletal gene expression in normal and neoplastic human odontogenic epithelia. Lab Invest 65 (6): 688–701

Hicks MJ, Flaitz CM, Batsakis JM (1993) Adenomatoid and calcifying epithelial odontogenic tumor. Ann Otol Rhinol Laryngol 102 (2): 159–161

Hicks MJ, Flaitz CM, Wong ME, Mc Daniel RK, Cagle PT (1994) Clear cell variant of calcifying epithelial odontogenic tumor: case report and review of the literature. Head Neck 16 (3): 272–277

Hirschberg A, Kaplan I, Buchner A (1994) Calcifying odontogenic cyst associated with odontoma: a possible separate entity (odontocalcifying odontogenic cyst). J Oral Maxillofac Surg 52 (6): 555–558

Hitchin AD, Mason DK (1958) Four cases of compound composite odontomes. Br Dent J 104: 269

Houston G, Davenport W, Keaton W, Harris S (1993) Malignant (metastatic) ameloblastoma: report of a case. J Oral maxillofac Surg 51 (10): 1152–1155

Ingram EA, Evans ML, Zitsch RP-3rd (1996) Fine-needle aspiration cytology of ameloblastic carcinoma of the maxilla: a rare tumor. Diagn Cytopathol 14 (3): 249–252

Kaffe I, Buchner A (1994) Radiologic features of central odontogenic fibroma. Oral Surg Oral Med Oral Pathol 78 (6): 811–818

Kahn MA (1992) Demonstration of human papillomavirus DNA in a peripheral ameloblastoma by in situ hybridization. Hum Pathol 23 (2): 188–191

Kramer IRH, Pindborg JJ, Shear M (1992) Histological typing of odontogenic tumors. Springer, Berlin Heidelberg New York Tokyo

Kreidler JF, Raubenheimer EJ, Heerden WF van (1993) A retrospective analysis of 367 cystic lesions of the jaw-the Ulm experience. J Craniomaxillofac Surg 21 (8): 339–341

Krolls SO, Pindborg JJ (1974) Calcifying epithelial odontogenic tumor. A survey of 23 cases and discussion of histomorphologic variations. Arch Pathol 98: 206

Layton SA (1992) Adenomatoid odontogenic tumour. Report of an unusual lesion in the posterior maxilla. Dentomaxillofac Radiol 21 (1): 50–52

Lee L, Maxymiw WG, Wood RE (1990) Ameloblastic carcinoma of the maxilla metastatic to the mandible. Case report. J Craniomaxillofac Surg 18 (6): 247–250

Lentrodt J, Gundlach KKH (1978) Zur chirurgischen Therapie der gutartigen odontogenen Tumoren. Dtsch Z Mund Kiefer Gesichtschir 3: 3–14

Lolachi CM, Madan SK, Jacobs JR (1995) Ameloblastic carcinoma of the maxilla. J Laryngol Otol 109 (10): 1019–1022

Lombardi T, Samson J, Bernard JP, Di-Felice R, Fiore-Donno G, Muhlhauser J, Maggiano N (1992) Comparative immunohistochemical analysis between jaw myxoma and mesenchymal cells of tooth germ. Pathol Res Pract 188 (1–2): 141–144

Lombardi T, Lock C, Samson J, Odell EW (1995) S 100, alpha-smooth muscle actin and cytokeratin 19 immunohistochemistry in odontogenic and soft tissue myxomas. J Clin Pathol 48 (8): 759–762

Lucas RB (1984) Pathology of tumors of the oral tissues. Churchill Livingstone, Edinburgh London New York

Meyers AD, Poulson T, Pettigrew J, Clark M (1991) Cystic ameloblastic fibroma. Ear Nose Throat J 70 (10): 729–732

Michaelides PL (1992) Recurrent peripheral odontogenic fibroma of the attached gingiva: a case report. J Periodontol 63 (7): 645–647

Miyauchi M, Takata T, Ogawa I, Ito H, Nikai H, Iluhin N, Tanimoto K, Miyauchi S (1996) Immunohistochemical observations an a possible ameloblastic fibrodontoma. J Oral Pathol Med 25 (2): 93–96

Monson ML, Postgate J, Bowe R, Williams TP (1990) Pedunculated soft-tissue mass on the alveolar gingiva (clinical conference). J Oral Maxillofac Surg 48 (12): 1311–1316

Mori M, Yamada K, Kasai T, Yamada T, Shimokawa H, Sasaki S (1991) Immunohistochemical expression of amelogenins in odontogenic epithelial tumours and cysts. Virchows Arch A Pathol Anat Histopathol 418 (4): 319–325

Moshiri S, Oda D, Worthington P, Myall R (1992) Odontogenic myxoma: histochemical and ultrastructural study. J Oral Pathol Med 21 (9): 401–403

Muller S, De Rose PB, Cohen C (1993) DNA ploidy of ameloblastoma and ameloblastic carcinoma of the jaws. Analysis by image and flow cytometry. Arch Pathol Lab Med 117 (11): 1126–1131

Muller S, Parker DC, Kapadia SB, Budnick SD, Barnes EL (1995) Ameloblastic fibrosarcoma of the jaws. A clinicopathologic and DNA analysis of five cases and review of the literature with discussion of ist relationship to ameloblastic fibroma. Oral Surg Oral Med Oral Pathol Oral Radiol Endod 79 (4): 469–477

Nagai N, Yamachika E, Nishijima K, Inoue M, Shin HL, Suh MS, Nagatsuka H (1994) Immunohistochemical demonstration of tenascin and fibronectin in odontogenic tumours and human fetal tooth germs. Eur J Cancer B Oral Oncol 30 B (3): 191–195

Nauta JM, Panders AK, Schoots CJ, Vermey A, Roodenburg JL (1992) Peripheral ameloblastoma. A case report and review of the literature. Int J Oral Maxillofac Surg 21 (1): 40–44

Newman L, Howells GL, Coghlan KM, DiBiase A, Williams DM (1995) Malignant ameloblastoma revisited. Br J Oral Maxillofac Surg 33 (1): 47–50

Oliveira JA, da Silva CJ, Costa IM, Loyola AM (1995) Calcifying odontogenic cyst in infancy: report of a case associated with compound odontoma. ASDC J Dent Child 62 (1): 70–73

Owens BM, Schuman NJ, Pliske TA, Culley WL (1995) Compound composite odontoma associated with an impacted cuspid. J Clin Pediatr Dent 19 (4): 3–295

Park HR, Shin KB, Sol MY, Suh KS, Lee SK (1995) A highly malignant ameloblastic fibrosarcoma. Report of a case. Oral Surg Oral Med Oral Pathol Oral Radiol Endod 79 (4): 478–481

Pecheur A, De Clercq D, Reychler H (1992) La tumeur odontogenique adenomatoide. Rev Stomatol Chir Maxillofac 93 (5): 341–344

Phillips SD, Corio Rl, Brem H, Mattox D (1992) Ameloblastoma of the mandible with intracranial metastasis. A case study. Arch Otolaryngol Head Neck Surg 118 (8): 861–863

Philipsen HP, Samman N, Ormiston IW, Wu PC, Reichart PA (1992) Variants of the adenomatoid odontogenic tumor with a note on tumor origin. J Oral Pathol Med 21 (8): 348–352

Pindborg JJ (1958) A calcifying epithelial odontogenic tumor. Cancer 11: 838

Pindborg JJ (1960) Ameloblastic sarcoma in the maxilla. Report of a case. Cancer 13: 917

Prein J, Remagen W, Spiessl B, Uehlinger E (1985) Atlas der Tumoren des Gesichtsschädels. Spinger, Berlin Heidelberg New York Tokyo

Putzke HP (1994) Histopathologie eines peripheren malignen Ameloblastoms der Gingiva. Dtsch Z Mund Kiefer GesichtsChir 18: 204–206

Reichart PA, Ries P (1979) Zur Bedeutung der Neuralleistenzellen in der Histogenese und Klassifikation der odontogenen Tumoren. Dtsch Z Mund Kiefer GesichtChir 3: 23–26

Reichart PA, Philipsen HP, Sonner S (1995) Ameloblastoma: biological profile of 3677 cases. Eur J Cancer B Oral Oncol 31 B (2): 86–99

Rühl G, Jaspers U (1987) Zur Frage der Differentialdiagnose des malignen Ameloblastoms. Ber Pathol 104: 446

Saku T, Shibata Y, Koyama Z, Cheng J, Okabe H, Yeh Y (1991) Lectin histochemistry of cystic jaw lesions: an aid for differential diagnosis between cystic ameloblastoma and odontogenic cysts. J Oral Pathol Med 20 (3): 108–113

Saku T, Okabe H, Shimokawa H (1992) Immunohistochemical demonstration of enamel proteins in odontogenic tumors. J Oral Pathol Med 21 (3): 113–119

Sandros J, Heikinheimo K, Happonen RP, Stenman G (1991) Expression of p21 ras in odontogenic tumors. APMIS 99 (1): 15–20

Schmidseder R, Hausamen JE (1975) Multiple odontogenic tumors and other anomalies. An autosomal dominantly inherited syndrome. Oral Surg 39: 249

Schmidt-Westhausen A, Philipsen HP, Reichert PA (1991) Das ameloblastische Fibrom – ein odontogener Tumor im Wachstumsalter. Dtsch Zahnarztl Z 46 (1): 66–68

Schneider MS, Bise RN (1990) Cementoma-presentation predicates approach. J Craniofac Surg 1 (3): 143–146

Shafer WG (1955) Ameloblastic fibroma. J Oral Surg 13: 317

Sharma S, Misra K, Dev G (1993) Malignant ameloblastoma. A case report. Acta Cytol 37 (4): 543–546

Shear M (1994) Developmental odontogenic cysts. An update. J Oral Pathol Med 23: 1

Sheppard BC, Temeck BK, Taubenberger JK, Pass HI (1993) Pulmonary metastatic disease in ameloblastoma. Chest 104 (6): 1933–1935

Shinoda T, Iwata H, Nakamura A, Ohkubo T, Yoshimi N, Sugie S et al. (1992) Cytologic appearance of carcinosarcoma (malignant ameloblastoma and fibrosarcoma) of the maxilla. A case report. Acta Cytol 36 (2): 132–136

Siar CH, Ng-KH (1993a) Unusual granular odontogenic tumor. Report of two undescribed cases with features of granular cell ameloblastoma and plexiform granular cell odontogenic tumor. J Nihon Univ Sch Dent 35 (2): 134–138

Siar CH, Ng-KH (1993b) Combined ameloblastoma and odontogenic keratocyst or keratinising ameloblastoma. Br J Oral Maxillofac Surg 31 (3): 183–186

Siar CH, Ng-KH, Chia TY (1990) Combined granular cell ameloblastoma and plexiform granular cell odontogenic tumour. Singapore Dent J 15 (1): 35–37

Slootweg PJ (1995) p53 protein and Ki-67 reactivity in epithelial odontogenic lesions. An immunohistochemical study. J Oral Pathol Med 24 (9): 393–397

Slootweg PJ, Müller H (1984) Malignant ameloblastoma or ameloblastic carcinoma. Oral Surg Oral Med Oral Pathol 57: 168

Snead ML, Luo W, Hsu DD, Melrose RJ, Lau EC, Stenman G (1992) Human ameloblastoma tumors express the amelogenin gene. Oral Surg Oral Med Oral Pathol 74 (1): 64–72

Tajima Y, Yokose S, Sakamoto E, Yamamoto Y, Utsumi N (1992) Ameloblastoma arising in calcifying odontogenic cyst: Report of a case. Oral Surg Oral Med Oral Pathol 74 (6): 776–779

Takahashi H, Fujita S, Okabe H (1991) Immunohistochemical investigation in odontogenic myxoma. J Oral Pathol Med 20 (3): 114–119

Takahashi H, Tsuda N, Yamabe S, Fujita S, Okabe H (1995) Immunohistochemical detection af alpha 1-antitrypsin, alpha 1-antichy-motrypsin, transferrin and ferritin in ameloblastoma. Anal Cell Pathol 9 (2): 135–150

Takeda Y, Fujioka Y (1987) Multiple cemento-ossifying fibroma. Int J Oral Maxillofac Surg 16 (3): 368–371

Takeda Y, Suzuki A, Yamamoto H (1990) Histopathologic study of epithelial components in the connective tissue wall of unilocular type of calcifying odontogenic cyst. J Oral Pathol Med 19 (3): 108–113

Tanaka N, Iwaki H, Yamada T, Amagasa T (1993) Carcinoma after enucleation of a calcifying odontogenic cyst: a case report. J Oral Maxillofac Surg 51 (1): 75–78

Ueda M, Kosaki K, Kaneda T, Imaizumi M, Abe T (1992) Doubling time of ameloblastoma metastasizing to the lung: report of two cases. J Craniomaxillofac Surg 20 (7): 320–322

Ueno S, Miyagawa T, Kaji R, Mushimoto K, Shirasu R (1994) Immunohistochemical investigation of epidermal growth factor receptor expression in ameloblastomas. J Pathol 173 (1): 33–38

Ulmansky M, Hjorting-Hansen E, Praetorius F, Haque MF (1994) Benign Cementoblastoma. A review and five new cases. Oral Surg Oral Med Oral Pathol 77 (1): 48–55

Vickers RA, Dahlin DC, Gorlin RJ (1965) Amyloid containing odontogenic tumors. Oral Surg 20: 476

Vigneswaran N, Whitaker SB, Burnick SD, Waldron CA (1993) Expression patterns of epithelial differentiation antigens and lectin binding sites in ameloblastomas: A comparison with basal cell carcinomas. Hum Pathol 24 (1): 49–57

Waldron CA, Giansanti JS (1973) Benign fibro-osseous lesions of the jaws: a clinical-radiologic-histologic review of 65 cases. Part II: Benign fibro-osseous lesions of periodontal ligament origin. Oral Surg 35: 340–350

Wenig BL, Sciubba JJ, Cohen A, Goldstein MN, Abramson AL (1984) A destructive maxillary cemento-ossifying fibroma following maxillofacial trauma. Laryngoscope 94 (6): 810–815
Winter WA, Wiehecke B (1980) Adenomatoider odontogener Tumor um einen retinierten Frontzahn. Dtsch Z Mund Kiefer Gesichtschir 4: 222–224
Yamamoto K, Yoneda K, Yamamoto T, Ueta E, Osaki T (1995) An immunohistochemical study of odontogenic tumours. Eur J Cancer B Oral Oncol 31B (2): 122–128
Zeitoun IM, Dhanrajani PJ, Mosadomi HA (1996) Adenomatoid odontogenic tumor arising in a calcifying odontogenic cyst. J Oral Maxillofac Surg 54 (5): 634–637
Zigarelli EV, Zinskin DE (1943) Cementomas. A report of 50 cases. Am J Orthodont (Oral Surg Sect) 29: 285

10.5 Erkrankungen der Kieferknochen

Ackermann GL, Altini M (1992) The cementomas – a clinocopathological reappraisal. J Dent Assoc S Afr 47 (5): 187–194
Adler CP (1983) Knochenkrankheiten. Thieme, Stuttgart New York
Al-Gazali LI, Khidr A, Prem Chandran JS (1993) Cherubism, optic atrophy and short stature. Clin Dysmorph 2: 140–141
Andrä A (1991) Osteomyelitis der Kieferknochen. In: Andrä A, Naumann G (Hrsg): Odontogene pyogene Infektionen. Barth, Leipzig Heidelberg
Barker BF, Jensen JL, Howell FV (1974) Focal osteoporotic bone marrow defects of the jaws. Oral Surg 38: 404
Bell W (1959) Sclerosing osteomyelitis of the mandible and maxilla. Oral Surg 12: 391
Benca P, Mostofi R, Kuo P (1987) Proliferative periostitis (Garrè s osteomyelitis). Oral Surg Oral Med Oral Pathol 63: 258
Berger A, Jaffé HL (1953) Fibrous (fibro-osseous) dysplasia of jaw bones. J Oral Surg 11: 3–17
Bernier S, Clermont S, Maranda G, Turcotte J-Y (1995) Osteomyelitis of the jaw. J Research 61: 441–448
Bhaskar S (1973) Diseases of jaws. In: Bhaskar S (ed): Synopsis of oral pathology. 4th edn. Mosby, Saint Louis, pp 332–334
Birbeck MD, Breathnach A, Everall JD (1961) An electron microscope study of basal melanocytes and high level clear cells (Langerhans' cells) in vitiligo. J Invest Dermatol 37: 51
Bjorvatn K, Gilhuus-Moe O, Aarskong D (1979) Oral aspects of osteopetrosis. Scand J Dent Res 87: 245
Branin DE, Christensen RO (1954) Bilateral giant cell tumors of the mandible in siblings: report of cases. J Oral Surg 12: 247–251
Calhoun K, Shapiro R, Stiernberg C et al. (1988) Osteomyelitis of the mandible. Arch Head Neck Surg 114: 1157
Cavanagh F (1960) Osteomyelitis of the superior maxilla in infants. Br Med J 1: 468
Cavezian R, Pasquet G, Folliguet M, Iba-Zizen MT, Cabanis EA (1981) Contribution à l'ètude radiologique du chèrubisme. J Radiol 62: 373
Clark F, Simpson W, Young JR (1972) Osteomalazia in immigrants from the indian subcontinent in Newcastle upon Tyne. Prc Roy Soc Med 65: 14–16
Crawford BE, Weathers DR (1970) Osteoporotic marrow defects of the jaws. J Oral Surg 28: 600
Dent CE, Richens A, Rowe DJF, Stamp TCB (1970) Osteomalazia with long-term antikonsulvant therapy in epilepsy. Br Med J II: 73
Dyson DP (1970) Osteomyelitis of the jaws in Albers-Schönberg disease. Br J Oral Surg 7: 178
Fraumeni JF jr, Geiser CF, Manning MD (1967) Wilms' tumor and congenital hemihypertrophy: report of 5 new cases and review of literature. Pediatrics 40: 886
Freidman B, Hanaoka H (1969) Langerhans cell granules in eosinophilic granuloma of bone. J Bone Joint Surg (Am) 51: 367
Garré C (1893) Über besondere Formen und Folgezustände der akuten Infektionen Osteomyelitis. Beitr Klin Chir 10: 241–244

Gattinger B, Mossböck R (1984) Zur Behandlung der Osteomyelitis: Nachkontrollen und Ergebnisse von 1971–1981. In: Pfeifer G, Schwenzer N (Hrsg) Fortschritte in der Kiefer- und Gesichtschirurgie Bd XXIX. Thieme, Stuttgart, pp 42–43
Härtel J (1983) Komplikationen nach funtkionsstabiler Osteosynthese des Unterkiefers. Dtsch Z Mund Kiefer GesichtsChir 7: 52–58
Hamner JE, Ketcham AS (1969) Cherubism: an analysis of treatment. Cancer 23: 1133–1143
Hawes MJ (1989) Cherubism and ist orbital manifestations. Ophthal Plast Reconstr Surg 5: 133–140
Herold G (1996) Innere Medizin. Deutscher Ärzte-Verlag, Köln
Herrmann M (1957) Ätiologie und Pathogenese osteomyelitischer Erkrankungen im Kieferbereich. Dtsch Stomatol 7: 201–208
Horch H, Hupfauf L, Ketterl W, Schmuth G (1990) Mund-Kiefer-Gesichtschirurgie I. Urban & Schwarzenberg, München Wien Baltimore
Hoppe W, Utz W, Wulfhekel E (1969) Zur Pathogenese der Osteomyelitis sicca mandibulae. Dtsch Zahnärztl Z 24: 1055–1057
Jacobsson S, Hollender L (1980) Treatment and prognosis of diffuse sclerosing osteomyelitis (DSO) of the mandible. Oral Surg Oral Med Oral Pathol 49: 7–14
Jennings CD, Stelling C, Powell D (1982) Case report 199: Eosinophilic granuloma of the right third metacarpal. Skel Radiol 8: 229
Jones WA (1933) Familial multilocular cystic disease of the jaws. Am J Cancer 17: 946–950
Khosla VM, Korobkin M (1970) Cherubism. Am J Dis Child 120: 458–461
Koury ME, Stella JP, Epker BN (1993) Vascular transformation in cherubism. Oral Surg Oral Med Oral Pathol 76: 20–27
Lichty G, Langlais R, Aufdemorte T (1980) Garrè s osteomyelitis. Oral Surg Oral Med Oral Pathol 50: 309–313
Loh FC, Yeo JF (1989) Florid osseous dysplasia in orientals. Oral Surg Oral Med Oral Pathol 68 (6): 748–753
Malmström M, Fyhrquist F, Kosunen TU, Tasanen A (1983) Immunological features of patients with chronic sclerosing osteomyelitis of the mandible. Int J Oral Surg 12: 6–13
Marciani RD, Ownby HE (1986) Osteoradionecrosis of the jaws. J Oral Maxillofac Surg 44: 218–223
Marrakchi R, Ben-Romdhane K, Kharrat N, Sioud H (1988) Le progonome melanotique de l'enfant. A propos d'un cas. Rev Stomatol Chir Maxillofac 89 (5): 316–319
Marx R (1983) Osteoradionecrosis: A new concept of ist pathophysiology. J Oral Maxillofac Surg 41: 283–288
Marx R (1991) Chronic osteomyelitis of the jaws. Oral Maxillofac Surg Clin North Am 3: 367–381
Mirra J (1989) Eosinophilic granuloma. In: Mirra J, Picci P, Gold R (eds): Bone tumors, vol 2. Lea & Febiger, Philadelphia London, pp 1023–1060
Mittermeyer C (1993) Knochenentzündungen. In: Mittermeyer C (Hrsg) Oralpathologie. Erkrankungen der Mundregion 3. erweiterte Auflage. Schattauer, Stuttgart New York, S 236–241
Morin E, Morais D (1993) A propos du diagnostic et du traitement précoce de l'ostéomyélite aigue. J Dent Qué 30: 49–52
Müller U, Neumann F (1988) Pyogene Infektionen im Mund-, Kiefer- Gesichtsbereich. Dipl.-Arbeit Rostock
Norgaard B, Pindborg J (1959) Acute neonatal maxillitis. Acta Ophthalmol 59: 52
Pell G, Shafer W, Gregory G, Ping R, Spear L (1955) Garrè s osteomyelitis of the mandible: Report of a case. J Oral Surg 13: 248–252
Peters WJN (1979) Cherubism: A study of twenty cases from one family. Oral Surg 47: 307–311
Prein J, Remagen W, Spiessl B, Uehlinger E (1985) Atlas der Tumoren des Gesichtsschädels. Spinger, Berlin Heidelberg New York Tokyo
Ramsey HE, Strong EW, Frazell EL (1968) Fibrous dysplasia of the cranio-facial bones. Am J Surg 116: 542–546
Riefkohl R, Georgiades GS, Georgiade NG (1985) Cherubism. Ann Plast Surg 14: 85–90
Ringrose RE, Jabbour JT, Keele DK (1965) Hemihypertrophy. Pediatrics 36: 434
Rowe NH (1962) Hemifacial hypertrophy. Review of the literature and addition of four cases. Oral Surg 15: 572

Sacrez R, Lèvy M, Berland H, Dillenschneider E, M'Bede J, Prebay H (1970) Dysplasie fibreuse familiale des mâchoires (chèrubisme). Pediatric 25: 331
Schilli W (1981) Knocheninfektionen. In: Schwenzer N, Grimm G (Hrsg): Zahn-Mund-Kieferheilkunde Bd 1. Thieme, Stuttgart, S 195
Semler J, Delling G (1987) Osteomalazia in turkish immigrants. In: Kuhlencordt F, Dietsch P, Keck E, Kruse HP (eds) Generalized bone diseases. Springer, Berlin Heidelberg New York Tokyo, pp 163–167
Shafer W (1957) Chronic sclerosing osteomyelitis. J Oral Surg 15: 138
Shafer W, Hine M, Levy B, Tomich C (1983) Oral pathology. 4th edn. Saunders, Philadelphia London Toronto Mexico City Rio de Janeiro, pp 498–504
Shamamoto M (1970) Langerhans cell granule in Letterer-Siwe disease. An electron microscopic study. Cancer 26: 1102
Spiessl B (1959) Osteomyelitis der Kieferknochen. In: Häupl K, Meyer W, Schuchardt K (Hrsg): Die Zahn-, Mund- und Kieferheilkund Bd 3/2. Urban & Schwarzenberg, München, S 1047–1083
Standish SM, Shafer W (1962) Focal oateoporotic bone marrow defects of the jaws. J Oral Surg 20: 123
Thompson N (1959) Cherubism: familial fibrous dysplasia of the jaws. Br J Plast Surg 12: 89–103
Thompson SH, Altini M (1989) Gigantiform cementoma of the jaws. Head Neck 11 (6): 538–544
Trauner R (1964) Die Osteomyelitis der Kiefer. In: Schuchard K (Hrsg): Fortschritte in der Kiefer- und Gesichtschirurgie, Bd IX. Thieme, Stuttgart, S 146
Turlington EG (1973) Chronic sclerosing non-suppurative osteomyelitis. Trans Ivth Int Conf Oral Surg. Musgaard, Copenhagen, pp 120–124
Vaillant JM, Romain P, Divaris M (1988) Cherubism. Findings in three cases in the same family. J Craniomaxillofac Surg 17 (8): 345–349
Van Merkesteyn JPR, Groot RH, Bras J, McCarroll R, Bakker D (1990) Diffuse sclerosing osteomyelitis of the mandible: A new concept of ist etiology. Oral Surg Oral Med Oral Pathol 70: 414–419
Yacobi R (1991) Melanotic neuroectodermal tumour of infancy. A case report. J Can Dent Assoc 57 (2): 133–134
Zachariades N, Papanicolau S, Xypolyta A, Constantinidis I (1985) Cherubism. Int J Oral Surg 14: 138–145
Zimmermann DC, Dahlin DC, Stafne EC (1958) Fibrous dysplasia of the maxilla and mandible. Oral Surg 11: 55–68

10.6 Implantologie

Ackermann R (1969) Die Nadelimplantate. Lizenzausgabe Verlag Julien Prelát, Paris. Copyright by D. A. J. O. S, Bremen
Adell R, Lekholm U, Branemark PI, Lindhe J (1986) Marginal tissue reactions at osseointegrated titanium fixtures. Int J Oral Maxfac Surg 15: 15
Albrektsson T (1984) The response of bone to titanium implants. CRC Crit Rev Biocompatibility 1: 53
Albrektsson T, Branemark P-I, Hansson H-A, Ivarsson B, Jönsson U (1981) Ultrastructural analysis of the interface zone of titanium and gold implants. In: Lee AJC, Albrektsson T, Branemark (eds) Clinical applikation of biomaterials. John Wiley & Sons, London, p 167
Albrektsson T, Hansson H-A, Ivarsson B (1984) A comparative study of the interface zone between bone and various implant materials. In: Biomaterials '84, Transactions SFB 7: 84
Arnaudow M, Gerlichs UA (1972) Die enossale Implantationsmethode künstlicher Zahnwurzeln. Zahnärztl. Welt/Reform 81: 313
Bargel HJ, Schulze G (1994) Werkstoffkunde. VDI-Verlag, Düsseldorf
Berglundh T, Lindhe J, Ericsson I, Marinello CP, Liljenberg B, Thomsen B (1991) The soft tissue barrier at implants and teeth. Clin Oral Impl Res 2: 81
Berglundh T, Lindhe J, Marinello CP, Ericsson I, Liljenberg B (1992) Soft tissue reaction to de novo plaque formation on implants and teeth. Clin Oral Impl Res 3: 1

Buser D, Weber HP, Donath K, Fiorellini JP, Steinemann S, Williams RC (1992) Reactions of the peri-implant mucosa to non-submerged titanium implants. J Periodont 63: 225
Cranin AN (1959) Nomenclature, submitted by Nomenclature Comittee of American Academy of Implant Dentures. J Implant Dent 2: 41
Frost HM (1966) The bone dynamics in osteoporosis and osteomalacia. Thomas, Springfield, III
Grafelmann HL, Brandt HH (1970) Erfahrungen mit enossalen Extensionsimplantaten nach Linkow. Quint Zahnärzt Lit 21: 27, Heft 11
Hansson H-A, Albrektsson T, Branemark P-I (1983) Structurals aspects of the interface between tissue and titanium implants. J Prosth Dent 50: 108
Knöfler W, Graf H.-L (1989) Zur Knochenregeneration auf Biomaterialien. I. Komplexes Versuchsmodell zur Beschreibung der Knochenumbauvorgänge und Interfacereaktion unter Biomaterialeinfluß. Z Zahnärtzl Implantol V: 265
Knöfler W, Graf H-L, Gröschel T, Löwicke G (1990) Zur Knochenregeneration auf Biomaterialien. II. Ergebnisse der fluoreszenzmikroskopischen Untersuchungen zur Beobachtung der initialen Knochenbildung. Z Zahnärztl Implantol VI: 145
Koeck B, Wagner W (1996) Implantologie. Urban & Schwarzenberg, München Wien Baltimore
Krekeler G, Pelz K, Nelissen R (1986) Mikrobielle Besiedlung der Zahnfleischtaschen am künstlichen Zahnpfeiler. Dtsch Zahnärztl Z 41: 569
Lang NP, Brägger U, Walther D, Beamer B, Kornman KS (1993) Ligature-induced periimplant infections in cynomolgus monkeys. I. Clinical and radiographical findings. Clin Oral Impl Res 4: 2
Lekholm U, Adell R, Lindhe J, Branemark PI, Eriksson B, Rockler B et al. (1986) Marginal tissue reactions at osseointegrated titanium fixtures. II. A cross-sectional retrospective study. Int J Oral Maxillofac Surg 15: 53
Lindhe J, Berglundh T, Ericsson I, Liljenberg B, Marinello C (1992) Experimental breakdown of peri-implant and periodontal tissues. A study in the Beagle dog. Clin Oral Impl Res 3: 9
Listgarten M, Lang NP, Schroeder HE, Schroeder A (1991) Periodontal tissues and their counterparts around endosseous implants. Clin Oral Implants Res 36: 177
McQueen D, Sundgren J-E, Ivarsson B, Lundström I, Ekenstam A, Svensson A, et al. (1982) Auger electron spectroscopic studies of titanium implants. In: Lee AJC, Albrektsson T, Branemark P-I (eds) Clinical applications of biomaterials 179. John Wiley & Sons, London, p 179
Merkel M, Thomas K-H (1994) Taschenbuch der Werkstoffkunde, 4. Aufl. Fachbuchverlag, Leipzig Köln, S 177
Mombelli A, Meriske-Stern R (1990) Microbiological features of stable osseointegrated implants used as abutments for overdentures. Clin Oral Impl Res 1: 1
Mombelli A, Oosten MAC van, Schürch E, Lang NP (1987) The microbiota associated with succesful or failing osseointegrated titanium implants. Oral Microbiol Immunol 2: 145
Muratori G (1969) L'implant endo- osseux á subrastructure amovible et fixede E'intevention la prothese. Parma, Italien
Oonishi H, Tsuji E, Ishimaru H, Delecrin J (1989) Best weightbearing time after implantation as inferred from interface observation. Book of abstracts, p 118, 8th European Conference on Biomaterials, Heidelberg 7.–9. Sept
Orth J, Kautzmann J, Griss P, Dörre E (1989) Bone tissue response to porous hydroxyapatite and wire meshs of stainless steel and pure titanium with and without coatings of hydroxyapatite and titaniumnitrite. Book of abstracts, p 117, 8th European Congress on Biomaterials, Heidelberg, 7.–9. Sept
Pruin EH (1970) Persönliche Mitteilung. Fortbildungskurs über Theorie und Praxis der enossalen Implantologie der D.A.J.O.S. Bremen, 28.–31. 08. 1970
Pruin EH (1974) Implantationskurs in der Odonto-Stomatologie. Buch- und Zeitschriftenverlag „Die Quintessenz" Berlin
Rams TE, Roberts TW, Tantum H jr, Keyes PH (1984) The subgingival microflora associated with human dental implants. J Prosth Dent 51: 529
Sandhaus S (1971) Wissenschaftlicher Beitrag zum Gebiet der Oralrehabilitation mit Hilfe des Implantationsverfahren CBS. Zahnärztl Welt/Reform 80: 597
Schenk RK, Willenegger HR (1964) Zur Histologie der primären Knochenheilung. Langenbecks Arch Klin Chir 308: 440

Schenk RK, Willenegger HR (1967) Morphological findings in primary fracture healing. Symposium Biol Hung 7: 75

Schenk RK, Willenegger H (1977) Zur Histologie der primären Knochenheilung. Modifikation und Grenzen der Spaltheilung in Abhängigkeit von der Defektgröße. Unfallheilkunde 80: 155

Schliephake H, Reiss J, Urban R, Neukam FW, Günay H (1991) Freisetzung von Titan aus Schraubenimplantaten. Z Zahnärztl Implantol VII: 6

Schmitz H-J (1991) Optimierung der Oberfläche enossaler Implantate mit Eximer-Laser. Habilitationsschrift der RWTH Aachen

Schmitz H-J, Fritz T, Strunz V, Fuhrmann G, Gross UM (1990) Vergleichende biomechanische und histomorphometrische Untersuchungen des neuen Implantatmaterials HIP-Titan-Glaskeramik mit Glaskeramik, Titan und Titanlegierungen. Dtsch Z Mund Kiefer Gesichts-Chir 14: 53

Schmitz H-J, Strunz V, Kinne R, Fuhrmann G, Gross UM (1988) Surface structure and bone adhesion: Histological and biomechanical studies. Transactions 3rd World Biomaterials Congress, 4C2-21, 310. 21–25, April, Kyoto, Japan

Schmitz H-J, Kettner R, Eren S (1996) Implantatmaterialien. In: Koeck B, Wagner W (Hrsg) Implantologie. Urban & Schwarzenberg, München Wien Baltimore, 11–26

Strunz V (1985) Enossale Implantationsmaterialien in der Mund- und Kieferchirurgie. Hanser, München-Wien

Strunz V, Bunte M, Sauer G (1977) Zahnwurzeln aus Ceravital. Einjährige klinische Ergebnisse mit einem bioaktiven Implantatmaterial. Dtsch Zahnärztl Z 32: 903

Sachverzeichnis

Springer und Umwelt

Als internationaler wissenschaftlicher Verlag sind wir uns unserer besonderen Verpflichtung der Umwelt gegenüber bewußt und beziehen umweltorientierte Grundsätze in Unternehmensentscheidungen mit ein. Von unseren Geschäftspartnern (Druckereien, Papierfabriken, Verpackungsherstellern usw.) verlangen wir, daß sie sowohl beim Herstellungsprozess selbst als auch beim Einsatz der zur Verwendung kommenden Materialien ökologische Gesichtspunkte berücksichtigen.
Das für dieses Buch verwendete Papier ist aus chlorfrei bzw. chlorarm hergestelltem Zellstoff gefertigt und im pH-Wert neutral.

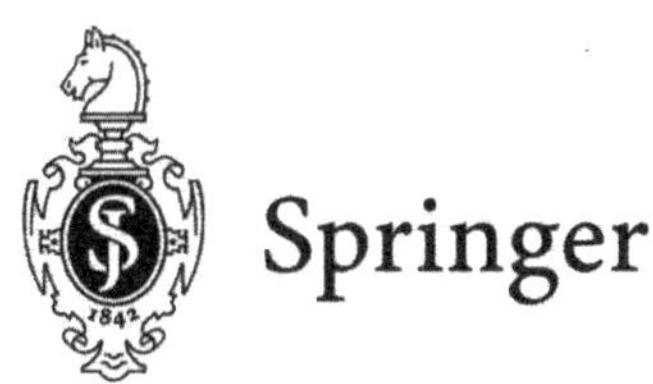